孕产期保健指南

范 虹 编著

U0200479

金盾出版社

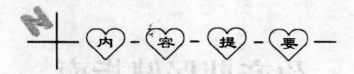

——内-容-提-要——

　　本书介绍了怀孕的准备与受孕的全过程,怀孕期间女性身体及心理的变化,胎儿的生长发育,孕期保健知识,饮食营养原则,分娩过程及产前产后应关注的问题,以及孕期日常起居调理,孕前及孕期的健康饮食配备,孕期产检内容,孕期疾病防治等知识。本书可全方位指导孕妇平安度过孕产期,为健康宝宝的出生保驾护航。

图书在版编目(CIP)数据

　　孕产期保健指南/范虹编著.—北京:金盾出版社,2016.10
(2018.4重印)
　　ISBN 978-7-5186-0763-1

　　Ⅰ.①孕… Ⅱ.①范… Ⅲ.①妊娠期—妇幼保健—指南②
产褥期—妇幼保健—指南　Ⅳ.①R715.3-62

　　中国版本图书馆 CIP 数据核字(2016)第 018902 号

金盾出版社出版、总发行

北京市太平路 5 号(地铁万寿路站往南)
邮政编码:100036　电话:68214039　83219215
传真:68276683　网址:www.jdcbs.cn
封面印刷:北京印刷一厂
正文印刷:北京万博诚印刷有限公司
装订:北京万博诚印刷有限公司
各地新华书店经销
开本:850×1168 1/32　印张:10　字数:230 千字
2018 年 4 月第 1 版第 2 次印刷
印数:4 001～7 000 册　定价:29.00 元

(凡购买金盾出版社的图书,如有缺页、
倒页、脱页者,本社发行部负责调换)

前　言

　　科学平安度过孕产期,迎接一个健康小宝宝的诞生,是每个家庭共同的愿望。所以,准妈妈们应该了解一些必要的孕育保健知识,充满自信地轻松度过这段人生最有意义的时期。

　　作为初次怀孕的准妈妈,最爱想象的是自己腹中宝宝出生时的模样,最害怕的是宝宝或自己出现了严重的、无可挽回的健康问题。在怀孕的日子里,准妈妈不仅要与身体的各种变化和不适做斗争,同时还有许多担忧和恐惧——宝宝是不是健康聪明,自己会不会出现孕产期并发疾病等问题。

　　的确,不是所有的准妈妈都能够顺利平安地度过孕产期。在门诊工作中,我们常常会见到很多早已出现疾病症状的准妈妈仍然坚信自己十分健康,对那些存在的问题缺乏足够的认识和重视。另外,还有一些准妈妈从网上或书籍中获得了一些似是而非的知识,对孕期的健康问题过于担忧,给自己和家人造成了不必要的思想负担。本书针对这些问题全方位给予科学的解释,为每一个期待成为父母的人提供了有效的建议。本书介绍的内容包括怀孕的准备及受孕的全过程,怀孕期间女性身体及心理的变化,胎儿的生长,孕期日常保健,饮食营养,分娩过程,产前产后应关注的问题,孕前及孕期的健康饮食规划,孕期检查,孕期疾病防治等医学知识。其语言简练,科学实用,是孕产期女性手边必备的书籍。

范　虹

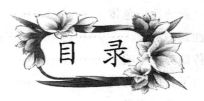

目 录

一、孕前常识

1. 近亲结婚的危害

我国婚姻法规定,直系血亲和三代以内的旁系血亲禁止结婚。由于近亲个体携带着相同等位基因的机会远远高于远亲个体,所以近亲婚配时,当双方所携带的异常基因相遇,其后代的先天性缺陷或遗传性疾病就会显现出来。不仅如此,近亲结婚后代的死亡率和呆傻儿童的发生率明显高于非近亲结婚的子女。

先天性缺陷或遗传性疾病使近亲婚配者背上了沉重的负担,正常的家庭生活受到影响,既妨碍工作,又为社会增添了负担,对国家、民族和家庭都有害而无益。禁止近亲结婚,对保证遗传健康,防止或减少先天性缺陷或遗传病具有重要的科学意义,是利在当代,功在千秋的文明举措。

2. 提倡优生的意义

优生有两层含义,一是如何避免遗传原因所造成的出生缺陷,二是如何避免妊娠与分娩过程中环境原因(外在因素和母体代谢失调)对胎儿或新生儿健康和智力的不良影响与后果。所以,优生的基本和首要任务就是控制遗传病患儿的出生和防止环境致畸儿的出生。

遗传病分为显性遗传病和隐性遗传病,在医学上显性遗传病因有其特征或因显性遗传病胎儿在妊娠期流产,故临床上显性遗传病患儿较少,而大量的是外表给人以健康印象的隐性遗传病病人或携带者。当具有相同隐性遗传病基因的男女结婚时,他们极有可能生出一个有遗传病的后代。所以,控制遗传病患儿的出生必须强调婚前检查的重要性,做好婚前检查,防止具有相同隐性遗传基因的人婚配;开展遗传咨询,普及产前检查,做好产前诊断;同时还要禁止近亲结婚,因为近亲结婚最大的问题就在于可使隐性遗传病的发病率增高。

防止环境致畸是优生的又一重要任务。环境致畸通常指妊娠与分娩过程中,母体内分泌和代谢失调、放射线、感染(包括细菌与病毒)、药物和环境化学物质对胎儿与新生儿的不利影响和作用。要防止环境因素对优生的不利影响与作用,就必须创造一个良好的妊娠与分娩的外部环境,防止放射线、药物、化学物质对胎儿的影响,预防和积极治疗感染性疾病,为母体提供充足的营养成分(水、蛋白质、热能、微量元素和维生素)。

当然,限于目前的科学水平,尚有一些影响优生的原因是不明确的,同时有些是多因素综合作用的结果,所以防止出生缺陷,搞好优生是一项长期、综合和不断深入的工作。

3. 妊娠的最佳年龄

综观大量资料,妇女妊娠的最佳年龄是 25～30 岁。处在这一年龄段的女性是性成熟期的最佳时期,内分泌系统活动最为稳定和旺盛,精力最为充沛,骨质代谢正常发育完善,肌肉韧带发育也很完善,伸展及活动度良好。另外,25～30 岁的女性在生活中也积累了一定的经验,所学的知识也较丰富,自己的学业也基本告成,生活上也适应和养成了良好的习惯。处在这一年龄段的妇女妊娠,其母婴

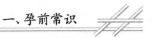

的并发症较少,分娩后也有较多的时间和精力及较强的能力来培养下一代,产后恢复也较快。

4. 怀孕应具备的条件

已婚的男女要想怀孕并孕育一个后代,必须在思想上有统一的认识,做好一定的计划与安排。首先,男女双方必须具备正常的生殖功能,必须是心理与躯体的健康处于最佳状态。其次,要以科学的态度和行为创造和提供良好的适宜怀孕的条件与环境。这些条件与环境包括选择什么年龄怀孕,怀孕前是否采取避孕措施,采取何种避孕措施,停止避孕多长时间怀孕,什么季节怀孕,怀孕前夫妻是否需要改变自己的生活、卫生习惯或嗜好,生活的环境、营养和情绪是否对怀孕有利等等。

5. 最佳受孕的时间

任何一对夫妻都想生个既聪明又健康的孩子。科学研究表明,夫妻除了日常对各自体质锻炼和健康的维护外,选好受孕时间也是十分重要的因素。一个好的受孕时间包括以下几点。

(1)夫妻双方的心理状态良好,特别是精神舒畅,无任何忧愁干扰时。

(2)双方身体无任何疾病时,长期口服避孕药的妇女应停用2个月后再受孕。

(3)受孕前3个月,男女双方最好忌烟酒,营养状态良好。

(4)按人体生物钟推算出智力、体力和情绪都在最佳状态时。

(5)选择受孕季节,一年之中以七、八月份怀孕,四、五月份分娩为好。

（6）受孕前一个月内,同房次数不宜过频,最好双方都有强烈的性需求时,按女方排卵期一次成功。

（7）同房时间宜选择早晨起床前,而不要在晚上入睡前。这是因为晚上都比较疲劳,而早晨经过休息则精力充沛。早晨女性易测出排卵期,男性激素水平高。

（8）要赶上风和日丽的好天气。受孕期间不看恐怖影视,多在优美的自然环境中走走。

6. 不宜受孕的时间

（1）近期内情绪波动或精神受到创伤（如大喜、大悲、意外事件等）后不宜受孕。

（2）吸烟和饮酒后不宜马上受孕。

（3）诊断性刮宫术,人工流产术,放、取宫内节育器手术等,恢复时间不足 6 个月不宜受孕。

（4）产后恢复时间不足 6 个月不宜受孕,以免影响体质的恢复。

（5）脱离有毒物品（如农药、铅、汞、镉、麻醉药等）后应避免随即受孕。

（6）X 线检查,放射线治疗,病毒性感染,或者慢性疾病用药停药时间不足 3 个月者,不宜受孕。

（7）口服或埋植避孕药,停药时间不足 3 个月者不宜受孕。据报道,避孕药物对体细胞的染色体有一定的影响。

（8）长途出差,疲劳而归不足 2 周者,不宜受孕。

（9）奇寒酷热、暴雨雷鸣时不宜受孕。因为雷电可以产生极强的射线,致使生殖细胞的染色体发生畸变。

7. 不能生育的情况

从优生保护的角度出发,可将不能生育的情况分为以下几类。

(1)先天性或后天性生殖系统形态结构功能不全:如无精症,先天性卵巢缺陷,无子宫,无阴道等。患有此类疾病者失去生殖能力,故不能生育。

(2)身体重要脏器功能不全:如心、肝、肾、肺功能不全,此类疾病已使患者的全身健康状况受到严重影响,如果妊娠与分娩必然使患者重要脏器的负担加重,甚至危及患者生命。

(3)遗传性疾病:有些遗传性疾病是终生难以治愈的,所以生育遗传性疾病的后代是不幸和痛苦的,还增加社会负担。所以,对患有遗传性疾病和遗传病遗传基因携带者,应做好咨询与婚育指导,能导致或有极大可能导致其后代发生先天性异常疾病或终生难以治愈性疾病者,如先天愚型、白痴、遗传性精神病、白化病等,应避免生育。

有些伴性遗传病,在遗传过程中,后代性别不同,发病情况也不同,如血友病、红绿色盲等,当后代为男性时发病,后代为女性时将成为遗传基因携带者。所以,对这类情况应加强遗传咨询和婚育指导,避免、控制和减少遗传病人口的出生。

(4)恶性肿瘤:全身各个部位都有可能发生肿瘤,对于患有恶性肿瘤者来讲,妊娠与分娩对其生命将是雪上加霜的沉重打击。而且在肿瘤学上常有肿瘤家族史现象,即同一家族肿瘤的发病率高,虽不一定患有相同肿瘤,但提示该家族对肿瘤易感,也可能与遗传有关。因此,患有恶性肿瘤者应避免生育,以争取更多的机会治疗肿瘤。

8. 最佳受孕的心理状态

《大生要旨》指出，"时和气爽之宵，自己情思清宁，精神闲裕""清心寡欲之人和，则得子定然贤智无病而寿"。说明了受孕时良好心理状态与优生的密切关系，情绪的激烈变化、极度疲劳势必导致气血逆乱，经络闭塞，脏腑功能紊乱，精气耗散，干扰精卵结合，影响受胎。

根据德国一位心理学家调查，在青少年精神分裂症患者中，除了有41%在遗传因素外，还有母体受孕时突遭精神刺激的历史。他认为这可能是突然强烈的心理刺激干扰了精子或卵子的遗传密码，这给胎儿在将来的脑神经发育中留下了隐患。

根据现代心理学和人体生物钟理论，当人体处于良好的精神状态时，精力、体力、智力、性功能都处于高潮，精子和卵子的质量也高，此时受精易于着床受孕，胎儿素质也好，有利于优生。

9. 不宜受孕的人体状态

受孕是一个极为复杂的生理过程，容易受到机体内外环境的影响和刺激。从优生的角度和长期的资料综合分析，以下人体状态不宜受孕。

（1）各种疾病的治疗阶段和恢复阶段：当人体处于疾病期时，体内的生理状况被破坏，而病理状态下生殖细胞的代谢必然受到影响，加之治疗所用的物理、化学手段或药物对体内环境必然产生影响。

（2）过重的体力劳动和过长时间的脑力劳动时期：脑力及体力劳动负担过重或时间过长都将对身体产生一定影响，也将影响受孕。

(3)情绪紧张和不稳定时期:人的情绪是受环境因素影响的,也受到机体内环境的影响,更离不开大脑皮质的调节和控制,情绪的不稳定和紧张反过来也影响大脑皮质的功能和内环境。

(4)生活环境的不稳定期:生活环境的稳定是健康的必备条件和基础,在气候骤变或恶劣的环境下受孕,或把受孕的时间安排在长途旅行之中都是不好的。

(5)有不良生活习惯者:包括过度的嗜好(如烟、酒成瘾),习惯于夜生活,或性生活过于频繁及生活上纵欲无度,这些不良习惯对人体的健康不利,有些本身就是一种病理状态的表现。

总之,要想孕育一个健康的后代,就要创造一个好的受孕环境。好的受孕环境是优生的关键。

10. 不宜妊娠的年龄

(1)年龄过大不宜妊娠:主要是针对遗传质量和妊娠妇女的生理状态而言的。

女性性腺——卵巢在妇女一生中只能排出几百个成熟的卵子以繁衍后代,而且随着年龄的增长,妊娠的机会将减少。35岁以后,妊娠后流产、早产、畸形儿、低体重儿的发生率会增高。因为35岁以后,卵细胞在分裂、发育过程中,染色体容易发生变异,卵母细胞已丧失卵子的正常分裂能力,受孕后易形成畸形儿,特别应当提及的是先天愚型儿。大量资料表明,妇女在35岁以后生的孩子发生先天性缺陷的机会较30岁以前生的孩子概率大。

另外,年龄过大的妇女,其心肺功能、血管的张力和弹性远不如35岁以前,腹壁肌肉、盆底肌肉和骨盆关节的韧带松弛,弹性差,子宫颈较硬,不容易扩张,子宫体收缩力弱,容易出现妊娠并发症,产程进展往往不佳,难产和手术的机会及危险性均增加,高龄初产妇(35 岁以上)的高危儿发生率也增加。年龄越大,产后恢复越慢,妊娠分娩给全身带来的影响也越大。

实行计划生育,提倡适龄结婚、晚婚晚育,并非越晚越好和不讲优生优育。所以,妊娠分娩最好在 30 岁以前进行。

(2)年龄过小妊娠有害:年龄过小妊娠是指不到 20 岁就妊娠。此年龄阶段,由于母体发育尚不成熟,内分泌系统的活动和功能尚不稳定和健全,妊娠不仅影响母体的健康和发育,同时也影响下一代的健康和正常发育,如出现出血、胎儿窘迫、宫内发育迟缓、低体重儿等。

年龄过小,神经系统发育不完善,应激性增高,血管系统张力较高,妊娠过程中易出现妊娠高血压综合征,产程停滞。

年龄过小妊娠同样属于高危妊娠,年龄越小,高危的风险也就越大,母儿并发症和死亡率也越高。年龄过小妊娠,即使能顺利经过妊娠与分娩,亦无任何侥幸乐观之处,因为自己尚未发育成长完全,担负不起教育下一代的重任,又从何谈及优生与优育。

11. 创造良好的受孕环境

受孕的环境是指受孕妇女的身体内外环境,以及生殖细胞生长发育到受精时这一段时间的状况。

身体的内外环境、受孕的时间安排是可以人为创造、控制或调整的。良好的受孕环境包括稳定的情绪,充沛的精力,振奋的精神,清新温爽的气候,安静整洁、不受外界条件干扰的居住条件,以及稳定生活在这种环境中的时间。因为受孕是两性已发育成熟的生殖细胞的融合,所以生殖细胞的发育成熟也应处在良好的环境中。保证机体的营养和能量的需求,维持和保证机体代谢的正常进行。

12. 认识月经

月经是指在周期性的内分泌调节下,子宫内膜增生过程,如果不发生受精和孕卵着床,则子宫内膜即衰萎而脱落,伴有出血。

月经也就是在卵巢激素周期性地作用下,子宫内膜也发生周期性剥离,表现为周期性的阴道出血。此周期即为月经周期,也就是2次月经间隔的时间或天数,一般为28～30天。

月经的来潮标志着青春期的到来,第一次月经通常称为初潮。月经或阴道出血持续的天数称为月经期,一般为时3～7天。一次月经的出血量为30～50毫升,月经的来潮一般不影响妇女的生活和工作。

月经的成分即经血成分为子宫内膜碎片、子宫颈黏液及脱落的阴道细胞和内分泌激素。女性青春期以月经来潮为标记,不同的人群、种族和地区,青春期的开始时间不一致。我国的调查显示,女性青春期在15岁左右开始。

13. 受精和妊娠

(1)受精:成熟的精子与成熟的卵子相结合的过程称为受精,受精后的卵子称为受精卵或孕卵。

受精必须具备的条件是,正常发育的成熟卵子同正常发育的成熟精子相遇。受精的正常生理部位是在女性生殖道的输卵管壶腹部与峡部相连接处。

通常情况下,卵子从卵巢排出后进入输卵管,当精子通过子宫腔进入输卵管与卵子相遇时,精子顶体释放出酶,通过酶的作用,精子得以穿过放射冠及透明带,与卵子表面接触,精子在女性生殖道有一个获能的过程,当已获能的精子穿过次级卵母细胞透明带即为受精的开始,卵原核与精原核融合是受精的完成。

卵原核的染色体数目与精原核的染色体数目相同,都是半数染色体数目,即分别含有22条常染色体和1条性染色体,它们融合后形成一个44条常染色体和2条性染色体的新生命。这个受精卵即是以后将发育成胎、出生成人的新生命。

(2)妊娠:所谓妊娠是指胚胎和胎儿在母体内的发育过程。卵子的受精是妊娠的开始,胎儿及其附属物的排出是妊娠的终止。妊娠的时间人们常称为"十月怀胎",但实际妊娠天数以预产期为准是280天,即40周。从受精之日算起,到预产期,实际妊娠天数为265~266天。

妊娠包括卵子的受精、受精卵的发育、受精卵的运送、受精卵的着床,以及胚胎和胎儿的发育和成熟等过程。

14. 解读着床

着床是受精卵种植到子宫内膜的过程。胚胎和胎儿的发育成长是在子宫内进行的,着床并不是卵子一受精就开始的,一般是在受精后的第四天,受精卵即进入子宫腔,大约在受精后的第七天,着床过程才开始。

着床必须具备以下条件:①透明带的按时消失。②卵子受精后形成的囊胚,其滋养层分出合体滋养层细胞。③囊胚的发育必须同子宫内膜的发育同步并相互配合。④必须有足量的黄体酮。

另外,受精卵的着床必须经过定位、黏着和穿透这3个阶段,而且子宫仅有一个极短的敏感时期允许受精卵的着床。

15. 何谓不孕症

不孕症是指婚后有正常性生活、未避孕、同居 2 年而未能受孕者。据统计,85%～90%的妇女在婚后一年内受孕,4%的妇女在婚后第二年内受孕的占 1%,所以有些专家或医生建议,将不孕症的时间诊断标准定为 1 年。

不孕症的分类较多,根据不孕的原因,可分为相对不孕和绝对不孕。相对不孕,是指夫妇一方因某种因素阻碍受孕或使生育能力降低,也就是指暂时性不孕,如果导致相对或暂时不孕的因素得以纠正,仍有受孕的可能。绝对不孕,是指夫妇一方或双方有先天性或后天性解剖或生理方面的缺陷,无法纠正而不能受孕。根据生育史可分为原发不孕或继发不孕。原发不孕是指婚后从未受孕;继发不孕是指曾经受孕而后又不孕。从生理的角度,不孕症可分为男性不育、女性不孕和男女双方不育不孕。

从不孕症的检查、诊断及治疗出发,不孕症的分类在临床上还是以生理的角度分类为妥,同时注意病史的询问,性知识的宣传和心理卫生及心理疾病的咨询与治疗。

16. 女性不孕的原因

女性不孕的原因较复杂,从解剖和生理的角度可分以下几类。

(1)排卵障碍:很多原因或因素可引起或导致卵巢功能紊乱而致排卵障碍或无排卵。例如,卵巢局部的发育不全,全身内分泌系统的疾病影响卵巢功能,以及精神因素影响大脑皮质的功能,进而影响对中枢神经系统性腺的调节,而使卵巢无排卵。

(2)子宫内膜的内分泌支持不足及体内性激素水平不正常,或

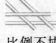

比例不协调:子宫内膜是受精卵继续发育的土壤,其发育受到卵巢激素的调节与支持,体内性激素水平及调节直接影响着子宫内膜的发育,有时体内有受精过程但无着床过程,也是不孕的原因。

(3)生殖道梗阻、畸形或发育不良:女性生殖道的正常与通畅是受孕成胎的基础。阴道、宫颈、宫腔及输卵管的狭窄或炎性梗阻,发育不良或畸形,均可使女性生殖道的正常解剖结构受到破坏或影响,必然影响其功能。

(4)原因不明因素和免疫因素:有些不孕妇女不孕的原因是不明确的,有的尚存在免疫方面的因素,有的妇女不孕的原因是综合性的或多因素的,不应过早或片面地下结论。

17. 男性不育的原因

造成男性不育的原因很多,一般分可为先天性和后天性两种,先天性的男性不育比较难治疗。后天性的男性不育比较好治疗,只要找对病因,对症治疗一般都可以治愈。下面就向大家介绍几种后天的可以导致男性不育的因素。

(1)疾病:某些神经系统的疾病会造成精子量减少,进而引发男性不育。肺结核可以引起副睾丸炎和前列腺炎,进而引起男性不育。慢性鼻窦炎、慢性支气管炎及细支气管扩张症,这些疾病都会引起精子无力症或组织囊状纤维化症。青春期后的腮腺炎有时也会引起睾丸炎,使睾丸失去制造精子的能力,进而发生男性不育。反复的泌尿道感染同样会造成男性不育的发生,前列腺感染后会伤害到生殖器官,从而影响精液的品质。性病,如梅毒、淋病、单纯性疱疹病毒及人类乳头状病毒的感染,都会造成男性不育。疱疹病毒及人类乳头状病毒的感染则会降低精子的活动力。

(2)嗜烟酒、体温高:长期大量吸烟和饮酒都会造成精子质量下

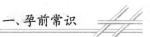

降。吸食大麻、海洛因会影响男性生育力。体温过高也会引起男性不育，一次体温超过 38.5 ℃，会抑制精子的制造达 6 个月之久，而且体温过高会改变精子的 DNA。

（3）药物：一些药物会造成精子暂时性或永久性的减少，从而导致男性不育，如男性激素、女性激素、类固醇等。一些治疗泌尿道感染的药物、治疗痛风的药物（如秋水仙碱）、治疗溃疡性结肠炎的药物，都会造成精子数目暂时性的减少，一些治疗癌症的化学药物也会导致男性不育。

（4）麻醉和某些男科手术：半年内如有外科手术接受全身麻醉，接受睾丸切片手术，这些都会暂时抑制睾丸制造精子的能力。做过前列腺切除手术、膀胱颈口阻塞手术的病人，有时会出现逆行性射精而造成无精液症。尿道下裂或尿道上裂在重建手术之后有时会造成射精困难。疝气的手术有时会造成输精管的阻塞。输精管结扎或切除手术会造成抗精子抗体的产生，这些使得输精管再接通手术的效果打折扣。成功的精索静脉曲张手术之后，精液品质还是没有改善，则要找出其他造成不育的原因。尿道口因外伤造成狭窄也会造成精液不能射出。

（5）其他：一些不良的生活习惯会导致男性不育。长时间在高温环境下工作，长时间驾驶或常洗热水澡，都会造成睾丸生精能力下降。长期接触一些重金属物质如铅、镉、汞，或杀虫剂、除草剂、含碳酸硫化物，都会降低生育能力。

18. 男女双方不孕不育的原因

男女双方不孕，如果经过男方单纯排除男性不育因素和女方单纯排除女性不孕因素后，双方不孕的原因往往是功能性的而非器质性的，综合考虑有以下三类。

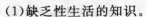

（1）缺乏性生活的知识。

（2）夫妇双方精神紧张，过分焦虑不安。

（3）免疫因素，这类免疫因素有别于男性不育原因中的免疫因素，它是由女性体内产生的抗精抗体在女性生殖道中使精子凝集或制动，从而对精子产生不良影响。这类夫妇用避孕套避孕一段时间后，可使抗体消失而妊娠。

19. 决定胎儿性别的性染色体

胎儿的性别是由性染色体决定的。生物细胞的细胞核里存在一种与遗传密切相关的遗传物质，称为染色体。不同的生物，其染色体数目多少不一，人类细胞的细胞核里有 46 条染色体，配成 23 对，其中 22 对是决定身体一般性质和形态特征的，称为常染色体；另一对称为性染色体，由其决定人类男女的性别。人类男女的性别虽可根据性染色体、性腺、内外生殖器形态、第二性征及社会性别或表征加以区别，但决定性因素还是性染色体。

人类的性染色体在男女是不一样的，女性的 2 条或一对性染色体是一样的，都是 X 染色体，而男性的一对性染色体，1 条是 X 染色体，1 条是 Y 染色体。女性的生殖细胞在减数分裂中，细胞核染色体数目减半，即常染色体由原来的 44 条 22 对减为 22 条，性染色体由 2 条减为 1 条，从而形成成熟的生殖细胞——配子，每个配子含有 22 条常染色体和 1 条 X 染色体。同样，男性的生殖细胞精子也在减数分裂中染色体数目减半，即形成两个都有 22 条常染色体和 1 条性染色体的男性配子——精子，含有 X 性染色体的精子使卵子受精后，所融合的新生命的细胞染色体即恢复为 46 条，其中 2 条性染色体都是 X 染色体，将来发育成胚胎后，胎儿即为女性胎儿；含有 Y 染色体的精子使卵子受精后，所形成的受精卵染色体数目也恢复为

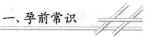

46条,其性染色体2条,分别为X染色体和Y染色体,将来发育成胎,即为男性胎儿。

从以上所讲我们知道,人类的性别物质基础取决于是否性染色体含有Y染色体,性染色体不含Y者,为女性;性染色体含Y者为男性。性染色体决定了性腺的发育、分化和内外生殖器的形态及第二性征。当然,性别也有一种自然的平衡,一般讲男女性别比例大致是相等的。男女性器官发育畸形的,就如人们常说的"阴阳人""两性畸形"。两性畸形为先天性生殖器发育畸形的一种特殊类型。

20. 预测胎儿性别的意义

胎儿的性别能否预测?回答是肯定的。在长期的医学实践中,人们总结了很多准确而有效的方法来预测和证实胎儿的性别。

预测胎儿性别的方法较多,如怀孕早期检查绒毛细胞,抽取羊水做细胞培养染色体核型分析,羊膜腔中胎儿镜检查,胎儿或孕妇血液检查了解胎儿性别,以及B型超声诊断仪的应用等,都是临床上常用的方法。

不过,胎儿性别的预测必须有医学指征,否则会带来人口比例失调的负面效应。因为遗传病有些是伴性遗传的,也就是指有些遗传病的发生与性别有密切关系,有些遗传病在男性发病,女性不发病;有些遗传病在女性发病,男性不发病。例如,带有血友病(伴性遗传病)遗传基因的妇女,所生女孩子则不发病,所生男孩将发生血友病,如果经检测为男性胎儿,应即时中止妊娠。所以,胎儿性别的预测应从遗传的角度出发,为优生做有益的工作,而不应擅自进行胎儿性别鉴定来迎合部分人的落后与狭隘的旧观念。

21. 孩子的遗传趋势及影响

父母能将遗传信息通过受精卵的遗传物质传给孩子,但孩子毕竟是一个新的个体,不可能与母方或父方完全相同,而且有些特征(如寿命、智力、体型、身材等)不是通过单基因遗传的,而是多基因遗传,并且孩子的生长发育除了受父母遗传因素的影响外,同时还受到环境和营养状况的影响。父母能将五官的形状、体型、寿命、体质、抵抗力、血型等遗传给孩子,但这种遗传也只能说是一种趋势的遗传。比如,父母的身材很高大,其孩子的身材就不会矮小,但父亲身材高大而母亲身材矮小,其孩子的身材就不一定高或矮,只能说孩子以后身高将接受父母遗传的一种趋势,这种趋势会受到环境、营养及运动的影响。

22. 父母血型与子女血型的关系

父母与子女之间血型是可遗传的,但同样也只能说是一种遗传趋势。也就是说,父母的血型决定了孩子的血型。父母与孩子血型关系列表如下。

表1 父母与孩子的血型关系

父亲血型	母亲血型	子女可能的血型	子女不可能的血型
A	A	A、O	B、AB
A	O	A、O	B、AB
A	B	A、B、AB	O
A	AB	A、B、AB	O
B	B	B、O	A、AB

B	AB	A、B、AB	O
B	O	B、O	A、AB
O	O	O	A、B、
AB	O	A、B	AB、O
AB	AB	A、B、AB	O

血型由血型基因决定,基因是生物遗传信息的携带者,它是多核苷酸链中能够决定一种蛋白质或一条多肽链或一种 RNA 或一种 DNA 合成的功能性片段,基因是一个功能性遗传单位。基因是成对存在的,并有隐性和显性之分,故子女血型与父母血型可有相似之处,内在原因就在于父母是两个不同的个体,孩子的遗传信息来自于父母双方,孩子血型相似于父方或母方,也可能相似于父母的中间型或过渡型,而不可能与父母两个个体以外的第三个体血型相似。

23. 婚前检查的内容及意义

婚前检查的内容包括:男女双方的全身检查和生殖器官检查及必要的血液生化检查、遗传病学检查。婚前还应进行家族病史询问和登记。重要器官或重症疾病的治疗期应推迟检查时间,以免给检查带来不真实或不确切的结果。

(1)全身检查:一般是指系统地全身体格检查,包括一般情况,对内脏器官的望、触、叩、听检查,神经系统和运动系统的检查。

(2)生殖器官的检查:包括了解有无生殖器的畸形和发育异常。检查女方时应注意检查处女膜情况,了解有否闭锁,通过肛门指诊了解阴道及子宫情况,必要时可做 B 超检查了解盆腔情况。检查男性时应注意有否尿道下裂、包茎、包皮过长、隐睾,是否存在精索静脉曲张,睾丸或附睾硬结等。男女双方检查时都应注意第二性征情况,排除真两性畸形和假两性畸形,必要时做血染色体检查和分析。

(3)必要的血液生化检查:包括血、尿常规检查,肝、肾功能检查,内分泌检查及上述染色体检查,性病或传染病防治学检查或筛选检查。

婚前检查是执行新婚姻制度的必要手段和措施,对家庭的幸福和社会的文化与进步将提供科学的保障。同时,婚前检查也为优生起到了过筛的作用。

24. 怀孕前应做的准备

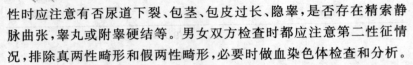

如果你正打算生一个宝宝的话,除了要做好充分的思想准备,还要落实以下各项具体措施。下面我们介绍一下如何在怀孕前做的准备迎接一个健康的宝宝。

(1)补充叶酸:怀孕和生育都会让女性营养缺乏,叶酸是 B 族维生素中的一员,为人体细胞生长和分裂所必需的物质之一,可以缓解营养缺乏症。

(2)补充纤维素:这个时期女性经常会有便秘、肥胖等苦恼。纤维素可以令女性免去后顾之忧,它在通便、排毒、降血脂、防治肥胖方面功效卓著。

(3)补钙:专家证实,女性 28 岁以后,身体中的钙每年以 0.1%～0.5%的速度减少。这个时期女性每日至少要摄取 1 000 毫克的钙;若在怀孕、哺乳期,则应加至 1 500 毫克。

(4)补充维生素 C 和维生素 E:每天补充超过 1 200 毫克的维生素 C,400 国际单位维生素 E。这是两种最重要的抗氧化剂,联合服用能减少血管壁上的有害堆积物。

（5）每天吃早餐：最好包括谷类食物、水果和奶制品。它能有效地促进新陈代谢，保持血管和免疫系统年轻。

（6）饮食多样化：每天4份水果，5份蔬菜，每周吃2次鱼肉。多吃杂食可以巩固20岁时打下的免疫基础。

（7）保持优质性生活：性是一流的年龄缩减剂，它能舒缓压力，放松心情。

（8）每晚按时睡觉：最好每天都保证7～8个小时的睡眠。

（9）不急于起床：早晨醒来后，伸伸懒腰，让脊柱也有"苏醒"的时间，这可以避免腰痛，保持良好的姿态。

（10）做增强力量和柔韧性的锻炼：如拉力器、瑜伽，这些训练能保持骨密度，防止骨骼老化。

（11）保持稳定的理想体重：经历生育后，你的体重已经不能与20多岁时相比，现在需要慢速和持久的减肥。如果你可以减重的话，现在就要开始行动了，减轻体重对于超重的女性来说，不仅会提高受孕的概率，同时还能够有助于降低怀孕过程中并发症的发病率。同时你可以从现在开始做好运动计划，如散步等。对于过瘦的女性来说，则需要咨询一下专家如何可以增重，如果你还出现月经紊乱的情况，就要特别注意了。

（12）抽时间做有氧运动：这样可以增加心肺血管活力。每天步行1小时或在短时间内做大运动量的锻炼，每周至少消耗3500卡的热能。

（13）饭后强迫自己运动15分钟：如找个收拾厨房之类的活儿。这是简单有效的保持体重稳定的又一方法。

（14）不要久坐：久坐会导致腹部肥胖，对心脏和血管也没有好处。

（15）驾驶时注意安全防护：一定要记住开车和坐车时都要系安全带，开车时不要使用手机，这些可以使你远离事故。

(16)提前半年停用避孕药:如果准备怀孕的话,那么在之前的半年就要开始停止服用避孕药,因为这样能够使你的生理周期有充足的时间去调理,同时也可以从正常的生理周期中去判断什么时候才是排卵期,而在排卵期进行受孕的成功概率是最高的。但是,如果服用避孕药的话,生理周期可能会发生变化,同时激素的水平也会大大不同。

(17)准备"宝宝基金":从现在开始,你要好好地为宝宝的生活和教育费用存钱了。一旦有了宝宝,这些都是不得不考虑的问题,而且单单在怀孕期间的费用可能就已经比你预计的要高,如你可能需要买一些孕妇的衣服等。所以,从现在开始就要努力为宝宝存钱,准备好充足的"基金"保证宝宝的生活和教育等费用。

(18)尽快安顿好住处:你是不是需要更大的房子呢?还是希望一个更好的地理位置呢?如果是的话那么就要尽快完成,尽量在一个令你舒适的环境中怀孕并且抚育宝宝。假如你对房子比较满意的话,那么你对怀孕的准备会更有信心。

25.女性孕前必补的营养素

女性,特别是白领女性由于职业和身体状况的因素,决定了女性怀孕前需进行营养补充。

(1)补充叶酸:叶酸是一种广泛存在于绿叶蔬菜中的 B 族维生素,由于它最早从叶子中提取而得名。研究还发现,叶酸对孕妇尤其重要,如果在怀孕前 3 个月内缺乏叶酸,可引起胎儿神经管发育缺陷而导致畸形。因此,准备怀孕的白领女性可在怀孕前就开始每天服用 400 微克叶酸。富含叶酸的食物除绿叶蔬菜外,还有胡萝卜、蛋黄、杏、南瓜、豆类、全麦面粉等。

(2)补充维生素 B_6:维生素 B_6 是人体脂肪和糖代谢的必需物

质,女性的雌激素代谢也需要维生素 B_6,因此它对防治某些妇科病大有益处。

许多女性会因服用避孕药导致情绪悲观、脾气急躁、自感乏力等,每日补充 60 毫克维生素 B_6 就可以缓解症状。有些妇女患有经前期紧张综合征,表现为月经前眼睑、手足水肿,失眠、健忘,每日服用 50～100 毫克维生素 B_6 后症状可完全缓解。富含 B_6 的食物有金枪鱼、牛排、鸡胸肉、香蕉、花生等。

(3)补充维生素 C:维生素 C 主要作用是提高免疫力,预防癌症、心脏病、脑卒中,保护牙齿和牙龈等。另外,坚持按时服用维生素 C 还可以使皮肤黑色素沉着减少,从而减少黑斑和雀斑,使皮肤白皙。富含维生素 C 的食物有花菜、青辣椒、橙子、葡萄汁、番茄等。可以说,在所有的蔬菜、水果中维生素 C 含量都不少。美国专家认为,每人每天维生素 C 的最佳用量应为 200～300 毫克,最低不少于60 毫克,半杯新鲜橙汁便可满足这个最低量。

(4)补充维生素 E:维生素 E 能促进人体新陈代谢,增强机体耐力,提高免疫力。此外,维生素 E 是一种高效抗氧化剂,能保护生物膜免于遭受过氧化物的损害,起着改善皮肤血液循环,增强肌肤细胞活力及延缓衰老的作用。如缺乏维生素 E,会出现皮肤发干、粗糙、过度老化等不良后果。成人的维生素 E 供给量为 15 毫克/日。富含维生素 E 的食物主要是坚果类,如花生、核桃、芝麻,以及瘦肉、乳类、蛋类、麦芽等。

(5)补充钙:钙有"生命元素"之称,20 岁以后的女性尤其需要补充。这是因为,自 20 岁起,女性的骨质密度即开始缓慢减少,30岁以后减速逐渐加快,从而为骨质疏松症等骨病埋下祸根。此外,缺钙也是导致女性衰老的一大因素,因此补钙对白领女性来说再要不过。专家建议,成年妇女每日至少摄取 1 000 毫克钙。若在怀孕期、哺乳期或绝经期,则须加至 1 500 毫克。其最佳来源有乳制品、豆类、绿色蔬菜等。

(6)补充铁：铁是人体的造血元素，而女性又多一个排铁渠道——月经，故补铁量应大于男性。铁每日摄入量为15毫克，可保持面色红润。含铁最丰富、也最好吸收的是猪肝、猪血、鸭血，豆制品、芝麻、蘑菇、木耳、海带、紫菜、桂圆等也含有较多的铁。另外，食用加铁的强化酱油也有很好的补铁效果。

(7)补充锌：锌可使头发保持本来颜色，因为它是头发光泽的主要成分，无论黑色、金色、褐色还是红色，都依靠锌来保持其鲜艳亮丽。另外，锌在促进身体发育，维持正常性功能，增强人体抗病力等方面亦有不可取代的优势。海产品、豆类、苹果、瓜子、芝麻、块根蔬菜中含量不少。摄入量为每日12毫克。

(8)补充镁：镁是维持人体生命活动的必需元素，具有调节神经和肌肉活动、增强耐久力的神奇功能。此外，镁也是高血压、高胆固醇、高血糖的"克星"，它还有助于防治脑卒中、冠心病和糖尿病。青豆、黄豆、绿豆、玉米、面粉、麦芽、蘑菇、茴香、菠菜、黄瓜、柿子等含镁较多，常吃有益于白领女性健康。每日摄入量为320毫克。

26. 怀孕前男性的护精原则

健康宝宝来源于一个健康的精子和卵子的结合，所以绝对不能忽视准爸爸的精子健康。然而，现在的男性，特别是都市白领男士往往工作繁忙，生活压力大，加上所处环境及食物污染严重，直接导致了准爸爸们精子质量下降，精子活力降低。

英国生育问题专家温斯特指出，精子成长只要4个月时间，只要马上改变生活习惯，就能立竿见影地提高精子质量和数量。因此，白领男性必须遵守以下四大原则。

(1)保持适当的运动：研究表明，男性缺少锻炼，身体肥胖，会导致腹股沟处的温度升高,损害精子的成长。运动不仅可以保持健康的体力,还是有效的减压方式。压力大的白领男性应考虑每天运动30~45分钟,以增强精子活力。

剧烈的跑步运动或长距离的骑车会使睾丸的温度升高,破坏精子成长所需的凉爽环境,从而降低精子活力。因此,锻炼要适量,不要过于剧烈。

(2)注重对肾精的养护:男性养生一是注重调整饮食结构、充养肾精;二是减少对肾精的耗损。尤其是自身肾精不足者,一定要注重后天的调养,对提高精子活动是非常有效的。

调养肾精的食物有:富锌食物(如豆类、花生、牡蛎、牛肉、猪肉等)具有补精壮阳的作用;动物内脏富含肾上腺皮质激素和性激素,适当食用可以增强性功能;鳝鱼、海参、墨鱼、章鱼等富含的精氨酸是精子形成的必需成分,并能增强精子的活力,对维持男性生殖系统正常功能有重要作用。

同时,为注重养生,男性应着重多摄入含有维生素E和各种微量元素的水果、蔬菜,有助于抵御破坏精子的病菌。

(3)规律卫生的性生活:如果男性生殖器经常处于充血状态,会使阴囊的温度升高,从而造成精子活力降低。因此,最好要有规律的性生活,保证精子的产生和活动,否则容易耗损肾精,导致男性身体亏空,精子质量下降,所以把握好度十分重要。

医学研究表明,生殖道感染对精子的活力会产生很大的杀伤力。一旦精液被感染后可显著影响精子的活力,就好比将鱼养在污水里一样。从临床角度分析,年轻人的感染机会主要来源于不洁性生活,因此要保证性生活安全卫生。

(4)戒烟戒酒,避免环境污染:不健康的生活方式如长期吸烟、酗酒,长期处于辐射环境,也是导致男性精子数量下降的原因之一。有数据显示,44%的人认为,吸烟是精子数量下降的最主要因素,每天吸烟的男性,其精子活力总是比不吸烟者的弱,而大量饮酒也可直接导致精子质量下降。

另外,手机、电脑、复印机、空调、微波炉等发射出的高频微波对男性的生殖功能影响也非常明显,可以使精子数量大量减少,精子活力严重不足,甚至引起睾丸内生精细胞异常。长时间开车,或一直接触汽车尾气污染,也会引发男性生理功能紊乱,引起精子活力下降。

因此,请立即抛弃香烟,并尽量少饮酒。同时,尽量远离辐射、高温、汽车废气等环境。从细微处改变生活方式,对改善精子活力很有成效。

27. 导致不孕的十大食物

(1)长期素食可降低女性生育能力:近年来,吃素的饮食风尚渐为流行。尤其是体形丰满的女性,甚至把吃素当成了习惯,希望借此达到减肥的目的。不可否认,素食的确对减肥有帮助。不过,最近医学界对素食的研究证实,女性经常素食,会对体内激素分泌造成影响,严重者甚至导致不育。

(2)高脂食物可能致不孕:来自澳大利亚阿德莱德大学在老鼠身上的研究表明,高脂肪食物会损害卵巢中的卵子,并阻碍卵子成为健康胚胎,此研究结果可以用来解释肥胖妇女不孕的问题。

(3)胡萝卜:胡萝卜含有丰富的胡萝卜素、多种维生素及对人体有益的其他营养成分。但美国新泽西州罗特吉斯医学院的妇科专家研究发现,妇女过多吃胡萝卜后,摄入的大量胡萝卜素会引起闭经和抑制卵巢的正常排卵功能。因此,希望怀孕的妇女不宜多吃胡萝卜。

(4)咖啡:美国全国环境卫生科学研究所的研究人员对104位

希望怀孕的女性进行研究得出结论:咖啡对受孕有直接影响。在这些女性中,每天喝一杯咖啡以上的女性,怀孕的可能性只是不喝此种饮料者的一半。因此他们提出,女性如果打算怀孕,就应该少饮咖啡。

(5)葵花子:葵花子的蛋白质部分含有抑制睾丸成分,能引起睾丸萎缩,影响正常的生育功能,故育龄青年不宜多食。

(6)乙醇:乙醇能使身体里的儿茶酚胺浓度增高,血管痉挛,睾丸发育不全,甚至使睾丸萎缩,生精功能就会发生结构改变,睾酮等雄激素分泌不足,会出现声音变细,乳房增大等女性化表现。这种人易发生男性不育,即使生育,下一代发生畸形的可能性也较大。女性可导致月经不调、闭经、卵子生成变异、无性欲或停止排卵等。

(7)大蒜:多食大蒜有明显的杀灭精子的作用,育龄青年如食用过多,对生育有着不利的影响,故不宜多食。

(8)烤牛羊肉:有人发现,许多爱吃烤羊肉的女性生出的孩子患有弱智、瘫痪或畸形。经过调查和现代医学研究,这些女性和其所生的畸形儿都是弓形虫感染的受害者。当人们接触了感染弓形体病的畜禽,并且吃了未熟的肉常易感染。

湖北省曾有人调查感染率是:生猪 11.32%,羊 34.5%,鸡 11.8%,鸭 9.4%。如果宰杀畜禽后未把手洗干净又去抓东西吃,拌饺子馅后尝咸淡的人,手抓生肉后又去抓熟食,菜板生熟不分,刀具生熟混用,经常从冷库取生肉、卖肉或烤肉者,都随时易被弓形虫滋养体感染。被感染弓形虫后的妇女可能没有自觉症状,当其妊娠时,感染的弓形虫可通过子宫感染给胎儿,引发胎儿畸形。弓形虫感染是发生胎儿畸形的主要因素。因此,婚前或孕前进行弓形虫抗体检查实属必要。

(9)棉籽油:长期食用棉籽油,可使人患日晒病,表现症状为日晒后发作,全身无力或少汗皮肤灼热、潮红,心慌气短,头昏眼花,四肢麻木,食欲减退。更严重的影响是对生殖系统的损害。实验研究表明,大鼠食用含棉籽油的饲料4个月左右,睾丸明显缩小,精细胞显著减少甚至消失,子宫缩小,内膜及腺体萎缩,卵巢轻度萎缩,肾实质细胞有轻度水肿。成年男性服用棉籽油的提取物棉酚40天,每天60~70毫克,短期内精子全部被杀死,并逐渐从精液中消失;女性则可导致闭经或子宫萎缩。

(10)苦瓜:苦瓜的维生素C含量居瓜类蔬菜之首,且糖和脂肪的含量都非常低,比较适合肥胖者食用。但是,单靠大量生吃苦瓜来减肥的方法不但是不科学的,而且还存在一定的健康隐患。据科学家研究发现,苦瓜确实有抗生育的作用,苦瓜蛋白在孕早期和孕中期可抑制子宫内膜分化、干扰胚胎着床。科学家们以小白鼠做实验,发现在怀孕早期和和中期,苦瓜蛋白能通过一系列反应抑制怀孕鼠子宫蜕膜化,以及子宫内膜、基层细胞增殖。主要反应是:阻断受精卵继续孵化,降低胚泡附着、减少滋养层细胞向外生长等。但是,在怀孕以前苦瓜蛋白不会影响卵泡的募集和成熟。而对于男性来说,科学家们认为苦瓜蛋白会影响精子的正常发育和活性,但是这种影响是可逆的,也就是说,生育能力会随着停止进食苦瓜而恢复正常。

28. 高龄女性怀孕知识

有医学根据的说法,跨入35岁再选择怀孕,不论是男性还是女性,生殖力都会随年龄的增长而逐渐减低,身体的各项生理功能有着不同程度的下降,各种干扰因素应运而生。高龄女性虽然有着诸多干扰怀孕的因素,但是只要在孕前做好完善的准备,也可生育健康的宝宝。

(1)确定要宝宝的时候,夫妻双方应到医院做全面的身体检查及孕前咨询。

(2)治疗本身存在的疾病,如患有子宫肌瘤、月经不调等,要先治疗。有些女性患有高血压或糖尿病,要在孕前控制原发病。

(3)孕妇接触化学物品等也很有可能导致新生儿出现先天畸形或异常。所以,决定怀孕前3～6个月内最好不要使用铅、汞含量过高的化妆品。

(4)如果体重肥胖,应开始科学控制饮食,争取将体重减到标准范围内后再怀孕。除了自己坚持每天适当的锻炼外,也要请丈夫一起锻炼,以提高身体素质,确保精子的质量。

(5)在准备怀孕的头3个月开始口服叶酸,每日0.4～0.8毫克,每日1次。

(6)远离茶、酒、烟、咖啡等食品。

(7)如果在放射环境中工作者应申请调离。

(8)选择最佳时间和最佳心情时受孕,有利于胎儿的生长发育。如果月经周期为28天,最佳受孕日期是月经周期第14天,并在男女双方精神愉悦之时受孕。

(9)把心爱的宠物安排到另外的地方以避免弓形虫感染。

(10)孕前主要检查项目包括血型检查,初步判断是否有发生母儿血型不合的可能;染色体检查,判断有无染色体数目或结构的异常。

二、孕早期保健

29. 怀孕第一个月的保健常识

(1)胎儿与母体的变化:妊娠第一个月,受精卵以 12～15 小时的时间为周期进行细胞分裂,由 2 个到 4 个再到 8 个,逐渐增长,到 3 周左右着床;性别、肤色、眼皮的单双、身材的高矮等已经决定,神经系统、血液系统、循环系统逐渐建立。身长 0.4～0.7 厘米,体重约 1 克。头和躯干还不能清楚的区分开来,但能看出手足已形成了凸起状。

这里所说的妊娠第一个月是指从末次月经到下次推算的月经日。这时,大部分孕妇没有怀孕的自觉症状,但有的人会有类似感冒或烦躁不安的症状。

(2)妊娠检查:一般月经周期正常的人月经推迟 10 天以上还未来,并伴有呕吐、乳房变化、皮肤变化、尿频等情况时,应及时找医生检查为宜。一般经过问诊、身体检查和阴道内诊可诊断是否妊娠。如难以确诊可配合尿检,但如果是妊娠的极早期,不仅体检难以发现变化,尿检也难以发现绒毛膜促性腺激素。孕早期检查内容包括身高、体重、血压、全身检查、阴道检查、化验检查、心电图。

(3)心理调适:怀孕早期的种种反应、不适及对怀孕的心理负担,都会使孕妇心情紧张,情绪波动,这对母亲和胎儿都是不利的,孕妇应尽量保持心情舒畅。

首先,要认识到早孕反应并不是异常反应,大多数妇女怀孕后

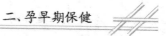

都会发生。其次,使用一些方法可调节情绪和身体,以减轻怀孕初期的妊娠反应,如看电影、去朋友家做客、逛公园、听优美动听的音乐等。当自己厌食、烦躁、紧张时,要提醒自己这样做对孩子健康发育不利。再次,要注意消除孕妇对怀孕的心理负担,孕妇本人不要过多考虑胎儿的性别及自己的体型变化、分娩的痛苦等。孕妇应多与丈夫、亲友、医生等进行沟通和交流,这是舒缓情绪、放松心情、减少压力的好办法。丈夫的作用是极为重要的,丈夫经常的陪伴和对妻子的谅解、忍让、体贴、关心、劝导等,都是对妻子最大的安慰和支持。

(4)饮食调养

①适当补充优质蛋白质。妊娠早期蛋白质摄入量应不低于未孕妇女的摄入量,优质蛋白质应不低于蛋白质总摄入量的 50%,方可满足孕妇的需要。优质蛋白质主要来源于动物性蛋白质(如蛋、肉、鱼、奶类)及植物性蛋白质大豆。其他蛋白质不是优质蛋白,在人体内的吸收利用率不如动物蛋白质高。因此,在补充蛋白质时,要将多种食物进行搭配,有效地补充蛋白质。

蛋白质与其他许多营养素一样,有一个最佳的补充量,孕期高蛋白饮食,可影响孕妇的食欲,增加胃肠道的负担,并影响其他营养物质的摄入,使饮食营养失去平衡。因此,对于蛋白质的摄入应持适量、适度的原则。

②确保无机盐和维生素摄入。无机盐在人体内所占的比重虽小,却是必不可少的,对孕妇和胎儿来说,如果缺乏无机盐时会产生一系列疾病,甚至引起更严重的后果。

要确保摄入足够的无机盐和维生素,最好的方法就是生活中注意不偏食。适量食用粗粮,如玉米、紫米、高粱、燕麦、荞麦、麦麸,以及黄豆、青豆、赤小豆、绿豆、红薯,可以补充无机盐及维生素。

由于加工简单,粗粮中保存了许多细粮中没有的营养。比如,糖类含量比细粮要低,含膳食纤维较多,并且富含B族维生素,这些营养成分在精制加工过程中常常被损失掉,如果孕妇偏食精米、精面,则易患营养缺乏症。因此,孕妇的膳食宜粗细搭配、荤素搭配,不要吃得过精,以免造成某些营养素吸收不够。

(5)身体异常及疾病防治:怀孕早期感染风疹病毒、巨细胞病毒、流感病毒、腮腺炎病毒可导致胎儿畸形。其先天畸形的发生率高达72%。平时不大引起人们关注的感冒,在孕期要给予重视,一有感冒症状应及时采取措施,以免病毒影响胎儿。

另外,如果孕妇出现阴道出血、持续下腹疼痛、腹部包块等现象时,应引起重视,并立即去医院进行诊治。如果怀孕前就患有高血压,应当注意检测和控制血压,如患有糖尿病,心脏病,肝、肾等疾病应遵医嘱,严重时可考虑终止妊娠。

30. 怀孕第一个月日常生活注意事项

(1)孕早期应注意的事情:在饮食上,有些孕妇可能会出现恶心呕吐和全身不适,这是正常的妊娠反应。呕吐后仍要坚持进食,少食多餐,吃一些清淡又富有营养的食物。可以吃点坚果类小食品以增加微量元素,不要吃未经煮熟的鱼、虾、蟹等。

在外出时,不到拥挤的场所,以避免病毒感染。不要洗桑拿或长时间浸泡洗澡。注意休息,避免过重体力活动。

在疾病防控上,如出现发热、阴道流血、剧烈呕吐、腹痛等异常情况应马上到医疗保健机构检查。

在预防畸形儿时,孕早期服用叶酸0.4毫克,每日1次,可预防胎儿神经管畸形。

对有心、肝、肾等主要脏器疾病或病史者,应及早做全面检查,以确定是否能够继续妊娠。如发现梅毒,要及早规范治疗。

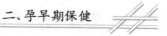

(2)孕早期保胎应注意的常识:一是孕早期的妇女每天须从事固定量的运动,以维护健康及体力。一般的体操、游泳和温和的球类运动都是在容许范围内的,野外踏青、郊游也不会有问题。太过激烈或危险的运动,如踢足球、打篮球、攀岩、百米短跑等则要避免。二是孕妇可以从事一般性的工作。但是有下列情形时,最好停止工作或转换其他工作:有流产、早产现象,或前置胎盘造成阴道出血时,必须停止工作;有妊娠高血压综合征、怀双胞胎或胎儿体重过轻时,最好多休息;工作场所含有毒物时最好调换工作;远离放射线剂量高的工作场所,如核能电厂、放射线检验室或治疗室;美容师、教师或护理人员容易发生静脉曲张,应尽量减少站立的时间。三是孕妇要注意护肤品的使用,尤其是怀孕3个月内的孕妇最好不用香熏类化妆品,因为香精油可能造成胎儿流产。孕妇可以化淡妆,但绝不能浓妆艳抹,因为化妆品中可能含有对人体不利的成分,进而对胎儿造成危害。

31. 怀孕第二个月的保健常识

(1)胎儿与母体的变化:在这个月,胎儿身长为2~3厘米,体重约为4克;"尾巴"逐渐变短,头、躯干、手脚慢慢分开,逐渐形成人形;从头部开始,心脏、肝脏、肠胃等内脏器官的原形也逐渐形成。

母体的变化,主要表现是身体发热、乏力、尿频、腰酸、基础体温持续在高水平,白带增多。妊娠反应早的人,胃部就会有不舒服的感觉,没有食欲,空腹时恶心等。乳房也敏感起来,稍稍有点刺激,乳头就硬起来,而且还会感到隐隐作痛。情绪也开始不稳定。

(2)妊娠检查:怀孕期母体的健康是至关重要的,要按时接受必要的检查、测定,定期做产前检查,参加产前保健指导,为顺利度过怀孕、分娩、产褥期及孕育出健康的后代做好保障。在怀孕第二个月应检查的内容有身高、体重、腹围、子宫底、血压、血型、血红蛋白和血细胞、梅毒血清反应、尿常规、肝肾功能、风疹及弓形体抗体等。在怀孕期间还要根据需要进行一些特殊检查,如检查有无水肿,以判断妊高征的可能。此外,孕妇要在首次定期健康检查时进行骨盆形状及内外径测量,观测产道的情况,以判断其是否具有阴道分娩的条件。

(3)心理调适:胎儿的出现,早孕反应,妊娠导致的内分泌改变,社会角色的变化,加上考虑到有关分娩的这样和那样的问题,都会使孕妇的情绪和心理发生改变。许多女性难以接受这种突然的改变,从心理上还不太愿意接受这个小生命,常常会感到烦躁不安,有时还会哭闹不止。这时就要求孕妇从自身做起,尽量把心放宽些,家人也要给予支持和理解。尤其是做丈夫的,应从情感上、生活上及其他方面关心妻子,帮助妻子消除顾虑,多陪伴妻子。

要创造安静、舒适的生活环境。良好的环境是胎儿健康发育的必要条件,环境污染和噪声对胎儿的危害很严重。所以,做丈夫的应努力使居所环境保持清静、优美,并注意保持环境卫生,尽量避免噪声。要努力创造和谐、愉快的生活。丈夫应该经常陪伴妻子,多体贴、关心妻子,并要随时注意妻子的情绪变化,对妻子的烦恼给予谅解,对妻子因不良情绪产生的坏脾气应多忍让,耐心开导,主动承担家务,做一些适合妻子口味且营养丰富的饭菜,通过各种方法缓解妻子的不适。

(4)饮食调养

【止吐食谱】

①鸡蛋1个,白糖30克,米醋6毫升。将米醋煮沸,放入白糖调和,打入鸡蛋,煮至半熟,全部服食,每日2次。本方适用于脾胃虚弱所致妊娠剧吐。

②鲜韭菜汁10毫升,生姜汁5毫升,白糖适量。在鲜韭菜汁、

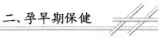

生姜汁中放入少许白糖,拌匀即成。每日 3 次,饭前少量饮之。本方适用于脾胃虚弱之妊娠剧吐。

③生姜汁 1 匙,甘蔗汁 1 杯。炖热温服。本方适用于肝胃不和之妊娠剧吐。

④白术 10 克,粳米 30 克,鲫鱼 1 尾(约 50 克)。将鲫鱼收拾干净;白术洗净,先煎取汁 100 毫升。将鱼与粳米煮粥,粥成后放入药汁和匀,根据患者口味可放入食盐或白糖。食粥,每日 1 剂,可连服 3～5 天。本方适用于脾胃虚弱之妊娠剧吐。

⑤佛手 10 克,生姜 2 片,白糖适量。将佛手与生姜水煎取汁,调入白糖温服。本方适用于肝胃不和所致的妊娠剧吐。

【安胎食谱】

①鸡蛋粥。糯米用清水浸泡 1 小时后放入烧开的清水中,待再沸后改用文火熬煮至粥成,放入阿胶,淋入打散的鸡蛋,约二三沸,再加入猪油、食盐,搅匀即成。

②艾叶生姜煲鸡蛋。鸡蛋煮熟后去壳,用艾叶、生姜与鸡蛋同煮。煲好后,饮汁吃蛋。

③乌鱼粥。将乌鱼用温水泡发,冲洗干净,切成丁块;粳米淘洗干净。炒锅放入花生油烧热,下葱花、姜煸香,加入清水、乌鱼肉,煮至熟烂后再加入粳米,继续煮至粥成,然后用食盐调味即可食用。

(5)怀孕早期食欲缺乏的调养:为防止孕妇在早孕时营养不良,要设法提高孕妇的食欲,在食物的选择、加工及烹调过程中要多下功夫。在注意食物的色、香、味之外,可以根据个人的经济能力、季节变化来选择加工、烹调食物,其调养方法有以下几点:

①食物外在形态要能够吸引孕妇的食欲,同时还要清淡爽口、富有营养,如番茄、黄瓜、辣椒、茄子、胡萝卜、哈密瓜、苹果等,它们色彩鲜艳,营养丰富,易诱发人的食欲。

②应该选择易消化、易吸收的食物,同时能减轻呕吐,如烤面

包、饼干、大米或小米稀饭。干食品能减轻恶心、呕吐症状,大米或小米稀饭能补充因恶心、呕吐失去的水分。

③所选择的食物要适合孕妇的口味,在选择食物前要尽量征求孕妇的意见,烹调要多样化,并应尽量减少营养素的损失。亦可根据孕妇的不同情况和饮食习惯,选择不同的材料,烹调出美味可口的食物。

④孕妇在进食过程中应保持精神愉快。在进食时听听轻松的音乐,餐桌上可放一些鲜花点缀一下,这样都能有效地帮助孕妇减轻早孕的恐惧,孕吐的烦躁,从而增加孕妇的食欲。

(6)疾病防治:从此时开始,妊娠表现会越来越明显,早孕反应会使孕妇感到疲乏、嗜睡、头晕、食欲缺乏、挑食,嗅觉变得敏感,厌油腻味,早起恶心,甚至呕吐,严重时还有头晕、疲乏无力、倦怠等状况。由于此时子宫迅速扩张,孕妇会感觉腹痛,这种现象有一部分孕妇会有,也有些孕妇不会出现。如遇到类似情况时,应正确对待,不要害怕,同时也不要疏忽大意,如疼痛持续加重应引起足够的重视。由于子宫逐渐增大,可在盆腔内压迫膀胱引起尿频,孕妇会频繁地跑卫生间,这是正常现象,不要为此感到不好意思。

如果怀孕期间有少量阴道出血,少于月经量,无血块,且伴有下腹轻微胀痛或无腹痛,但仍有早孕反应,妇科检查子宫颈口未开大,未破膜,尿妊娠试验阳性,就可判定是先兆流产。有先兆流产和习惯性流产的孕妇应注意保胎,多休息,少活动。

在孕早期要注意口腔卫生,减少牙周疾病发生。此时,还要注意乳房的一些改变,如乳房发育,乳头变得敏感,乳晕颜色加深,乳头周围出现一些小结节,乳房轻度刺痛、胀痛,偶尔还可挤出少量乳汁等。但如果乳房出现严重的变化,如出现肿块、压痛,乳房或乳头内陷,尤其为非对称性时,应该到医院进行检查和诊断。

32. 怀孕第二个月日常生活注意事项

孕妇由于子宫内胚胎发育异常而发生流产的常常使人意想不到,所以较难以预测和预防。一般来说,孕妇应注意以下事项。

(1)日常生活方面:应停止过激的运动,像搬运重的物品、长时间站立、做下腹部用力的动作等。争取安静而有规律的生活。为此,家人应尽力协助。

(2)注意孕期卫生:孕妇在怀孕后,精神不要太紧张,尤其有过流产史的孕妇:更要安定情绪,劳逸结合,怀孕前3个月不要有性生活。

(3)其他:孕妇在孕期患病应及时治疗,但要注意合理用药。习惯性流产的孕妇,除注意以上事项外,还应口服一些维生素 E,注射黄体酮、口服胎盘片、中药安胎丸等,以预防再次流产。另外,还应接受医生的健康检查,仔细分析流产原因,知道原因后即可对症预防,以使其能顺利分娩。

33. 怀孕第三个月的保健常识

(1)胎儿与母体的变化:在这个月,胎儿由头到屁股长约9厘米,体重约为30克;内脏基本已形成;脸部已有基本的轮廓;皮肤有所感觉,形成了味蕾并对味道有所感觉。可以听到胎儿心脏跳动的声音。胎儿身体的形态已经齐备,手足伸开了,手指也分开了。

孕妇的下腹部还未明显隆起,但子宫已增长到如拳头大小。由于增大的子宫压迫膀胱,小便次数比以前增多。直肠受到子宫压迫,常有便秘或腹泻。腰部有胀痛感。乳房更加膨胀,乳头有色素沉着。精神不安定,白带增多,但妊娠反应大多稍有缓解,食欲也变好了,体重也开始增加。有的孕妈妈的耳朵、额头或嘴周围会长出斑点。

（2）妊娠检查：孕妇如果在第二个月没有进行初次产前检查的话，这个月要进行初次产前检查，为整个孕期平安度过打好基础。

可以进行的检查内容有身高、体重、腹围、子宫底、血压、血型、血红蛋白和血细胞、梅毒血清反应、尿常规、肝肾功能、风疹及弓形体抗体、听取胎心音等。此外，孕妇要在初次健康检查时进行骨盆形状及内外径测量，观测产道的情况，以判断其是否具有阴道分娩的条件。

（3）心理调适：此期，由于妊娠反应加剧，孕妇的情绪变化很大，当孕妇的情绪变化时，体内就像经历了一段"坏天气"，可激发体内自主神经系统的活动，使自主神经系统的内分泌腺分泌出多种多样的激素，这些激素为化学物质，会对宝宝产生不同影响。

所以，孕妇要注意精神修养，情绪平和，这样才能使胎儿良好有序的发育，并且使胎儿性情平和，对其智力和形体发育都有着极好的作用。

（4）饮食调养：怀孕初期，在饮食上一般不提倡大补营养，主要以自己的喜好为主，想吃什么就吃什么。孕吐比较厉害的孕妇要注意吃一些清淡、容易消化的食物。等进入孕中期，孕吐反应消失，这时再补充营养也来得及。

①忌滥用人参。怀孕后，月经停闭，脏腑经络之血注于冲任二脉以养胎，孕妇处于阴血偏虚，阳气相对偏盛状况。人参属大补元气之物，会使孕妇气盛阴耗，使胎儿受损，不利于安胎。

②忌滥用补药。再好的补药也要经过人体代谢过程，增加肝肾负担，还有一定的不良反应，所以对孕妇和胎儿都会带来程度不一的影响。有的孕妇服了大量的蜂乳，导致严重腹泻，最终流产；有的孕妇常服人参蜂王浆、洋参丸、宫宝等，会损伤孕妇和腹中胎儿；有的孕妇孕期小腿抽筋，便常服维生素 A、维生素 D，结果造成维生素

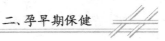

A、维生素 D 过量,引起中毒。

③忌热性食品。孕期不能吃热性食品,如狗肉、羊肉、胡椒粉等。孕期进补,应遵循"宜凉忌热"的原则,即使是水果,也应吃性味平、凉之物,如番茄、梨、桃子等。

(5)身体异常及疾病防治:这个时期的孕妇由于生理上的变化会产生很多不适的症状和疾病,应积极采取措施,以免病症严重。

部分孕妇在妊娠早期,由于身体过度疲劳、身体受凉或精神因素而出现头痛现象,特别是以往并没有头痛现象的孕妇,一般 3 个月后会自行消失。出现早孕头痛的缓解方法有:①让身体充分放松,除了保证睡眠时间外,每天最好睡个午觉。平时注意情绪调整,不要过于兴奋或生气,多保持安静。②头痛时可以到户外去晒晒太阳,去空气新鲜的场所散步,但要避免让身体受凉,以免加重头痛。头痛时也可以用手指按摩一下太阳穴,缓解头痛症状。③避免颈椎过于劳累,这也是容易引发头痛的原因之一。如长时间上网聊天、伏案工作或看电视等,不要过久地让头部保持一种姿势,做些适当的颈部运动。

从怀孕第二个月起,体内孕激素逐渐增多,可导致胃酸分泌减少,胃肠道的正常蠕动功能下降,气体增加,引起胃肠胀气。其缓解方法是:①尽量少吃产气性食物,如豆浆、豆类及大量蔗糖等,多吃富含纤维的蔬菜、水果及粗杂粮等。②每天养成排便的习惯,坚持进行适宜运动,如散步、孕妇体操及瑜伽等,避免便秘。

34. 怀孕第三个月日常生活注意事项

(1)孕妇睡眠姿势有讲究:妇女怀孕以后,由于胎儿在母体不断生长发育,为了满足和适应胎儿生长发育的需要,孕妇全身的生理功能和解剖结构都会发生一些变化,尤以生殖系统中子宫的改变较为明显。子宫逐渐增大,子宫体由扁平梨状变为圆柱状,在妊娠末期子宫体积可达到 32 厘米×24 厘米×22 厘米大小,其容量可增大至 3 000～4 000 毫升,子宫本身重量也可增加到 1 000 克左右。流经子宫的血量,在足月的时候每分钟可达 500～700 毫升。增大的子宫,必然对周围脏器,如胃、心脏、肺脏、泌尿器官等有所推移或压迫。

如孕妇采取仰卧位时,增大的子宫可以压迫其后面的腹主动脉,影响子宫动脉的血量,造成胎盘供血不足,直接影响胎儿的生长发育。若孕妇患有妊娠高血压综合征,由于胎盘血管痉挛、供血不足,对胎儿的生长发育已经有明显影响,如果孕妇再仰卧,会进一步加重影响,甚至死胎。仰卧时可压迫下腔静脉,使回流到心脏的血液量急剧减少,造成心搏出量减少,对全身各器官的供血量亦明显减少,产生胸闷、头晕、恶心、呕吐、血压下降等症状。心电图检查仅提示窦性心动过缓;如坐位做心电图检查时,则无异常情况发现。在临床上称为仰卧位低血压综合征。孕妇应以左侧卧位为好,左侧卧位可减轻向右侧旋转的子宫对右侧输尿管的压迫,降低右侧肾盂肾炎的发病率,对孕妇及胎儿均有利。

(2)孕妇要有足够的睡眠时间:睡眠时间的长短有个体的差异,有些人睡 5～6 小时即感到体力恢复,有些人则需要更多的时间。正常成人一般需要 8 小时,而孕妇因身体各方面的变化,容易感到疲劳,故妊娠期孕妇睡眠时间要比平时多 1～2 个小时。睡眠是消除疲劳的主要方式,这是生理需要。工作、休息要有规律,白天从事各种工作,晚上应停止工作去睡眠,让体力、脑力得到恢复。如果睡眠不足,会引起疲劳过度,使身体抵抗力下降,不能对抗外来的细菌或病毒感染,从而发生各种疾病。怀孕7～8个月后,每天中午最好保证有 1 小时的午睡时间,但午睡要有个限度,最多不能超过 2 小时。有工作的孕妇睡不了午觉,在晚上就更需要多一些时间睡觉或在工作岗位上注意休息。

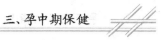

三、孕中期保健

35. 怀孕第四个月的保健常识

(1)胎儿与母体的变化:怀孕进入第四个月,胎儿的生殖器官已经形成,同时也进入了怀孕安定期,不但可以知道胎儿性别,并且胎儿全身长有细细绒毛,手指甲完整地形成了。这时在羊水中,胎儿的手脚也开始动来动去。

母体方面,已渐渐度过流产的危机。因为没有孕吐的困扰,也有食欲了。胎盘一旦成长完成,胎儿就由此摄取营养和氧气,开始快速成长,因此子宫也有小孩子的头那么大了。这时,为了固定和支撑增重的子宫,韧带延伸和伸长,并可导致疼痛和不适,但这种痛和流产的痛是不一样的,不会对胎儿造成损害。

(2)妊娠检查:这一时期的怀孕检查主要包括子宫检测,腹围测量,体重测量,血压测量,血、尿常规检查等。如有必要还可以进行血型、梅毒血清反应、肝功能、风疹及弓形体抗体、听取胎心音等检查。胎儿在这一时期生长发育加快,需要的营养和其他物质大幅度增加,孕妇在此时要注意经常测量血压,检查一下血红蛋白、血糖等,排除或及早发现贫血、妊高征或糖尿病的可能。

当孕妇在进入妊娠第四个月时,若出现下腹疼痛和流血,且流血很难止住,应立即去看医生,若是输卵管妊娠一旦破裂会有生命危险。在这个月,如果孕妇发现内裤上沾有黑色血块,应及时去医院诊治。

（3）心理调适：此时早孕反应的停止、呕吐的消失使孕妇的身体好转，但怀孕还是会给孕妇带来许多不适。怀孕进入这一时期，机体的内分泌和激素有了很大的改变，直接影响孕妇的神经和精神状况。很多孕妇会出现精神障碍，表现出烦躁、时哭时笑、哈欠不断，情绪难以自控等。这个阶段孕妇应保持精神愉快，避免上述情况，因为此时胎儿意识开始发育，孕妇的神经和精神状况会对胎儿的身心产生不良影响，甚至影响很严重。所以，此时孕妇要努力调节自己的情绪，具体可通过暗示法来进行调节。

（4）饮食调养：孕妇已经可以恢复正常的食欲，并且不再会有孕吐的困扰了。这时就必须考虑到营养均衡的饮食。体重保持在每周增加 500 克，孕妇需要的热能大约在 2 000 千卡。子宫会压迫胃和肠道，使消化功能会差一点，因此要多吃一些容易消化的食物，并且一次不要吃太多，应以少量多餐为原则。这个时期，孕妇必须多摄取含钙质和铁质的食物。另外，孕妇必须注意不要摄取过多的盐分。

孕中期的胎儿继续发育，已形成的器官虽未成熟，但有的已具有一定的功能。孕 20 周时，胎儿大脑细胞不再增加，但脑内磷脂含量和胆固醇含量迅速增加，脑重量依然增长。同时，神经细胞开始骨化，心脏肌肉开始收缩，肾脏、肝脏也逐步完成形态发育。到孕中期末，胎儿体重约 1 000 克，每天平均增加 10 克左右。由于血浆体积的增长速度超过红细胞体积的增加，孕妇会出现妊娠生理性贫血。体内水分增多，肾功能、心脏和呼吸系统功能加强，孕妇体内的负担增加，同时还要开始进行蛋白质、脂肪、钙和铁等营养素的贮备，因此营养素的供给特别重要。保证食品的营养质量，提高各种营养素的摄入量应是孕中期膳食的主要特点。

①增加热能。增加热能摄入有利于胎儿的生长发育和母体的生理代谢。但多数妇女怀孕后劳动强度减轻，因此能量增加应因人

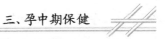

而异,同时还应根据孕妇体重的增长情况,调整热能供给。体重的增加一般应控制在每周 300～500 克。

②增加蛋白质。孕中期要增加蛋白质的摄入量。世界卫生组织建议,每日增加优质蛋白质 9 克,相当于牛乳 300 毫升或鸡蛋 2 个或瘦肉 50 克。如以植物性食品为主,则每日应增加蛋白质 15 克(相当于干黄豆 40 克或豆腐 200 克或豆腐干 75 克或主食 200 克)。我国建议的标准为每日增加蛋白质 15 克,动物性蛋白以占总蛋白质量的 1/2 为宜。

③注意无机盐和维生素的摄取。我国孕妇的铁营养状况不佳,孕中期缺铁性贫血患病率达 30％左右,因此必须重视孕期增加铁的摄入量。由于植物性食物中铁的吸收和利用率很低,因而要鼓励孕妇经常食用动物肝脏、瘦肉和动物血等。药物铁剂的服用则应在医师指导下进行,因为过量的铁元素摄入将影响锌的吸收、利用。孕中期胎儿组织中钙、磷、锌、钾和镁等都在不断地贮存,其中除钙元素外,一般都可从孕妇的膳食中获得。孕中期的妇女常在 20 周左右开始出现小腿抽搐、容易出汗、容易惊醒等现象,常与膳食中缺钙有关。孕妇从妊娠 5 个月开始每天应增加钙的摄入量达 1 000 毫克左右,可通过含钙丰富的食品(如虾皮、牛乳、豆制品和绿叶菜等)取得,也可服用钙片。维生素 B_1、维生素 B_2 等也应随热能的增加而每日相应增加各 0.7 毫克,维生素 C 20 毫克。此外,由于脂质是脑结构的重要原料,膳食中还必须供给适量的脂肪,包括饱和脂肪酸和不饱和脂肪酸,以满足此阶段胎儿大脑发育的需要。脂肪供给以占总热能的 20％～25％为宜。

④孕中期每日的膳食构成。孕中期的食物品种应多种多样。为保证能量供给,要摄入足够的粮谷类食物,每日的膳食组成应为:粮谷类 300～350 克,其中除大米、面粉外,还可选用杂粮,如小米、玉米、麦片等,因为 B 族维生素和某些氨基酸等营养素在杂粮中含

量丰富；肉、蛋、禽、鱼类等动物性食物或豆类及其制品 100 克,牛乳 220 毫升,蔬菜(绿叶菜、食用蘑菇、海带等)500 克,水果 100～200 克,植物油 25～40 克。

⑤增加餐次,食量适度。孕中期每餐摄食量可因孕妇食欲增加而有所增加。随着妊娠进展和子宫增大,胃部常因受到挤压而在餐后出现饱胀感,因此可增加每日的餐次,分 4～5 次进食,每次食量适度。如盲目地吃得过多,会造成营养过剩,孕妇体重增加过多,出生的婴儿为肥胖体质,易患心血管方面疾病。此外,巨大儿(出生体重 4 000 克)的新生儿死亡率几乎与低体重儿(出生体重少于 2 500 克)相似。

⑥避免服用过量的补药和维生素制剂。有报道说,大剂量服用维生素 C 可干扰胎儿体内生理过程,造成对维生素 C 的依赖;过量服用维生素 B_6 可使胎儿肝内产生诱导酶,导致出生后维生素 B_6 摄入量降低,婴儿产生抽搐症状;大量摄入维生素 K 可引起胎儿脑损伤和智力缺陷;过量维生素 A 和维生素 D 都可引起胎儿中毒。因此,孕妇服用这类维生素制剂应在医师指导下应用。

(5)身体异常及疾病防治:怀孕期间无论孕妇有什么身体不适,都要引起注意。在妊娠 4 个月时,早孕反应大多已经停止,孕妇的身体不适状况好转,食欲增强,胎内的环境也安定,但在此时还要警惕孕妇的某些不良反应,也要预防胎儿宫内发育不良现象的发生。

胎儿宫内发育不良等不良综合征或胎儿营养不良综合征,常因营养不良、孕妇受病毒或弓形虫感染、中毒、受辐射、妊娠高血压综合征、肝病、肾病、双胎,以及先天性或染色体病变所引起。胎儿宫内发育不良可导致围产儿发病率和死亡率增高,胎儿出生后易出现生长发育不良、智力低下等。

引起胎儿宫内发育不良的常见高危因素有:孕妇年龄大于 30 岁,或小于 17 岁;妊娠前体重少于 45 千克;在妊娠前半年内有过人工流产或自然流产;怀孕 20 周前曾有阴道出血;合并高血压、系统性红斑狼疮、慢性肝肾疾病、心脏病及结核病等;有不良分娩史等。

如连续两次产前检查发现宫高无增长或低于相应孕周正常值,以及有体重、腹围不增加甚至减少的,均应予以高度警惕。

(6)胎儿发育不良的预防

①及早诊断染色体病及先天畸形胎儿。以下情况应做早期产前诊断:孕妇年龄大于 35 岁,或丈夫年龄大于 45 岁;夫妇一方有染色体异常或已生育染色体异常儿;近亲中有先天愚型或其他染色体病者;有性连锁遗传病家族史,或已生育过性连锁遗传病儿的;有反复流产、死胎死产者;近亲结婚者;已生过神经管缺陷、代谢异常病及血液病儿的。对可疑者可取绒毛膜或羊水培养染色体检查,以及 B 超产前诊断。

②早期诊断胎儿宫内感染。做风疹病毒、巨细胞病毒及弓形虫感染等检查,若为阳性,须注意有无胎儿宫内发育不良。

③加强孕期并发症的防治。尤其是妊娠高血压综合征、心脏病及肝肾疾病的防治。

④孕妇应多补充营养。多食含蛋白质、维生素丰富的食物,尤其须注意补充叶酸和氨基酸。

⑤酌情补充微量元素。研究发现,孕妇体内锌水平随孕周下降。缺锌易使孕妇患缺铁性贫血;孕妇缺铜也可引起胎儿发育不良;缺碘易发生呆小病。可见,微量元素的缺乏与胎儿发育不良关系密切,早期检查头发或血中微量元素的含量很有必要。

⑥使用小剂量阿司匹林。在妊娠 28～30 周时,对胎儿发育不良的高危孕妇,可在医生指导下每日给予小剂量阿司匹林进行预防性用药,以改善胎儿胎盘的血液循环,提高新生儿出生体重,预防胎儿发育不良。

36. 怀孕第四个月日常生活注意事项

这个时期已度过容易流产的时期,所以孕妇可以不必再担心流产,精神可以放轻松些。参考医生和专家的建议,或读书,或参加有关座谈会,还可听听有分娩经验的母亲、亲戚、朋友、长辈们的意见,这些实际的经验都可以作为参考。

因怕痛而造成的恐惧感不仅会使肌肉僵化,更会增加疼痛的感觉。除了要具备分娩的一般知识外,平常就要做些和缓的运动,使肌肉变得更柔软。

(1)逐渐展开安产体操的练习:过了容易流产的时期后,为了使分娩能顺利进行,最好开始做孕妇运动。尚有流产征兆的孕妇必须与医生商量后才能进行。

①脚和脚尖的运动。随着胎儿成长,体重也一直增加,支撑体重的双脚,需要做肌肉锻炼的运动。坐在椅子上,双脚并拢,只用脚尖翘起来,呼吸一下,再回到原来的样子。接着,把腿交叉,将脚尖伸直再弯曲。这样两只脚交替进行。这个运动一日数次,每次3分钟左右。

②股关节运动。这是为了扩张产道,使胎儿出生时能较容易通过产道而设计的运动。

双脚盘坐在床上,然后把背伸直,两手放在膝盖上,把膝盖向下压并做一次深呼吸,尽量使膝盖碰到床上。

③防止骨盆充血的运动。这个运动也同时具有锻炼支持背部和骨盆肌肉的功能。在地板上,用两只手和膝盖支撑身体,背部保持圆弧的样子,把头放低。头向上举,臀部不动,背部稍向下凹,做一次深呼吸后恢复原来的样子。这个运动一天做2次就可以了。

④强化骨盆肌肉运动。平躺在地板上,先左腿伸直并将右腿膝

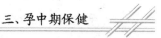

盖弯曲,将右膝向右方慢慢翻过去,同时做一次呼吸,然后再回到原处。接着,右膝向右外侧倒去直到地板为止,并呼吸一次,再回到原处。两脚并拢,膝盖弯曲,肩背部不要离开地板,保持这样两腿交替倒向左右方向。

以上动作在早上起床后、饭后或睡前做效果会更好。

(2)孕妇散步时应注意的问题:散步是增强孕妇及胎儿健康的有效方法,是孕妇最适宜的活动。据报道,散步可以提高神经系统和心、肺的功能,促进新陈代谢。有节律而平静的步行,可使腿肌、腹壁肌、胸廓肌、心肌加强活动。由于血管的容量扩大,肝和脾所储存的血液便进入了血管,动脉血的大量增加和血循环的加快,对身体细胞的营养,特别是对心肌的营养有良好的作用,还可增加肺的通气量。为了提高散步的功效,要注意以下两点。

①散步的地点要选好。有条件的,最好选择花草茂盛、绿树成荫的场所。这些地方空气清新,氧气及空气中负离子浓度高,尘土、噪声、污染等都比较少。孕妇经过一天的工作,心理上受到紧张的刺激,身体也感到疲乏不适,置身于这样一个宁静恬淡的环境散步,无疑是一种极好的身心调节。如果条件不允许,则可选择一些清洁僻静的街道作为散步的地点,但应避开那些空气污染严重的地方,如闹市区、集市及交通要道等。这些地方往往空气污浊,烟雾弥漫,病毒、细菌等的污染也都比较严重,在这种地方散步,不仅不能起到应有的作用,反而会给孕妇及胎儿带来不良的影响,可以说是得不偿失。

②散步的时间要适宜。选择合适的散步时间有几层含义:其一,要选择空气未受污染或受污染少的那段时间。清晨有雾时,雾气中含大量氮、硫等有害元素及气体,此时应注意不要盲目出门;在城市人口较密集的地区,一般情况下,下午4～7时空气污染相对严重,可有意识地避开这段时间。其二,在进食之后不宜立即散步。

过去人们常说"饭后百步走,活到九十九",这一说法实际上是不科学的。因为人在进食后,血液循环中的血液要重新分配,大量的血液将流向胃肠道及肝胆系统,参与营养物质的消化、吸收、运输,如此时外出散步,必然使流向消化系统的血液量减少,影响消化及吸收功能,对孕妇及胎儿均不利,故应尽量避免此时散步。其三,要根据孕妇的工作、生活、健康状况选择散步的时机、时间的长短等。

37. 怀孕第五个月的保健常识

(1)胎儿与母体的变化:到怀孕中期慢慢地就进入稳定状态。这个时候胎盘已经长成,并且几乎没有孕吐的现象了。胎盘是胎儿连接母体的生命线。透过胎盘,胎儿从母体吸收营养,而且也排出自己所产生的废物。胎盘附着在子宫壁上,由受精卵绒毛的一部分发育而形成内脏器官。胎盘所分泌的大量激素可以促进胎儿的发育。还有,因为黄体激素大量分泌,流产的危险性也会降低。胎儿也开始会在羊水中动来动去,甚至从外面也可以观察到他在动,皮下脂肪慢慢积存,体重也一直在增加。

这时从外面看,孕妇的肚子很明显地大了很多,膨胀的子宫会使母体的腰部负担加重。刚开始会有腰痛的感觉,但会渐渐习惯,所以不用太担心。因为胎儿的成长已趋稳定,孕妇的精神状况也会跟着稳定下来。

(2)妊娠检查:应进行 B 超检查,了解胎儿大小、活动情况、心跳、羊水量、胎盘位置、器官发育等情况;测量并记录身高、体重、血压、骨盆、产道的情况及胎心,作为原始依据便于观察和比较;应检查心、肝、肾等重要器官的功能,排除原发疾病的并发症可能,必要时化验血、尿或做胸透。此时,孕妇腹部会出现妊娠纹。有时为了纠正胎位,医生会建议孕妇使用腹带。腹带会影响胎儿的正常发

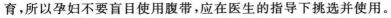

育,所以孕妇不要盲目使用腹带,应在医生的指导下挑选并使用。

(3)心理调适:在这一阶段,孕妇的食欲和睡眠恢复正常,特别是胎动的出现,对她们是一种莫大的安慰。通过生活、工作和休息的适当调整,保证良好的心理状态非常重要。

①避免放松对身体的注意。虽然身心状况都较平稳,但也不可过于放松对身体的注意。随着胎儿一天天长大,心脏、肾脏、肝脏等重要脏器的负担会越来越重,也可能会出现异常现象,如妊娠高血压综合征、贫血等。特别是原本就有这些疾病的孕妇更容易发生意外。

②避免心理上过分依赖。由于在孕早期身体不适,以及腹部开始逐渐显露,一直被丈夫和家人、朋友照顾着,逐渐使自己过分依赖他人,凡事都由丈夫或他人代办,甚至都不想上班。其实,如果没有异常情况,孕中期做一些适当的工作和家务,参加一些平缓的运动不但没有害处,还可增强肌肉力量和体力,有助于日后分娩,同时对调整心理状态也大有益处。

③增强自己做母亲的感觉。由于已经有了胎动,这种新生命存在的感觉,可以帮助自己增强做母亲的感觉。如果经常把丈夫的手放到自己的腹部,同他一起分享胎动的幸福,或为胎儿的出生做一些准备,更加能够增加这种感觉。

④减轻对分娩的隐约压力。对分娩隐约产生恐惧时,可学习一些分娩知识或翻阅书刊,或与已生育过的女性交谈,或与家人一起为宝贝准备一些必需品,这样都会使心情得到放松,对分娩从恐惧逐渐变为急切的盼望。

⑤定期体检。即使自己和胎儿的状况都很正常,也应定时去医院做产前检查,不可过于放松。最好避免听一些关于胎儿畸形的事,以免对心理造成不良刺激。

(4)饮食调养:怀孕中期,胎儿发育迅速,孕妇的身体不适和情绪变化明显好转,身心情况稳定,食欲旺盛,食量增大。这时应多摄入含蛋白质、植物性脂肪、钙、维生素等营养物质丰富的食物。

怀孕中期是最易发生生理性贫血的时期,应多吃含铁的食物,如动物肝脏、动物血及海藻、绿色蔬菜等。孕妇要避免每餐进食过多,特别是不要太饥饿了才去吃东西,也不要一次饮大量的水或饮料,尤其要避免喝浓茶、咖啡等,因为这些饮料可加重食管肌肉的松弛,加重胃烧灼感。

有些孕妇从这个月起经常出现小腿抽筋,这是由于缺钙引起的,从这个时期起一直到产后都要坚持补钙。补钙可采用食补法,应经常多吃一些含钙多的食物,如海产品中的小虾皮、鱼、紫菜、乳制品、青菜、动物骨头、豆腐、鸡蛋等。

当食补不足时,可服用钙剂和维生素 D 制剂。补钙制品应该根据孕妇的具体情况在医生指导下使用,以免盲目服用引起中毒。孕妇应多去户外接受阳光的照晒,这样可以得到最为安全可靠的内源性维生素 D。

为了补充钙质,孕妇每天都要吃些富含钙的食物。钙的来源以奶及奶制品较好,奶类不但含钙丰富,且吸收率高,是补钙的良好来源。蛋黄和鱼贝类含钙很高,蛋黄一般每 100 克含钙 100 毫克以上,泥鳅每 100 克含钙 299 毫克,蚌、螺含钙量每 100 克达 2 458 毫克,虾皮含钙也极高,每 100 克达 991 毫克;植物性食物以干豆类含钙量最高,尤其是大豆制品,最高可达每 100 克含钙 1 019 毫克,一般含量也达每 100 克含钙 100～400 毫克。

(5)身体异常及疾病防治:这一时期,宫底达到腹部,下腹可见明显隆起,心脏可被子宫上抬而出现心悸、气短等现象。这一时期孕妇食欲好,有可能体重会增加很多,应注意控制体重,每周体重增加不应超过 500 克。如体重过高,容易诱发糖尿病、妊娠高血压综合征等,引起胎儿发育不正常。应适当控制体重,但不可采用药物方法,应在医生的指导下进行。

在孕期,孕妇由于生理变化容易罹患疱疹和阴道炎等疾病,所以在日常生活中应多注意个人卫生,注意劳逸结合和生活规律。

38. 怀孕第五个月日常生活注意事项

(1)孕妇可以做些短途旅行:因为怀孕已经进入稳定期,遇上无法避免一定要去的旅行等,尽可能选择在这时期去比较好。乡间的节庆、结婚典礼等都可以参加,但要注意千万不能太累。

如果医生诊断出有早产征兆,虽说已进入稳定期,最好还是打消外出旅行的念头。

(2)夫妻生活的注意事项:这个时候,胎盘已经长成,胎儿的成长也进入稳定状态,就不像初期那样担心会流产。夫妻生活如果没有太强的刺激性或压迫下腹的姿势,就没太大的关系。如果进行房事时有剧烈的动作并且压迫下腹部,将会引起急性流产。过性生活时,丈夫应侧躺,位于妻子的后侧方较好。

(3)寒冷工作环境对孕妇的影响:根据调查,在寒冷的办公室中,除了皮肤温度降低以外,血液中的水分和盐分也会相应地减少。寒冷对女性的生理有很大的影响,尤其是妊娠中期,不仅会使孕妇常感尿急,还是流产、早产的常见原因之一,所以要特别注意身体的保温。

如果工作场所的温度低,要时时注意服装是否有保温的作用,不要只注重外观,而忽视保暖。在休息时间,要尽量接受日光的照晒,或是到比较温暖的房间去休息。总而言之,在寒冷场所工作的孕妇,应尽可能地想办法保护自己,维持体温。

(4)孕妇不宜养小动物:许多妇女喜欢在家中饲养小动物,而有些小动物会感染上一些疾病,其中比较突出的是弓形体病。弓形虫一旦感染人体,即可患弓形体病。弓形虫在人体多为隐性感染,因而易被人忽视,但如果孕妇感染了此病那危害可就大了。

孕妇染上弓形虫病后,不管本人是否出现症状,都会通过胎盘传给胎儿,造成胎儿在出生后出现小头畸形、小眼球、脑积水、神经精神发育异常、瘫痪、抽搐、高热、发绀、呕吐、皮疹、黄疸、肝脾大等一系列症状,胎儿往往在出生后几天到几周内死亡。有的孩子出生时并无明显的症状,如不给予及时治疗,数月或数年后易发生神经系统症状(如智力低下、癫痫等)及眼部损害症状(如斜视、失明等)。因此,为了下一代的健康,孕妇在家中不要养猫、狗等小动物。

尽管弓形虫感染后对孕妇和胎儿的影响很大,但只要采取正确有效的预防措施是能够控制的。首先要做到不养小动物,不接触小动物,尤其不能让它们在自己手、头等处乱舔。其次,不吃生的或未煮熟的猪、羊、牛肉。早孕妇女如从事屠宰、饲养职业或在肉联厂工作,应定期做弓形体病的有关检查,对弓形虫病患者应在孕前及时采用乙胺嘧啶或磺胺嘧啶联合治疗。最后,对于在怀孕前 3 个月左右发现有新感染的弓形体病孕妇,要在积极治疗弓形体病的同时,果断地终止妊娠,防止危害下一代。

39. 怀孕第六个月的保健常识

(1)胎儿与母体的变化:此时的胎儿身长已达 28～34 厘米了,体重在 600～700 克。此时,胎儿骨骼结实健全,关节开始发达,如拍 X 线片,头盖骨、脊椎、肋骨、四肢的骨骼等都可清楚显示。大脑继续发育,大脑皮质已有 6 层结构,沟回增多。胎儿面目清楚,胎儿头发、眉毛、睫毛等可清楚见到。胎儿皮下脂肪继续蓄积,但进展不大,皮肤呈黄色,身体逐渐匀称、消瘦;皮肤呈皱缩状,表面开始附着胎脂,以提供胎儿皮肤所需营养、保护皮肤和在分娩时润滑胎儿。

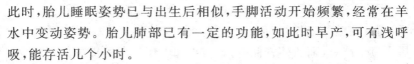

此时,胎儿睡眠姿势已与出生后相似,手脚活动开始频繁,经常在羊水中变动姿势。胎儿肺部已有一定的功能,如此时早产,可有浅呼吸,能存活几个小时。

此时,孕妇体型已接近典型孕妇体型。子宫随胎儿的发育迅速增大,腹围增长为孕期中最快的阶段,下腹可见明显隆起,子宫底高18～21厘米。孕妇体重急剧增加,下肢、背肌、腰部承受重量,易于疲劳和疼痛。子宫增大可压迫其周围组织和部位,使下半身血液循环不畅,下半身极易疲劳且难以缓解。胃部胀满感、腹部下坠、心悸、气短、便秘等继续存在。乳房继续发育,乳腺发达,泌乳并不少见。另外,胎儿大量从母体摄取钙质和维生素等,使孕妇抽筋现象常常发生,并可发生牙痛或口腔炎。

(2)妊娠检查:孕妇应继续到医院做定期产前诊断检查,测量并记录这一时期的身高、体重、血压。产前检查不宜经常做B超,可通过一般身体检查手段大致了解胎儿情况,可根据子宫位置和大小推测胎儿大小、羊水量;根据胎动和胎心音来判断胎儿活动情况、心跳,应继续观察孕妇产道的情况。有经验的医生可根据胎动和胎心音位置、强弱来估计胎位是否正常(胎儿头向下为正常胎位)。

(3)心理调适:这一时期,孕妇的身心状况都有好转和稳定,但仍然要注意防止精神障碍现象的出现,避免急躁、烦闷、抑郁、恼怒、胆怯等不良情绪。此时,要求孕妇多进行一些对胎儿的想象活动,加强母子情感,深厚的母子感情也是顺利度过孕期和勇敢面对分娩的有利条件。孕妇还可以多花些时间在观测胎儿情况和胎教上,这样做既可以帮助自己稳定情绪,又利于胎儿发育和培养与胎儿的感情。

(4)饮食调养

①多补充防治贫血的食品。进入怀孕中期,孕妇血容量急剧增加。由于胎儿生长发育的需要,使母体和胎儿都急需大量的铁质,

如果孕妇铁摄入不足可导致缺铁,不仅母体红细胞增生不足出现贫血,而且使胎儿生长发育受阻。怀孕早期的早孕反应,使孕妇铁的摄入量下降,进而机体铁储备减少,再加上怀孕期间胃酸分泌减少,铁吸收率降低,使得缺铁性贫血发生的可能性大大增加。孕妇患贫血后,水肿、妊娠高血压综合征、心功能障碍等都可能随之发生,使胎儿发育不良、低体重,甚至早产或死亡。

孕妇应多吃含铁的食物,如奶类、蛋类、瘦肉、豆制品、动物肝脏、动物血、海藻、番茄、绿色蔬菜、新鲜水果等。另外,还要注意叶酸的补充。如果血红蛋白低于 10 克,应遵医嘱补充各种铁剂药物及维生素,直到血红蛋白恢复正常为止。

孕妇在孕期除进食富含营养的食物外,也要避免对胎儿不利的饮食,如不要多吃罐头食品,黄芪炖老母鸡等。

②控制盐分摄入。孕妇此时常出现肢体水肿,此为正常的生理现象,进行饮食调理可缓解水肿及一些病理性伴随症状,如心悸、气短、血压增高、四肢无力、尿量减少等。最重要的就是控制水、钠的摄入量。在平时生活中,孕妇喝水要合理,少吃盐,重者应禁盐,并且应少吃或不吃不易消化的、油炸的、易胀气的食物,还要多吃富含 B 族维生素、维生素 C、维生素 E 的食物,以帮助孕妇促进消化,增加食欲,提高机体抵抗力,并可有效改善新陈代谢,解毒,利尿,并预防早产等。

(5)身体异常及疾病防治:进入这一时期,孕妇开始出现下肢、背肌、腰部疲劳和疼痛。子宫增大可使下半身静脉回流受阻,血液循环不畅;有的孕妇会出现脚面或小腿水肿现象,如果不伴有血压高、尿蛋白,则属于正常现象。孕妇不应长时间站立、蹲坐或腰带扎得过紧,否则会使症状加重。有水肿的孕妇晚上要少喝水,临睡前不要喝水。如果水肿明显或持续加重,应及时就诊,千万不可掉以轻心。

要注意防止便秘,应多饮水,多吃含粗纤维的食物。另外,多喝水还可有效预防妊娠期尿路感染。此时,胃部胀满感、腹部下坠、心悸、气短等仍可继续存在。乳房继续发育,乳腺发达,泌乳并不少见。另外,胎儿大量从母体摄取钙和维生素等,使抽筋现象常常发生,并可产生牙痛或口腔炎。

此外,由于增大的子宫压迫身体器官及生理上的变化,一些孕妇往往会出现坐骨神经痛等症状,也容易患上膀胱炎和肾结石等疾病,应多加关注。

一般情况下,孕妇在上午脸部和双手会出现水肿,傍晚双脚出现水肿。经过一夜的睡眠以后,水分循环到全身,双脚的水肿会有所减轻。如果早上脚部还有水肿未退,而在下午脸部和手部又出现水肿,则表示水肿比较严重,也表明体内的水分比较多。出现严重的水肿状况,还往往预示着伴有其他疾病的可能,如心脏病、慢性肾盂肾炎、妊娠高血压综合征等疾病,有必要去医院检查并作出诊断。

消除水肿的方法一般是控制水分的摄取。不过,最有效的方法还是减少盐分的摄入。人体的体液必须保持平衡,一旦摄入较多的盐分,相应地就要吸收更多的水分,以维持平衡。一般状况下,每人每日盐分的摄取标准是 10 克以下,有水肿的孕妇则应相应降低盐摄入。除此之外,还应进食足够的蔬菜、水果。因为蔬菜和水果中含有人体必需的多种维生素和微量元素,可以提高机体的抵抗力,加强新陈代谢,而且还具有解毒利尿等作用。

40. 怀孕第六个月日常生活注意事项

已经是稳定的怀孕中期了,孕妇日常生活可以很正常地度过了。要避免拿重物和长时间保持相同的姿势,这时适当地去旅行一下,或去影院、剧场看看,也是可以的,不仅能转换情绪,也能增加体能,但不要一个人去,要有可靠的同伴。另外,还可以参加准妈妈教室,学习一些正确的生理知识和分娩前必备的常识。

(1)保持清洁卫生:孕妇这时阴道分泌物比以前要多,随着产期临近,这时候外阴部会渐渐膨胀起来,如果没有保持干净,很容易引起外阴炎和阴道炎,所以更要注意清洁。

(2)孕期乳房的保养:为产后的哺乳做准备,现在开始要进行乳头的保养了。如果出生后的宝宝用力吮吸乳头,很容易受伤感染细菌。所以,事前经常清洁是很重要的,最好预先按摩乳头及其周围皮肤。

先把手洗干净,在乳头擦上冷霜,慢慢按摩。接着用拇指和食指把乳头捏出来,这可以预防乳头凹陷。

(3)孕中期的运动:妊娠中期,胎儿着床已稳定,孕妇可根据个人体质及过去的锻炼情况,适当加大运动量,进行力所能及的锻炼,如游泳、孕妇体操、瑜伽等。虽然此时运动量可以适量增加,但仍应切记不可进行跑、跳等容易失去平衡的剧烈运动。

运动时应注意以下几点事项:

①孕妇运动时心率不能过快,尽量不超过最大心率。运动中孕妇如出现晕眩、恶心或疲劳等情况,应立即停止运动;如发生腹痛或阴道出血等情况,要及时去医院检查。

②孕妇着装宜宽松舒适,鞋要合脚轻便;运动中及时补充水分,防止虚脱;注意保暖,以免着凉。最好在空气清新、绿树成荫的场所锻炼,这对母体和胎儿的身心健康均有裨益。

③患有糖尿病的孕妇可适当加大运动量以控制血糖;患有高血压的孕妇则要限制运动量;有习惯性流产史的孕妇在妊娠早期要卧床休息;多胎妊娠的孕妇最好选择散步之类的轻缓运动。

(4)注意口腔保护

①重视怀孕期口腔卫生,掌握口腔保健的方法,坚持每日两次

有效刷牙。有证据表明,如果能完全保持口腔卫生,牙龈炎症将很难产生。对于容易蛀牙的孕妇,可以适当用一些局部使用的氟化物,如氟化物漱口液、氟化物涂膜等。

②使用不含蔗糖的口香糖清洁牙齿,如木糖醇口香糖。木糖醇是一种从白桦树或橡树中提取的甜味剂,不含蔗糖,因此不会引起蛀牙。这种口香糖具有促进唾液分泌、减轻口腔酸化、抑制细菌和清洁牙齿的作用,如果能在餐后和睡觉前咀嚼1片,每次咀嚼至少5分钟,可以使蛀牙的发生率减少70%左右。

③做好定期口腔检查和适时的口腔治疗。孕期里口腔疾病会发展较快,定期检查能保证早发现、早治疗,使病灶限于小范围。对于较严重的口腔疾病,应选择妊娠中期(4～7个月)相对安全的时间治疗。

④增加营养摄入,保持营养平衡。除了充足的蛋白质外,维生素A、B族维生素、维生素C和一些无机物如钙、磷摄入也十分重要。怀孕期间增加摄入营养素,不仅可以起到保护母亲的作用,使机体组织对损伤的修复能力增强,对胎儿牙齿的发育也很有帮助。

41. 怀孕第七个月的保健常识

(1)胎儿与母体的变化:这时候胎儿已增加到1 000克了,身体的表面呈暗红色。因为肺的功能尚未发育完成,所以早产儿还是无法维持呼吸功能。

母体方面,子宫越来越大,腹部突起变得更明显,而且向前突出。因此,行动缓慢,动作显得较迟钝。为了要保持向前突出的腹部平衡,背肌会很紧,就要挺胸走路。因此,很多孕妇会觉得后背和腰部疼痛。

这时孕妇可能觉得心神不宁、睡眠不好,这是对即将承担的母亲重任感到焦虑不安的反应。可以向丈夫或亲友诉说自己的内心感受,他们也许能够帮你放松下来。孕妇在这时应该为了胎儿的健康发育保持良好的心情。

(2)妊娠检查:这时的检查主要是查胎位是否正常,判断其对顺利分娩的影响。此时,胎位已基本确定。正常的胎位为枕前位,占所有胎位的90%以上。胎儿屈膝倒置,头下臀上,胎头俯屈,颈紧贴胸部,后枕骨最低,背部在母体腹前壁方向。如果出现枕后位、臀位、横位、额位等,都为不正常的胎位。臀位和横位一般能够诊断。枕后位、额位和面位等头位异常往往难以确诊,要等到分娩进行到一定阶段才表现出来。

产前检查中发现臀位和横位时可采取措施纠正,以使分娩前能转为正常。发现横位,医生可用手法扭转胎位,但要注意有可能因此发生脐带绕颈。如临产时不能纠正,则应行剖宫产分娩。此期臀位较多见,通常不必纠正,可自然转为正常胎位。如不能自然转正,要采取纠正措施。如纠正无效,则提前决定分娩方式,及早入院待产。

(3)心理调适:这一时期,腹部膨大,压迫下肢,孕妇活动受限,加之子宫压迫症状出现尿频、便秘,会使孕妇再度出现心烦和易怒。有的孕妇因摄入钙及各种维生素不足,易出现肌肉痉挛,痉挛部位多在拇指或腓肠肌,常于夜间发生,所以使孕妇睡眠不足。这时,孕妇应进行咨询、听讲座和阅读文章,了解分娩的知识,减轻心理负担与压力,适应生理变化带来的不适。

(4)饮食调养:有些妇女担心身体发胖,平时多以素食为主,不吃荤食,怀孕后加上妊娠反应,就更不想吃荤食了,结果形成了全吃素食。这种做法不科学,对胎儿视力有影响。

孕妇全吃素食而不吃荤食,就会造成牛磺酸缺乏。因为荤食大多含有一定量的牛磺酸,再加上人体自身亦能合成少量的牛磺酸,

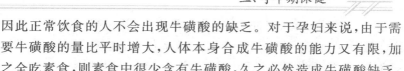

因此正常饮食的人不会出现牛磺酸的缺乏。对于孕妇来说，由于需要牛磺酸的量比平时增大，人体本身合成牛磺酸的能力又有限，加之全吃素食，则素食中很少含有牛磺酸，久之必然造成牛磺酸缺乏。因此，从外界摄取一定数量的牛磺酸就十分必要了。这种摄取，当然要靠吃些荤菜来补充。

因此，我们告诫那些已怀孕而又不想吃荤食的妇女，为了自身健康，为了婴儿的正常发育，请适当食用些鲜鱼、鲜肉、鲜蛋、小虾、牛奶等含牛磺酸的荤食。

（5）身体异常及疾病防治：由于胎儿的增大，腹部越来越沉重，孕妇腰腿痛会在此期间更加明显。另外，随着腹部的不断增大，孕妇会发现肚子上、乳房上出现一些暗红色的妊娠纹，有的孕妇还会觉得眼睛干涩、怕光，这些都是正常现象，不必过于担心。

在此期间，孕妇对色彩反应更加敏感。不同的颜色可对孕妇产生不同的影响，如孕妇见到大片的鲜红色，可使其血压迅速升高，脉搏明显加快，产生兴奋、激动等心理反应，胎动明显增加；如猛然看到大面积黑色，瞳孔会自然放大，胎动强烈，随之出现心慌、气短、虚汗等现象。

此外，在妊娠中晚期，如有阴道出血的情况发生，可能是胎盘前置所造成，应密切观察，及时救治。通常，应附着在子宫腔上方的胎盘，却长到了子宫口附近，这就叫前置胎盘。这种疾病在妊娠晚期多见，根据从子宫中看得见胎盘的情况，分为完全性前置胎盘、部分性前置胎盘和边缘性前置胎盘。

正常的胎盘一般是附着在子宫体部，当胎儿分娩后，胎盘才从子宫壁上脱落而出。如果子宫里有炎症或肌瘤、畸形等情况，或者多次做过人工流产手术，都可能会使胎盘附着在子宫口附近。当妊娠后期子宫口张开时，胎盘的一部分就出现剥离，从而引起出血或大出血，形成对胎儿和母体都很危险的状态。如果妊娠7个月后时常出血,到妊娠 10 个月左右,突然大量出血,就应当怀疑是前置胎盘。这种出血有一个特别的症状,即无痛出血,有时不加治疗,可自行止住。另外,前置胎盘出血与正常位置胎盘的早期剥离和早产不同,它出血量特别大,且呈鲜红颜色。

前置胎盘可以通过指尖触摸胎盘(最好是找富有经验的医生进行)、X 线、超声波检查出来。

妊娠后期一旦发现出血,应及时到医院检查。若出血量加大,应采取断然措施,设法输血和施行剖宫产。对生过孩子的妇女、做过多次人工流产的妇女和患有子宫肌瘤或子宫有炎症的妇女,应当特别注意胎盘前置的可能性。

这个时期,有些孕妇还会出现羊水过多的现象。羊水是由羊膜所分泌,填满在子宫的液体。羊水就像垫子一样具有保护胎儿和母亲的功能,正常量是 600～1 000 毫升,如果超过 2 000 毫升,叫作"羊水过多"。相反,低于 300 毫升称为"羊水过少"。

羊水如果增加太多,孕妇就会出现子宫过大、呼吸困难、水肿等症状。严重的话,为了母亲和胎儿的健康着想,就要施以人工手术使之早产。而且,因为羊水过多很容易引起自然破水,所以也会有早产征象。

在这个时期,重要的是定期接受医生检查,以及早日发现异常。日常生活也要多注意,不要太劳累。

42. 怀孕第七个月日常生活注意事项

(1)注意生活起居:要保证充分休息和睡眠的时间、质量,减轻工作量和时间。应尽量午休 1～2 小时。要坚持早、晚认真刷牙,避免细菌在口腔内繁殖引起牙痛或口腔炎。如果有牙病,应在这一时期治疗。尽量少做家务事,避免脚和腰的疲劳。休息时可以把脚抬高,或者在洗澡后按摩双脚,可以消除疲劳。

（2）培养温和的情感:这时候,一方面要留意早产和妊娠高血压综合征发生;另一方面,如果胎儿发育正常,就外出走走,培养温和的性情。因为越接近产期,就越不可能外出。所以趁现在买东西、观赏戏剧、听音乐会等都能保持心情愉快。美的东西,怡人的音乐,对孕妇和胎儿都有良好的影响。

（3）准备婴儿用品:趁现在还可以很自由行动时,把婴儿的必需用品列出,准备齐全。

①尽量多准备一些质料软的衣服。

②尿布有布料尿布和纸尿裤两种。不管是尿布巾或纸尿裤都很贵,而纸尿裤的缺点就是用了一次就必须丢弃,花费较大。应尽量选择使用方便的,准妈妈自己用手工做的纯棉内衣和尿布,既便宜,又充满温柔的母爱。

③被子的布料选择柔软的棉布较好。褥子、被子、毛毯、床单、棉毯等应准备 2 套。

④洗澡用品,如婴儿用洗澡盆、洗脸盆、大浴巾、洗澡用椅子、水温测试计、洗澡毛巾、婴儿用洗发精等。香皂最好选择没有含香料的婴儿用香皂。

⑤喂奶的用品,如奶瓶、奶嘴、洗奶瓶专用的刷子,以及清洁剂、消毒棉、搅拌棒等。

⑥其他用品,如爽身粉、粉扑、婴儿油、棉棒、婴儿用指甲刀、体温计、保温瓶、消毒剂,婴儿肚兜等。

另外,现在有很多整套式的婴儿用品,有婴儿床、婴儿的浴洗用具、宝宝车等。但这种全套式婴儿用品会用到的时间很短,大概在 2 个月到 1 年左右而已,不是长期性的必需品。

（4）修饰与打扮:孕妇怀孕 7 个月后,子宫变大越来越明显,腹部因此向前方扩张,为了配合这种变化,孕妇所穿的衣、鞋、袜子必须选择质地轻柔、吸汗、保温性好的纯棉制品外,还需考虑衣服不要太紧,如果太紧容易影响腹部的血液循环而使胎儿发育不良,孕妇也容易出现水肿等现象。鞋子要选择防滑、轻便、透气性好的,并且要有一个能牢牢支撑身体的大后跟,有一点儿坡度更好,可减轻孕妇身体沉重带来的腰部酸痛及脚跟痛。袜子要选择袜套不太紧,并有吸汗防滑性能的。孕妇还须戴专用的文胸。

此期孕妇应注意卫生,保持外阴清洁。清洗外阴时,应该自前向后清洗,避免把肛门处的致病菌带到阴道和尿道。内裤要每天换洗,浴盆、浴巾等个人生活用品要自己专用,不能互相混用。不要洗盆浴,不要去不正规的澡堂洗澡。去游泳场游泳也应选择正规的,最好能调节水温的。不要穿透气性不好的牛仔裤、健美裤及其他紧身裤。孕妇个人常用的生活用品应经常更换清洗,必要时可进行消毒处理。

(5)孕期的性生活:此期间可以有节制地过性生活,但要注意每次性交的时间及合适的体位,若感到子宫变硬或自觉腹部紧张不适,应立即停止性交,以免造成流产和早产的严重后果。随着怀孕月份的增大,孕妇腹部逐渐膨胀,行动不便,有许多妇女采用侧卧位性交。另外,有人为了避免怀孕期间性交,而采用手淫,其实手淫引起的宫缩比性交更为强烈、持久,所以怀孕期间不应频繁手淫,以防止流产、早产等发生。

四、孕晚期保健

43. 怀孕第八个月的保健常识

（1）胎儿与母体的变化：胎儿在这个时候体重也超过 2 000 克了，皮肤呈红色的状态。因为肺的功能大致上已经发育完成，所以即使早产，若经适当的护理是可以存活下来。但是，这时候胎儿的肾脏和胃的功能还没有完全具备。

在孕妇的身体方面，因为血液量增加很多，对心脏就会造成很大的负担，于是常会有心悸、呼吸急促的现象出现。

另外，因为撑大的子宫会向上伸展的缘故，胸口会感到很闷。还会出现腰痛、痔疮等现象。对孕妇而言，因为已经进入最辛苦的时期，所以一定要做 2 周一次的产前检查。上班工作的人特别要注意这一点，假如有什么不正常的现象，尽早去医院做检查。

（2）妊娠检查：这个时期，孕妇应坚持定期产前检查，应注意有无妊娠并发症及异常分娩发现，特别注意有无阴道出血现象。如果孕妇发现阴道流血，即使只有少量的出血，也应立即就诊，尽早接受诊治，因为孕妇可能会出现早产、前置胎盘等现象。另外，容易出现妊娠高血压综合征，其表现为水肿、高血压、尿中出现蛋白。该病是引起早产和胎儿、产妇死亡的重要原因之一，孕妇应注意血压情况，如发现异常应引起高度重视，并及时就诊。

这时，还要继续观察胎儿胎位，如有可能自然纠正的胎位而未能纠正，应及时进行人工纠正或尽早确定分娩方式。分娩方式应尽早确定,以便孕妇能稳定情绪,并早做准备。

(3)心理调适:怀孕到这一阶段,孕妇挺着大肚子,身体笨重,活动不便,甚至走路都困难。增大的子宫向下压迫肠及膀胱,向上压迫胃、心脏等,使得孕妇消化不好,又开始出现厌食、尿频等症状,面部妊娠斑、腹部妊娠纹也越来越明显。这些会加重孕妇生理和心理负担,使得有些孕妇会担心体型和容貌的变化等,并为此感到忧心忡忡,经常烦躁不安和紧张,情绪波动非常明显。这些不良心理状态对母婴双方危害是很大的,照此发展下去会影响正常分娩,严重的会使孕妇精神出现异常。

所以,孕妇在此期间积极调节情绪是非常重要的,从孕妇自身来说,应该认识到怀孕带来的这些情况都是暂时的,分娩的痛苦也是可以减轻的,应消除恐惧,调节情绪,学习分娩知识,练习分娩辅助动作和技巧,使自己理智而自信地面对分娩。同时,家人要对孕妇宽容、谅解,并且帮助其排除紧张不安的情绪。

(4)饮食调养:妊娠后期,胎儿生长迅速,体重继续增长,在正常情况下,如孕前、早、中期一样营养好,活动休息适宜,一般不会发生不适反应。孕晚期膳食应根据这一特点进行安排。

孕晚期胎儿细胞体积增加迅速,大脑皮质发育和髓鞘化加快,肺部继续发育以适应产后血氧交换功能,皮下脂肪大量贮存。正常胎儿在 30 周时的体内贮脂量约为 80 克,至 40 周时可达 440 克,因而胎儿体重剧增。

母体由于子宫增大,可引起胃部食物容量减少易发生便秘。孕期 32~36 周时,血容量增长达到高峰,血液脂质水平进一步提高,黄体酮、雌激素的作用和基础代谢进一步增强。部分孕妇常因体重增加过快,身体各器官如心脏、肾脏和肝脏的功能不能适应,而出现轻度高血压,约 5% 的孕妇会出现重度高血压、水肿和蛋白尿。孕晚期的膳食营养应在孕中期营养基础上做相应调整,适当增加食物摄入量。增加营养的供给最好从副食中得到补充,尤应注意增加蛋白质和钙、铁等营养素的供给。

①注意优质蛋白质的摄入。孕晚期母体子宫、乳房和胎盘增大,蛋白质约需贮存 375 克。胎儿体重由 28 周的 1 000 克增至 40 周的 3 000 克左右,其蛋白质贮存也是最多的时期。为此,中国营养学会推荐孕晚期蛋白质供给量在原有基础上每日增加 25 克。

②能量供给。一般应不低于孕中期的供给量。但至孕晚期的最后 2 周,应适当限制脂肪和碳水化合物等热能摄取,以免胎儿长得过大,影响分娩。

③无机盐和维生素供给。孕晚期胎儿肝脏以每日 5 毫克的速度贮存铁,至出生时贮存量可达 300～400 毫克。如孕妇铁摄入量不足,可影响胎儿体内铁的贮存,产后易患缺铁性贫血。妊娠晚期钙的需要量显著增加,除母体的钙贮备量增加外,胎儿体内的钙一半以上是在最后 2 个月贮存的。中国营养学会推荐的钙供给量标准为每日 1 500 毫克。

④少食多餐,注意饮食选择。孕晚期由于胎儿增长,子宫压迫胃部,孕妇的食量反而减少,吃少量的食物就有饱胀感,但实际并未能满足机体对营养素的需要。因此,这段时期的膳食应选择体积小、营养价值高的食物,如动物性食品等;减少营养价值低而体积大的食物,如马铃薯、甘薯等;对一些纯热能食物,如白糖、蜂蜜等甜食,宜少吃或不吃,以防降低食欲,影响蛋白质等营养素的摄入。孕妇餐次每日可增至 5 次以上,以少食多餐为原则。

⑤孕晚期的每日膳食构成。一日的膳食组成可在孕中期膳食组成的基础上再增加 50 克禽肉、鱼、蛋或 220 毫升牛乳或豆浆等。食盐用量应适当控制,有水肿的孕妇食盐量限制在每日 5 克以下。此外,还应避免辛辣的刺激性食品。

(5)身体异常及疾病防治:在此期间,孕妇易出现阴道流血、早产、胎盘前置等现象,如发现阴道流血,即使只有少量,也应立即就诊,尽早接受诊治。这时还易出现妊娠高血压综合征,该病是引起早产和胎儿、产妇死亡的重要原因之一,应注意血压情况,如发现异常应引起高度重视,并及时就诊。孕妇要控制体重,保持营养平衡和足够的睡眠是预防该病的有效措施。

在这一阶段,胎儿容易缺氧,所以应对胎儿进行家庭监护。最主要的方法是观察并记录胎儿胎动,每天早、中、晚各 1 小时,3 次数相加乘以 1 2 即为 1 2 个小时的胎动数。正常胎动次数应在 30～100 次之间。一旦胎儿宫内缺氧时胎动低于 3 次/小时或比前一天下降一半以上,就应立即就诊。

在妊娠晚期,有些孕妇会有头晕、眼花的感觉,这往往是由于怀孕后自主神经功能失调等原因造成的。不过这种状况不必担心,稍稍调整就可有所缓解。

此外,痔疮、胆囊炎等病也是孕期常见病,孕妇在饮食等方面应多加注意。

44. 怀孕第八个月日常生活注意事项

因为在此期间很容易发生早产,所以即使是日常生活上很微小的事也要非常注意。家中如果有楼梯,就应该装上扶手,在楼梯中央铺上地毯,以避免滑倒。对孕妇来说,坐式马桶会更适合。在厕所里最好也装上扶手,紧急时也可能会用到,而且比较安全。浴室里要铺上垫子,以避免滑倒,越小心越好。

做家务事不要太劳累,也不要长时间保持相同的身体姿势。弯腰的姿势和需要蹲下来的家务事对孕妇的身体有不好的影响。总之,尽量不要给身体增加太大的负担。

购物时也要计划一下,注意一次不要买太多的东西而使自己过于劳累。在人很多的地方,即使只是走路而已,几个小时下来还是会很累的。

在晾衣服方面要注意,不要把身体伸展得太厉害,尤其是晾衣服时想要把它挂到高的地方而使身体伸展得太过分,会引起子宫收缩。

平常睦邻方面做得好,一旦有紧急的事,就可以请附近的人帮忙。当然,也可以请社区内值班的人替你想想办法。

怀孕进入第八个月以后,最好避免外出旅行。如果感觉身体比较好的时候,可以到外面走走,散散步,活动一下手脚筋骨,但是不要到车子来往频繁的马路上。

怀孕晚期要做一些准备分娩的练习。练习的重点在呼吸法,这不但可消除孕妇的恐惧感,而且可给予孕妇自信心。

(1)放松的方法:所谓放松就是解除身体上的绷紧状态。如果能够放轻松,产道就会展开,不会绷得很紧,自然分娩就会比较顺利,精神上对于分娩的不安也会消失。其方法是:试着全身用力,再放松,也可以手、脚、脸部、肩膀等部位用力,再放松,这样反复练习。

(2)练习呼吸的方法:正确的呼吸不但可以消除肌肉的紧张,供给胎儿充足的氧气,并且可以防止二氧化碳积存在体内。呼吸法有腹部呼吸、胸部呼吸、短促呼吸 3 种。练习呼吸法的时候必须全身放松,并且保持舒适的姿势。

如果能在早上起床、午睡和晚上睡前做一些和缓的体操,并且也练习一下呼吸方法,对于分娩过程的帮助是相当大的。

①腹部呼吸。采取平躺于地板,两脚并拢的姿势。这时,两只手轻轻地放在肚子上,嘴巴也轻轻闭着,先用鼻子深深地吸一口气让肚子膨胀起来,然后再用嘴一边慢慢呼气,一边让肚子凹下去。一次的呼吸周期持续 6～10 秒。如果能在产前阵痛和将要分娩的时候进行腹部呼吸,就可以使疼痛缓和下来。

②胸部呼吸。将两手放在胸部。从鼻子吸气,使胸部扩大,然后再慢慢从嘴呼气。胸部呼吸可以在阵痛周期出现的时候稍微减轻身体的疲劳。

③短促呼吸。以胸部呼吸的身体姿势,上半身稍微向上挺起来进行短促、急速的呼吸。这样很快地吸气5~6次以后,再慢慢呼出来。在胎儿的头部快要从子宫口出来的时候,做短促呼吸可以使疼痛缓和下来。

(3)腹部按摩:在感到非常痛的时候,可以配合腹部呼吸来按摩腹部。吸气时,两手在腹部外侧按摩;呼气时,手再移至腹部上面轻轻按摩。

(4)指压腰部:腰痛得很厉害的时候,不妨躺着向上仰,两手紧握拳头,放在背腰部的方向上推压。如果用拇指压,也会感到舒服很多。

(5)如何用力:当胎儿头部已压到直肠和肛门附近时,孕妇就必须使劲用力来帮助胎儿通过。这时候,孕妇必须先深深地吸一口气,以自己所能控制的限度呼出来,就像在排便时一样,尽量憋足气再使劲呼出来。但是在练习时,不必像实际情形那么逼真,只要憋住呼吸15~20秒之后,再呼出来就可以了。

45. 怀孕第九个月的保健常识

(1)胎儿与母体的变化:这个时候的胎儿身长已超过40厘米,体重也约有2 000克以上了。胎儿体内各器官的功能已经基本完成发育并且趋于成熟。皮下脂肪增多,皱纹也渐渐消失。

孕妇的子宫也到达腹腔的最上面部分,扩大到心窝的边缘。因为压迫心脏的原因,所以会感到胸口很闷,呼吸困难。因为只要子宫受到一点儿刺激,就很容易引起收缩,所以为了安全着想,要尽量多休息。

(2)妊娠检查:这个时期孕妇应坚持每2周做一次检查,并且还要注意有无妊娠并发症发生,有无异常分娩的因素出现,如有腿肿、头痛、恶心等症状时要及时就诊,尽早接受检查和治疗。这时还要特别注意有无阴道出血现象,即阴道流出血性黏液,称为"见红"或"血先露",这是由于子宫颈发生变化,子宫颈内口附近的胎膜与子宫壁分离,毛细血管破裂出血的结果。此为分娩先兆,一般预示分娩将在24~48小时内发生,应及早入院处理。

(3)心理调适:由于临近预产期,孕妇对分娩的恐惧、焦虑或不安会加重。有些孕妇对临产时如何应付,如有临产先兆后会不会来不及到医院等过于担心,因而稍有不适就赶到医院,甚至在尚未临产,无任何异常的情况下,缠住产科医生要求提前住院,所以孕晚期心理调适应注意以下问题。

①了解分娩原理及有关科学知识。克服分娩恐惧,最好的办法是让孕妇自己了解分娩的全过程及可能出现的情况,对孕妇进行分娩前的有关训练。许多地方的医院或有关机构均举办了"孕妇学校",在怀孕的早、中、晚期对孕妇及其丈夫进行教育,专门讲解有关的医学知识,以及孕妇在分娩时的配合。这对有效地减轻心理压力,解除思想负担及做好孕期保健,及时发现并诊治各类异常情况等,均大有帮助。

②做好分娩准备。分娩的准备包括孕晚期的健康检查、心理上的准备和物质上的准备。一切准备的目的都是希望母婴平安,所以准备的过程也是对孕妇的安慰。如果孕妇了解到家人及医生为自己做了大量的工作,并且对意外情况也有所准备,那么她的心中就应该有底了。孕晚期,特别是临近预产期时,丈夫应留在家中,使妻子心中有所寄托。

③身体没有意外情况时,不宜提早入院。毫无疑问,临产时身

在医院,是最保险的办法。可是,提早入院等待时间太长也不一定就好。首先,医疗设置的配备是有限的,如果每个孕妇都提前入院,医院不可能像家中那样舒适、安静和方便。其次,孕妇入院后较长时间不临产会有一种紧迫感,尤其看到后入院者已经分娩,对她也是一种刺激。另外,产科病房内的每一件事都可能影响住院者的情绪,这种影响有时候并不十分有利。所以,孕妇应稳定情绪,保持心绪的平和,安心等待分娩时刻的到来。不是医生建议提前住院的孕妇,不要提前入院等待。

(4)饮食调养:这时由于胃部和肠道受压,孕妇食欲缺乏,一次吃不了多少东西,适宜少量多餐。当有食欲时,宜多吃些能够增强体力的食品,为分娩做好体能储备。这时子宫对刺激已很敏感,用力排便会刺激子宫,引起宫缩,严重时甚至造成早产,所以孕妇一定要避免便秘,应多吃一些含粗纤维和维生素的食物,如蔬菜、水果和海藻类。但大量进食水果后应注意少摄入一点水分,同时要避免摄入过多的盐。

(5)身体异常及疾病防治:这一时期容易发生早产,应密切注意。如阴道流出血性黏液(所谓"见红""血先露")和(或)出现规律性、阵发性的子宫收缩,都是早产的征兆,要立即就诊,及早检查、诊断。

如发生胎膜早破,阴道突然流出大量液体,似尿液,持续不断,时多时少,出现上述情况或类似情况时,孕妇应平卧以减少羊水流出,局部应使用消毒会阴垫,用担架或救护车立即送医院。胎膜破裂后,上行感染机会增多,脐带脱垂危险增大,如不及时处理,可危及母婴生命,应当引起足够重视。

如胎盘位置异常引起早产,可出现阴道流血、头痛、眼花、血压突然升高,但无腹痛。胎盘早剥引起早产时可出现类似症状,但有腹痛。如发生上述两种情况,也应立即入院。

以上情况入院后应查明原因,给予治疗。怀孕到这一时期,胎儿娩出后生存能力较好,不一定要保胎。另外,在送医院途中要避免颠簸。

应继续进行胎儿家庭监护,如胎动观测显示胎儿宫内缺氧,应立即就诊;同时还应观测胎心,如胎儿心率过快或过慢,每分钟160次以上或120次以下,不规则或减弱,提示有危急情况,也应立即就诊。另外,患有妊娠高血压综合征的孕妇还应高度重视血压情况。

46. 怀孕第九个月日常生活注意事项

(1)不要太劳累:这个时期因为身体重量增加而感到浑身没劲,不太想动,这也没什么关系。为了照顾自己的身体,尽量不要太劳累,让自己保持心情愉快。如果一定要做某些家务事不可,也要在身体状况能承受的情况下来做。因为在这时期太劳累可能会有突发性出血和破水的现象发生,如果真的发生了就必须赶快住院处理。

(2)注意清洁:越接近预产期,阴道分泌物就会变得比以前更多,所以每天都必须洗澡。下阴部如果感到痒或痛的时候,最好不要用肥皂去洗,用干净的水清洗后,再让医生诊查一下,医生会根据细菌种类而给予适当的处理。

(3)不要忘了乳房的保养:这时候乳房已胀得相当大了。因为已接近授乳的时期,所以乳腺也发达起来,乳头呈现黑暗的颜色。这时可用水把乳头擦拭干净,再进行按摩,为哺乳做好准备。有的孕妇在这时会有初乳流出,这是正常的,不必担心。

(4)避免夫妻间的房事:由于性交所引起的早产和普通的分娩顺序是相同的,所以在这段时间内,夫妻间的房事对胎儿是很危险的。如果此时期进行房事,因异性的性器官刺激而使宫颈展开,引起羊膜破裂而导致早产。除此之外,性交也会引起孕妇阴道黏膜的不正常现象。所以,从现在开始到产后一个月为止,应禁止夫妻之间的房事。

47. 怀孕第十个月的保健常识

(1)胎儿与母体的变化:进入分娩的最后 1 个月,胎儿已经发育成熟,随时都可能出生。胎儿皮下脂肪增多,体内所有的系统都已经发育成熟,胎儿已经具备了 70 多种不同的反射能力,已做好迎接子宫外面新生活的准备。

随着预产期一天天的临近,胎头下降进入了骨盆,所以孕妇胃部的压迫感减轻,感觉比以前轻松许多,呼吸顺畅了,心跳也不像以前那么急速。但是,因为胎头下降而对膀胱压迫增加,使孕妇常有尿意。孕妇的体重不再增加,由于子宫填满了整个骨盆和腹腔的大部分空间,会觉得身体很笨重,做任何动作都会变得很吃力。现在,子宫颈和会阴变得更加柔软,以利于胎儿通过。孕妇已经进入待产的阶段,应做好随时入院的准备。

(2)妊娠检查:这个月里,孕妇应每周进行一次产前检查,检查胎位、胎儿大小、羊水量、羊膜情况及宫颈情况,并进一步推断胎儿何时入盆、胎位是否正常且是否已经固定等。如果此时胎位尚不正常,那么胎儿自动转为头位的机会就很少了,如果医生也无法纠正,那么很可能会建议孕妇采取剖宫产,以保证孕妇和宝宝的安全。

此期还要继续严密观察胎儿的胎动、胎心,注意宫缩的发生,观察阴道分泌物的性状和量。孕妇也应携带自己的产前检查表及相关资料,以备随时入院。

(3)心理调适:越临近分娩的时间,孕妇的心情就越复杂。一方面因为将拥有自己的孩子而感到很兴奋,另一方面将要面对分娩也

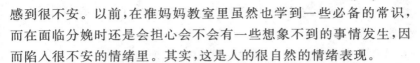

感到很不安。以前，在准妈妈教室里虽然也学到一些必备的常识，而在面临分娩时还是会担心会不会有一些想象不到的事情发生，因而陷入很不安的情绪里。其实，这是人的很自然的情绪表现。

可做一些转移注意力的事情。临产前做一些有利于健康的活动，如编织、绘画、唱歌、散步、集邮、钓鱼等。

孕妇在保持良好心态的情况下，还要注意充分休息，密切关注自己身体的变化，即临产征兆的出现，随时做好入院准备。

(4)饮食调养：此时子宫下降，食欲好转。这一时期，胎儿生长发育基本完成，对营养的需要减少，但孕妇为了应付分娩时的剧烈疼痛、疲劳和体力消耗，必须在这难得的时机里，抓紧时间进行大量的体能储备。孕妇可吃一些可以提高体力的食物，但要注意不可吃得太多，热能和脂肪不易太高，否则将会引起孕妇肥胖和胎儿过大，造成难产。另外，子宫对盆腔的压迫加重，使便秘加重，孕妇应注意防止便秘，可多吃一些含粗纤维和维生素丰富的食物，如蔬菜、水果和海藻类。

(5)身体异常及疾病防治：分娩一般在预产期前后的4周里，预产期已经过了还未分娩的现象是正常的，也是常见的。但也有可能是真的出现过期妊娠，超过预产期2周尚未临产者，应核实预产期并确定胎盘功能、宫颈成熟度和是否为畸胎。

在怀孕晚期，孕妇应做好自我监护，经常数胎动，以了解胎儿有无缺氧等情况发生。

此时由于胎头已进入骨盆中，所以会感觉到腰痛、脊背痛、便秘、尿意频频等，并且易出现便秘和腿抽筋，这些症状都属于正常现象，分娩后即可消失。但若孕妇在排尿时有疼痛感，尿液浑浊，且发现有白带增多等现象时，则可能是患了膀胱炎或尿道炎，患膀胱炎或尿道炎可以加重尿频现象，并且对妊娠不利，所以应该立即看医生。

如胎儿头部在妊娠末期未入骨盆，孕妇应引起注意，以免胎儿发生危险。此外,在临产前孕妇一定不要从事过重的劳动,以免发生急产状况。

①早产儿与晚产儿。分娩时间在预产期前后 2 周内是正常的,不需要太担心。如果超过预产期 2 周以上才出生,通常称为"晚产儿"。遗传上的问题和内分泌异常都可能是造成"晚产儿"的原因,只要早期诊断,接受治疗,就不会有太大问题。相反,如果在预产期 2 周以前出生,体重在 2 500 克以下,并且发育很差的胎儿,就称为"早产儿",必须要很精心地照顾。

②留意分娩征兆

●肚子发胀:如果感到肚子很胀,而且 2~3 个小时子宫会收缩一次然后再自然恢复,这种并不太频繁的周期性现象,不一定是分娩的前奏。

●尿频:因为胎儿的头部已下降到骨盆从而压迫膀胱,膀胱的容量就会减少,感觉常有尿意。

●胎动减少:以前在子宫内常常活动的胎儿,因为头部已进入骨盆,孕妇感觉胎动也会相对减少。

●空腹的感觉:因为胎头下降进入骨盆后,子宫也自然向下移,所以孕妇胃部就不会像以前有被顶住的感觉,反而觉得胃空空的变得比较有食欲。

●慢慢出现分娩的征兆:子宫反复地收缩,子宫口就慢慢地扩张开来。胎膜脱离子宫时,就会有少量的出血,并和子宫颈里的黏液混在一起从阴道流出,这种黏液通常被认为是将要分娩的征兆。

48. 怀孕第十个月日常生活注意事项

(1)尽量不要外出:我们不时听到一些产妇在火车、飞机上分娩的新闻,其实这是很危险的。这段时间,因为不知道阵痛会在什么时候开始,所以应该尽量避免外出及远行,尤其不宜乘车船远行。

(2)随时做好住院的准备:孕妇可事先问问有经验的人住院需要带什么东西,以尽早做好随时可以住院的一切准备。另外,出租车公司的电话号码、住院时联络家人的备忘录等也都要准备好。

要每天洗澡来保持清洁卫生,以更好地迎接分娩期的来临。感觉身体比较舒服时,不要忘记做辅助分娩体操和练习呼吸,也要尽量保持充沛的体力。

(3)对预产期的正确认识:有很多孕妇子宫稍微收缩,一有疼痛,就感到很慌张,其实大可不必如此。如果阵痛的时间间隔还很长,可能就不是临盆的征兆。此时,只要放松身体待疼痛消失就好了。

还有些孕妇会因为预产期超过几天且也没有阵痛的迹象发生,而感到心里很不安。其实预产期并非绝对的,通常分娩时间是在预产期前后 1 周左右,所以不必担心。

(4)掌握好住院的时机:如果有以下所述现象出现,就表示已经临近分娩阶段了,需要马上入院。

①阵痛的间隔时间开始缩短。子宫收缩时疼痛,一会儿就马上消失,这就称为阵痛。当接近分娩时间的时候,阵痛的频率大约 1 小时有 6 次。如果有阵痛和阵痛的时间间隔逐渐缩短的现象就必须注意了,最好马上去办住院手续。

②有不正常的症状出现。如果发生破水,因为担心胎儿受到感染,所以必须马上住院。假如自己也无法判断是否破水了,这时候最好还是去找医生检查为宜。

初次分娩的孕妇和非初次分娩的孕妇在住院的时间上有所不同,初产妇出现每 15 分钟就有阵痛的时候,就该住院了,而非初产妇就要更早一点儿。

(5)练习松弛法准备分娩:孕妇不要外出或旅行,也不要整天躺着,适度的活动是有百利而无一害的。活动以散步和做些简单、安全的家务为宜。孕妇行走时宜慢,要平稳,不要摔倒、绊倒。对身体产生不良影响的动作绝对不要做,尤其应避免向高处伸手或压迫腹部的姿势。站立时最好找平坦且有扶持物的地方,且双腿应稍分开一定距离。另外,应继续练习分娩辅助动作和减轻疼痛的姿势,尽量做到熟练。但在练习时有一些分娩辅助动作,如屏气法,不用使力,只要掌握方法即可。

(6)充分休息以面对分娩:分娩对女性而言,是一件非常消耗体力的事。所以,临近分娩期必须要有充分的休息。

(7)紧急分娩的准备:有些孕妇在临近预产期时,一有什么动静很快地就会开始阵痛,好像马上就要分娩了一样。出现这种情形,可以考虑叫救护车。在救护车还未来到之前,可以请有分娩经验的人或母亲帮助,做一些适当的准备,并要熟悉接产过程。

①先在塑胶垫上铺上床单之类,或把几个坐垫重叠起来,以备不时之需。

②必须准备充足的热水、脱脂棉和卫生纸。

③准备一些经沸水消毒过的剪刀和坚韧的线。

④如果阵痛的时间已缩短,看来是要分娩的样子,须先小心地把外阴部消毒干净。

⑤背靠在准备好的坐垫上坐着,把两脚伸出去,请身旁的人帮忙扶住身体。

⑥一边配合阵痛的强弱调整自己呼吸的节奏,一边用力使劲地把胎儿推出来,等头部出来后就蹲下,随着孕妇的用力推挤,医生采用助产手法帮助胎儿自产道娩出。

⑦不用急着剪脐带,先把宝宝擦干净,让他睡在干净的棉布上。

⑧最后,就要开始产后处理了,就像在排便的时候一样,只要在下腹部轻轻地用力,就可以把胎盘推出来了。这时候,如果救护车还没来,就轻轻按摩下腹部并把下阴部消毒干净。

五、临产对策

49. 胎膜早破的处置

胎膜早破是指胎膜在产程开始之前破裂。出现胎膜早破,首先要立即住院,并绝对卧床,详细检查全身情况及胎儿、子宫情况。先露未衔接者应抬高臀部,禁止灌肠,保持外阴清洁,勤听胎心。一般12~24小时无须做其他特殊处理;超过24小时,需滴催产素引产,并抗感染治疗。如距预产期尚远,胎儿未成熟,可用抗生素及镇静药,予以安胎治疗。对胎位异常、骨盆狭窄等情况,可予以适当对症处理。总之,处理原则视孕周不同而异:孕36周以上,胎儿已成熟,应尽快结束分娩;孕33~35周,胎儿已成熟,按孕36周以上处理,而未成熟者先促使胎儿成熟,最好等待至孕35周分娩;孕28~32周,早产是主要危险,应严密观察胎儿成熟度、感染征象,尽量争取到孕33~35周分娩;孕28周以下,围产儿存活率低,不必期待。无论属什么孕周,如有感染均应及时终止妊娠,尽量争取经阴道分娩。

50. 产力在分娩中的作用

产力是将胎儿从子宫内逼出的力量,主要包括子宫收缩力、腹肌和肛提肌的收缩力。产力在分娩中所起作用如下。

(1)子宫收缩力:其是主要的产力,它使子宫颈口扩张,帮助胎儿下降娩出。临产后的子宫收缩主要有以下几个特点:

①节律性。临产后的子宫收缩是有节律的阵发性收缩。每次宫缩由弱渐强,然后逐渐减弱,最后消失。

②一致性和极性。妊娠子宫两角处各有一个起搏点。每次宫缩由一侧宫角之起搏点开始,迅速扩张到对侧及整个子宫,子宫各处的收缩节律协调一致。同时,宫缩扩展有一定极性,由宫底部向下扩展。

③宫缩作用。每次宫缩后,肌纤维松弛,不能恢复其原有的长度,渐变粗短。随着产程进展,子宫上段越来越厚、短,其容积也逐渐缩小,迫使胎先露逐步下降。

(2)腹肌和肛提肌收缩力:此乃分娩的辅助力量。宫口开全后,胎先露下降。当胎先露要压迫盆底及直肠时,引起肛提肌的反射性收缩,产妇有排便感,自动向下用力屏气,使腹肌大力地收缩,腹压增大辅助宫缩,促使胎儿和胎盘娩出。

51. 产道在分娩中的重要性

产道是胎儿娩出的通道,分骨产道与软产道两部分。

(1)骨产道:即骨盆,是产道的重要部分。骨盆的大小、形状直接影响分娩过程。骨产道是一弯曲的圆筒,从入口到出口,前后径依次稍增长,而横径则依次明显地缩短,使圆筒的形状由入口的横椭圆形转变为出口的前后径长的菱形。这一改变与胎儿的娩出关系很大。在分娩过程中,胎头的形状、径线必须适应骨盆腔各平面的形状及其径线的大小,在正常产力的推动下,胎儿才能顺利娩出。

(2)软产道:是弯曲的软组织管道,由子宫下段、子宫颈、阴道及盆底软组织所组成。子宫下段在分娩时,被牵拉扩张,越来越薄越长,是剖宫产切口部位。子宫颈管由于宫缩而逐渐消失,宫颈口随产程进展逐渐扩张,当宫口开大至10厘米时,即宫口开全,胎儿才能通过。初产妇于妊娠 7 月左右均应做阴道检查,了解清楚子宫、宫颈、阴道、外阴有无畸形、肿瘤或瘢痕组织存在。若有并足以妨碍正常分娩时,视不同情况于产时加以处理,如切开、割除或剖宫产。

52. 分娩时要注意胎儿的位置

产道为一不规则纵形管道,如为纵产或头位(或臀位),胎儿体纵轴与骨盆轴一致,容易通过产道。其中,头位较臀位易娩出,因胎头是胎儿全身最大、最硬的部分,分娩过程中受产道压迫,胎头具有可塑性,颅骨可重叠变形使头径变小,有利于胎儿娩出。臀位是臀部先通过产道,胎臀虽小于胎头,胎头娩出又无变形机会,致使后出胎头娩出困难。如为横位,胎体纵轴与骨盆轴垂直,不但胎儿不能自然分娩,对母儿威胁也较大。

分娩时胎位正常者约占 90%,异常者约占 10%。胎位异常者中,胎头位置异常(持续枕后位、枕横位、面位、额位、高直位)占难产原因的 6%～7%;臀位占 3%～4%;横位与复合先露极少见。

53. 引产是怎么回事

引产,就是借助器械、药物等人工诱导分娩的方法,它包括中期引产与晚期引产两大类:妊娠 3～6 个月之间的引产称中期引产,妊娠 28 周之后的引产为晚期引产。

(1)中期引产:主要用于治疗疾病或计划生育,如妇女患恶性高血压、肾炎、结核病等疾病,继续妊娠对母体不利,或避孕失败、计划外妊娠、未婚先孕等。

(2)晚期引产:主要适用于下面几种情况。

①过期妊娠。已超过预产期 2 周,或虽未超过 2 周,但 B 超显

示胎盘功能不良,或胎盘功能低下,或胎儿监护无负荷激惹试验 (NST)无反应、催产素激惹试验(OCT)阳性,均显示胎盘功能不良,或胎盘功能减弱,若继续妊娠将对胎儿不利。

②妊娠高血压综合征。在妊娠已达37周,无论治疗有效与否均应引产;妊娠未达37周,但经积极治疗病情无明显好转,尤其病程已达6~8周的,为保全母体也应积极施行引产。

③妊娠并发症。如心脏病、慢性肾炎、糖尿病、肿瘤,继续妊娠威胁母子安全时也应引产。

④骨盆轻度狭窄。妊娠37周后,胎儿已成熟,且体重不太大。如有阴道分娩可能,可提前引产,争取阴道分娩。

⑤羊水过多。尤其急性羊水过多,过度胀满的腹部出现压迫的症状,发生呼吸、胃纳不佳等,需人工破水引产。

⑥轻型胎盘早期剥离。胎儿尚未娩出前,胎盘有小范围的剥离,出血不多,如无凝血功能障碍可酌情破膜引产。

⑦胎儿宫内生长迟缓。如合并有胎盘功能低下,且胎儿已成熟,具有母体外生存能力者,为防止胎死宫内也应引产。

⑧胎儿畸形或胎死宫内。一经确诊,即应积极引产,以免腐肉吸收入血,引起凝血功能障碍。

54. 引产的方法

引产方法包括药物引产和器械引产两方面。有的引产方法既可应用于中期引产,也可用于晚期引产,如前列腺素引产、催产,催产素引产等。

(1)药物引产:是应用于中期引产较常用的药物引产方法。

①前列腺素引产。前列腺素有诱发子宫收缩、促使胎儿排出的作用,故可用于中期和晚期引产。其作用时间长,疗效高,选择性

强,并较稳定,但孕妇患有心脏病、急性肝肾疾病、严重贫血、青光眼、哮喘的禁用。

②雷夫奴尔引产。雷夫奴尔是一种黄色结晶粉末,有较强的杀菌作用,能刺激子宫收缩。其方法是将提纯、灭菌的雷夫奴尔用无菌蒸馏水稀释后,经阴道从宫颈注入子宫壁与羊膜之间,即羊膜腔外,或经腹壁注入羊膜腔内。一般在注药后胎儿被杀死在宫内,并诱发子宫收缩,促使胎儿自然娩出。

③天花粉引产。天花粉的作用是破坏胎盘绒毛,使之变性、坏死,刺激子宫壁,产生强烈宫缩,促使分娩。但是,过敏性体质及有气管炎、哮喘者忌用此药引产。有心、肝、肾疾病伴有功能不良者,或疾病急性期,有明显出血倾向及凝血功能障碍、精神病、智力障碍者,也不宜选用本方法引产。

④高渗盐水引产。采用高浓度的盐水注入羊膜腔内,由于羊膜腔内渗透压增加,使大量的水分渗入腔内,致羊膜内压力迅速升高,诱发子宫收缩,娩出胎儿。一般用此法引产不会发生意外,但若误将高渗盐水注入血管内,将会导致孕妇死亡。

(2)器械引产

①水囊引产。将无菌水囊(多用双层避孕套做水囊)放置在子宫壁与羊膜囊之间,囊内注入适量灭菌生理盐水,使部分胎膜与子宫壁剥离,而且由于增加了子宫腔的压力,诱发子宫收缩以引产。此方法无附加药物作用,成功率达到90%以上。

若子宫有瘢痕(曾做剖宫产或肌瘤剔除术者),生殖器炎症如阴道炎、重度宫颈炎,或有心脏病、严重高血压,或妊娠期间反复阴道出血,各种疾病的急性阶段,体温在37.5℃以上者为禁忌。3天内有性交史者,应冲洗阴道,3天后再引产。

②钳刮术。主要用于妊娠3个半月以内的中期妊娠,是采用卵圆钳、大号吸管及刮匙等器械将胎儿及胎盘从宫腔里清除的方法。

器械操作有引起子宫穿孔等意外可能,须慎用。

③剖宫取胎术。可应用于已有子女,要求终止妊娠并同时做绝育者。

55. 分娩的辅助方法

(1)分娩第一期即子宫颈开口期:是指从有规律的子宫收缩开始,到子宫颈口开全的时期。一般开口期平均所需时间,初产妇约为 12 小时,经产妇只需 6 小时左右。

当宫缩开始时,可做腹式呼吸或腹部按摩。感到腰部胀痛时,做腰部按摩和压迫可减轻压痛。具体做法如下:

①深呼吸法。当子宫开始收缩时,产妇可大口吸气和呼气。做深呼吸时,不要紧张,否则反而造成肠胃胀气。速度宜放慢,随着阵缩的加强,逐渐加深呼吸。阵缩间歇时,恢复正常呼吸。深呼吸时可以兴奋大脑皮质和增加体内的氧循环,增加全身力量和子宫的收缩力,缩短产程和减少婴儿窒息的机会。

②按摩法。在子宫颈口开大 4 厘米以上至宫口开全时,与深呼吸法结合并用。具体做法是:产妇的两手十指并拢,轻轻按摩下腹部。吸气时,从两侧到中央;呼气时,从中央到两侧。宫缩间歇时休息。有明显减轻痛苦的效果,与深呼吸法联合应用效果会更好。当产妇感到腰酸时,让产妇侧卧,由医务人员或家中陪伴人员协助按摩。

③压迫法。在宫口开大 4 厘米以上到宫口开全这一段时期应用。每次宫缩开始时压迫腰部,特别在极度腰酸时压迫法有明显的减轻酸痛作用。可压迫酸痛点或两侧髂前上棘,还可以压迫腰部两侧或耻骨联合处、腰骶部(腰的下部)。压迫法可以同深呼吸、按摩法同时或交替使用,这样可以大大减轻产妇的痛苦,增加娩出力量。

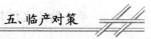

(2)分娩第二期即胎儿娩出期:此期从子宫颈口开全开始到胎儿娩出为止。一般平均所需的时间,初产妇约为 2 小时,经产妇约需 1 小时。

待宫口开全,阴道充分撑开时,产妇感到有一个很大的东西堵在那里,这就是即将分娩的状态。在这个时候,产妇一定要按助产人员的要求,像解大便一样施加腹部压力。用劲的窍门是在宫缩发作时使劲,发作过后就放松。用力时深吸一口气憋住,均匀地向下使劲。有时要从小到大,即开始时憋住气,慢慢地向下使劲,然后劲越使越大,直到这口气用完。如果这时宫缩已过去,就可放松休息,如果宫缩还在继续,就要深吸一口气后再继续憋气使劲。用劲时,双腿要屈曲,双脚蹬实,双手要抓住床边的把手,全身使劲。人们常说的竭尽全力用在这个时刻是再恰当不过了。但是,在胎头娩出的一刹那间,却又万万不能用力,防止胎头突然冲出,从而使会阴撕裂或严重损伤,给产后带来痛苦。

56. 分娩的三个产程

临床分为三个产程。

(1)第一产程:指从规律性宫缩开始到宫颈口开全。初产妇需经 12~16 个小时才能完成这一过程,经产妇需 6~8 小时。临床表现为腹痛,一阵儿紧接一阵儿,由每隔 20~30 分钟一次宫缩逐渐缩短到每 3~5 分钟一次,痛时越来越长。子宫口最后可达 10 厘米,胎儿的头就逐渐下降,宫缩时胎头已露出阴道口。产妇应尽量忍住疼痛,不能大喊大叫,要安静,注意休息,并主动向医生提供情况,如有无阴道流水、是否要想大便等。同时,要有节律地深呼吸,宫缩时深呼吸,之后要完全放松,这样可以减轻疲劳,并提高产妇血中的含氧量。另外,要随时排空膀胱,以免阻碍胎头下降,还要安排进些软

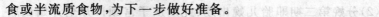

食或半流质食物,为下一步做好准备。

总之,第一产程是全产程中最痛苦的,不能靠药物及其他方法缩短产程的时间,只能靠产妇与助产人员的配合来度过。产妇要有坚强的意志,要听从助产人员的指挥。

(2)第二产程:指从宫口开全到胎儿娩出。初产妇为 1～2 小时,经产妇在 1 小时或几分钟内。宫口开全后,胎头继续下降,压迫胎胞,胎膜开始破裂,使羊水流出。这时期是保障母子安全的关键时间。产妇上产床,宫缩时吸一大口气憋住,像解大便一样用力配合宫缩使长劲,宫缩间歇时不用力。正确使用腹压能缩短产程,加速分娩。当胎头仰伸快要娩出时,必须听从助产医生指导,宫缩时不要再使猛劲,而要张开嘴"哈气",这样可使会阴肌肉充分扩张,然后再让胎头缓慢娩出,防止胎头娩出过快,撕裂会阴。孕妇与医生配合,将整个婴儿娩出。

(3)第三产程:即胎盘娩出期。胎儿娩出 10～12 分钟后,有规律的子宫收缩将胎盘及羊膜娩出,会有一些出血和疼痛。医生应检查子宫、阴道口等部位,将阴道清洗干净,缝合撕裂伤口。

经过上述三个过程,整个分娩结束。

57. 分娩时做会阴切开的原因

会阴切开,主要在于防止会阴造成的分娩阻滞,以及自然分娩阴道手术产所引起的严重会阴损伤。有侧斜切开及正中切开两种,一般多采用左侧斜切开。

对初产妇阴道口较狭窄、会阴组织弹性较差、胎儿较大、胎位不正等,需行产钳、胎头吸引术者,应行预防性的会阴切开。对早产儿,由于胎儿发育不够成熟,脑血管比较脆弱,经阴道分娩稍遇阻力就会引起颅内血管破裂出血,甚至窒息,故对有存活希望的早产儿

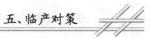

应行会阴切开。否则,产妇有可能发生会阴撕裂、子宫脱垂,殃及直肠时还会出现大小便失禁;对胎儿也不利,会阴部对胎儿压迫过久,可导致胎儿缺氧,颅内出血,甚至威胁胎儿生命。

做会阴切开应掌握切开时机,过早切开易增加出血及感染机会,过迟切开失去意义。切开时应避免胎先露的损伤,缝合时避免线穿过直肠。术后清洗外阴,卧向健侧,用苯扎溴铵(新洁尔灭)阴道冲洗,术后4～5天拆线。

58. 分娩时常用的镇痛麻醉药

分娩时一般不用镇痛、麻醉药,但如果产妇精神紧张、恐惧、忧虑造成宫缩不协调、宫口扩张缓慢、分娩困难时,可借助于镇静、镇痛药。

常用镇痛麻醉药有下面几种。

(1)吗啡:是一种中枢神经抑制药,具有很强的镇静止痛作用,可使痛感减轻50%以上。

(2)哌替啶:一种中枢神经镇痛药,是最普遍应用的分娩镇痛药。对宫缩有促进作用,可使第一产程缩短。

(3)阿法罗定:是哌替啶的衍生物,作用迅速,但持续时间短。无特殊优越性。

(4)麻醉药:常用的有吸入性麻醉药,如三氯乙烯、一氯化氮等;还可用利多卡因做区域性阻滞麻醉,称为分娩镇痛法。

常用镇痛麻醉药一般不会有后遗症。但由于镇痛麻醉药能通过胎盘,对胎儿呼吸有抑制作用,故必须掌握麻醉药的剂量、作用持续时间、给药途径等,否则会造成胎儿宫内窘迫。

分娩后母婴血液分析对比、临产观察及动物实验研究均表明,临床常用剂量的镇痛、麻醉药对正常足月新生儿无不良反应。仅局部麻醉药对胎儿有轻微间接抑制作用,但对早产妇女及早产儿有不同程度的影响,上述药物小剂量均会使休克胎儿病情恶化,慎用于胎儿宫内窘迫的高危妊娠者。剖宫产时多用硬膜外麻醉,会使胎儿窘迫发病率升高。即使是全麻,新生儿不会有什么后遗症。

　　总之,对孕产妇用药原则是:需用药时必须用,可用可不用时坚决不用。

59. 临产时禁忌灌肠的情况

　　初产妇宫颈扩张不超过 4 厘米,经产妇不足 2 厘米时,均应给予温肥皂水灌肠。灌肠不但能清除粪便,避免分娩时排便引起污染,而且通过灌肠刺激宫缩,加速产程进展。

　　产妇进入产程后,有下列情况者应禁忌灌肠。

　　(1)胎膜早破,但先露未衔接者或臀尚未入盆。

　　(2)胎头低,接近第二产程,在 1 小时内可以分娩者。

　　(3)妊娠晚期阴道流血,疑有前置胎盘或胎盘早期剥离者。

　　(4)曾有剖宫产史,为瘢痕子宫,宫缩较强,担心子宫破裂者。

　　(5)胎位不正,先露部高悬,如横位等。

　　(6)子痫、先兆子痫或有严重心功能障碍、肺功能障碍合并其他病理情况者。

60. 分娩期间要注意胎动

　　注意胎动是了解胎儿在子宫内安危的重要方法。正常胎动每小时 3～5 次,如果每小时胎动数少于 3 次,12 小时内的胎动数少于 10 次,提示胎儿在子宫内缺氧。胎儿在缺氧死亡前的 12～48 小时常有胎动明显减少和消失的迹象。故妊娠中晚期应密切注意胎动

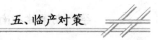

情况。

一般来说,妊娠月份越大,胎动越活跃。妊娠末期由于胎先露下降,胎动反而减少。胎儿在分娩过程中,宫缩可影响胎盘血流量及供氧,尤其在高危妊娠,如高血压、妊娠高血压综合征、合并心脏病、糖尿病、肾脏病、胎位不正、多产、产后出血、过期妊娠等,对胎儿影响很大,随时有发生危险的可能,故观察胎动有一定意义。但胎动次数只能依据产妇自身监测来获得,故实际意义反而不大,多以胎心率及羊水来进行判断。

61. 分娩时要经常听胎心

产程开始后,应每隔1～2小时在宫缩间歇时听胎心1次,宫缩紧时应30分钟听1次,每次听2分钟。宫缩时子宫壁血管受压,使胎盘循环受阻,胎儿暂时缺氧。由于中枢神经系统缺氧,刺激迷走神经,使胎儿心率减慢可达每分钟100～110次。待宫缩停止后15～20秒,胎心音又恢复正常。如果宫缩停止后,胎心音久不恢复或过快、过慢,节律不规则,则提示胎儿窘迫。经常听胎心音,可及早发现并及时处理胎儿缺氧情况。胎心消失,表示胎儿已死亡。

胎心过速原因如下:①母体感染、发热。②母体贫血或胎儿脐带缠绕受压引起躁动。③母体使用了阿托品类药物。④胎儿发作性房性心动过速。⑤触诊导致连续胎动,使胎心加速。

胎儿心率每分钟≥100次时为胎心过慢,应考虑胎儿有否先天性心脏病或脐带受压。前者为持续性胎心过慢,后者解除脐带受压后可恢复正常。

62. 滞产发生的原因及预防方法

滞产是指总产程超过 30 小时。其产程曲线图描绘分为四期：①潜伏期延长。指由规律宫缩到宫口扩张至 2～3 厘米的时间延长。②加速期延缓。指宫口扩张至 2～3 厘米以后，宫颈每小时扩张不足 1 厘米,产程进展缓慢。③加速期产程停滞。宫口进入加速期时,宫缩一直正常,但当宫颈扩张至 7～8 厘米时,宫缩转弱,宫颈不再继续扩张。④第二产程停滞。宫口开全至胎儿娩出的时间延长,初产妇超过 2 小时,经产妇超过 1 小时。

(1)引起滞产的常见原因

①精神因素。产妇对分娩有顾虑及恐惧,精神过度紧张,将假宫缩当作正式临产,致使大脑皮质过度疲劳,影响正常的子宫收缩。子宫收缩力异常是发生滞产的重要原因。

②子宫因素。双胎、羊水过多、巨大胎儿等使子宫壁过度伸展,子宫肌纤维失去正常收缩力。产妇及其子宫曾有急慢性感染,子宫肌肉发育不良、子宫畸形、子宫壁间肌瘤等。高龄初产妇因宫颈坚硬,不易开放。

③胎位异常。如横位、头盆不称、盆腔肿瘤阻塞等,使胎先露压迫受阻,不能有效压迫子宫下段及子宫颈部,不能引起有力的反射性子宫收缩。

④内分泌失调。临产后产妇体内雌激素或催产素不足可影响子宫恢复。

⑤药物影响。应用了大量镇静药或保胎时过多使用孕激素,临产时宫缩乏力。

⑥其他。产妇过度疲劳,或膀胱过度膨胀均会影响子宫收缩。

(2)预防方法:滞产对母胎均不利。预防方法是从消除上述原

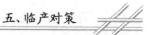

因着手。首先,要使产妇了解妊娠及分娩是生理过程,增强其对分娩的信心,消除不必要的思想顾虑和恐惧心理,调动其主观能动性。其次,要关心孕妇的饮食、休息及大小便,避免过早、过多地使用镇静药物。另外,对已出现子宫收缩乏力者,要严密观察,认真分析,及时处理。有胎位异常的应尽早纠正,保胎时不过多使用孕激素,子宫有疾病者应孕前治好再妊娠。

63. 宫缩乏力和宫缩过强的危害

(1)宫缩乏力的危害:子宫收缩虽仍有正常的极性和对称性,并保持一定的节律性,但收缩力弱而无力,持续时间短,间歇时间长且不规则,当子宫收缩达高峰时,不见子宫体隆起和变硬,称为子宫收缩乏力。

子宫收缩乏力可使产程延长,这样产妇休息不好,进食少,体力消耗大,而这些现象又会导致产妇疲乏无力、肠管胀气、排尿困难等,严重时可引起脱水、酸中毒。如果胎膜早破或多次肛检,会增加感染机会,还会引起产后出血。对胎儿来说,宫缩乏力容易造成胎头内旋转异常,增加手术产的机会,严重时可致胎儿窘迫。

(2)宫缩过强的危害:如果宫缩不是起自子宫角部,而其兴奋点可能各自在子宫的一处或多处,节律不协调;宫缩时宫底部不强,而是中部或下段;宫缩间歇时,子宫壁不能完全放松,宫腔内压力处于高涨状态,称为宫缩过强。

宫缩过强对母体胎儿均有危害。由于宫缩过强,产妇持续腹痛,烦躁不安,不能充分休息,筋疲力尽,不能进食,引起肠胀气,排尿困难等。由于宫壁不能完全放松,宫缩间歇时羊水内压力很高,直接影响子宫及胎盘血液循环,致使胎儿缺氧,胎儿宫内窘迫,甚至胎死宫内。

64. 双胎分娩的注意事项

双胎与单胎分娩主要有以下几点不同。

（1）双胎由于子宫过度膨大，临产后容易发生子宫收缩乏力，常致产程延长。

（2）双胎胎儿较小，常伴有胎位异常，故破膜后易发生脐带脱垂。第一个胎儿娩出后，由于宫腔容积仍大，第二个胎儿活动范围加大，容易转成横位。第一个胎儿娩出后，由于子宫骤然缩小，可以发生胎盘早期剥离，直接威胁第二个胎儿的生命。

（3）双胎除第一胎儿为横位外，一般都能经阴道分娩。

（4）由于子宫收缩乏力，常发生产后出血。另外，孕妇常会贫血，分娩时阴道损伤也较多，易发生产褥感染。

双胎分娩时，第一产程要注意子宫收缩情况，如发现宫缩乏力或产程延长，可用催产素加强宫缩，必要时行剖宫产。第二产程时，当第一个胎儿娩出后，立即断脐，扎紧胎盘端脐带，防止第二个胎儿出血；同时，由助手固定第二个胎儿的胎位，使其保持纵产式，密切注意胎心，注意阴道流血，及早发现胎盘早剥，并注意有无脐带脱垂。第三产程为预防产后出血，须及早使用宫缩药，第二个胎儿娩出后，腹部放置沙袋，防止腹压下降引起休克。另外，要检查胎盘胎膜是否完整，并判定是单卵双胎还是双卵双胎。

65. 难产的主要原因

决定分娩是否顺利的主要因素是产力、产道和胎儿，任何一个或一个以上因素异常，从而使分娩进展受到阻碍，称为难产。

难产的发生原因主要有下面几点。

（1）产力异常：子宫收缩乏力、子宫收缩不协调、子宫收缩过强及痉挛性子宫收缩。

（2）产道异常：①骨盆狭窄。有窄小骨盆、扁平骨盆、漏斗骨盆、畸形骨盆等。②软产道异常。如会阴瘢痕、外阴水肿、会阴坚韧等，另有阴道纵横隔、阴道肿瘤、宫颈异常、子宫体畸形、肿瘤阻塞产道等。

（3）胎位异常：常见的有持续性枕横位、枕后位、臀位、肩先露、面先露、额先露等。

遇到难产不必惊慌，要冷静对待，按医生针对难产原因所提出的方案处理。家庭应权衡利弊以保母婴安全，特殊情况下要有所侧重，使母婴迅速脱离危险。查找难产原因非常重要，要检查产妇的心、肺、肝、肾功能状态及有无并发症，进行骨盆测量，还应结合胎位、胎先露情况再确诊。

66. 头位分娩与臀位分娩的不同之处

头位分娩，胎头在胎体中最大且硬，具有可塑性，胎头一经娩出，胎体其他部分随即迅速娩出，多无困难。胎臀则相对小而软，胎臀娩出后，胎肩和胎头必须按一定机转以适应产道，才能娩出。另外，在臀位分娩中，在宫口尚未开全时，胎足或胎臀可经宫颈口脱于阴道口，必须经过一个"堵"的等待过程，不然会造成后出胎头困难，胎儿易因呼吸窘迫而死亡。臀位分娩中以自然分娩方式者少见，仅适用于经产妇且骨盆较宽者。临床上多采用部分臀牵引术以结合分娩，有时还要用完全臀牵引，如母亲有心脏病，重度妊娠高血压综合征，第二产程延长（初产妇超过 2 小时、经产妇超过 1 小时）等。臀位对母体易引起产道损伤，对胎儿易引起窒息死亡，婴儿死亡率较头位婴儿高。头位分娩很少发生胎头嵌顿，而臀位分娩者因子宫口未开全、胎头内旋转未完成、分娩前未能正确估计头盆关系而容易出现胎头嵌顿，对胎儿威胁较大。

67. 臀位分娩的三种胎位

根据两下肢所取的姿势，臀位可分为三类：单臀位或腿直臀位，完全臀位或混合臀位，足位。

在三种胎位中，足位易发生脐带脱垂，对分娩最不利。因为足先露不能与骨盆入口良好衔接，前羊水囊内压力不匀，容易导致胎膜早破。足先露与宫颈衔接不良留有空隙，破水后脐带容易滑出，成为脐带脱垂。脐带往往被压于胎先露与骨盆壁之间，胎儿可因脐带血流受阻而发生窘迫或死亡。同时，由于足先露常因与宫口衔接不良而不能直接压迫子宫下段及宫颈部，不能引起有力的反射性子宫收缩，影响宫口扩张，导致产程进展缓慢，引起滞产。所以，臀位产中以足先露对分娩最不利。

68. 臀位分娩需要剖宫产的情况

应根据产妇的年龄、胎次、骨盆大小、胎儿大小、胎儿是否存活、臀位的种类，以及有无并发症，于临产初期作出判断，决定分娩方式。一般可从阴道分娩，但以下情况应考虑剖宫产：有骨盆狭窄、软产道异常、巨大胎儿，估计不能经阴道分娩；高龄初产妇迫切希望胎儿成活；出现脐带脱垂，胎心尚好，但宫口未开全，为抢救胎儿生命。

对经产妇且骨盆宽者可采取自然臀位分娩，但临床上较少见。

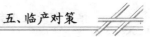

69. 脐带脱垂的原因及危害

(1)引起脐带脱垂的原因

①胎位异常。在胎位异常中以肩先露及臀位中的足先露为最常见。

②头盆不称。胎头不能与骨盆入口衔接或衔接不良,胎头浮动。当胎膜破裂时,脐带即可随羊水流出。

③其他。如羊水过多、脐带过长、脐带附着接近宫颈口者,易发生脐带脱垂。

(2)脐带脱垂的危害

①脐带脱垂对胎儿生命的威胁很大。胎儿会在短时间因脐带受压(脐带夹在胎先露与骨产道之间),血流受阻而发生窘迫,甚至死亡。因脐静脉较脐动脉更易受压,使血容量不足而心率加快,因缺氧产生呼吸性和代谢性酸中毒,使胎心率过缓而死亡。脐带脱出阴道受寒冷和操作刺激,会加重脐血管的收缩和痉挛,加重缺氧,使胎儿死亡。即使是脐带部分受压也会使胎心减慢。

②对孕产妇也有不利影响。手术产率增高,因需迅速娩出胎儿,故剖宫产、产钳、臀牵引明显增多,母体损伤率相应增加,宫口未开全或软产道未充分扩张,可致宫颈、阴道损伤及产后出血,感染机会增多,加之处置中操作过多或反复还纳脐带,手术损伤或产后出血等均增加感染机会。

分娩时,产妇要精神放松,主动向医师提供是否破水情况,让医生及早发现是否有脐带脱垂。一旦出现,应将产妇臀部垫高,采用有利卧位。在医生做脐带还纳术时,产妇要放松,不能使腹压与医生做对抗,可做"哈气"动作,有利于医生将脐带还纳,争取抢救新生儿。

91

70. 妊娠期及分娩期的臀位处理方法

(1)妊娠期:妊娠 28 周前,发现臀位者不必急于纠正,多数能自动转成头位。如在妊娠 28～32 周仍为臀位,应矫正成头位,常用纠正方法有:①胸膝卧位。②艾灸至阴穴。③中药保产无忧汤。④外倒转术。

(2)分娩期:第一产程,产妇应平卧,不宜下床活动,少做肛查,不能灌肠,尽量避免胎膜破裂。如出现破膜,应记录破膜时间,并立即听胎心,发现胎心音变化,应做肛查,必要时做阴道检查,了解有无脐带脱垂及宫口扩张情况。当宫缩时,如在阴道口见到胎儿臀和足,不应该以为宫口开全就准备接生,应消毒外阴,每当宫缩时,用无菌巾以手掌堵住阴道口,以防胎儿脱出。在等待过程中,应每 10～15 分钟听胎心 1 次,并注意下腹部形态,以防子宫破裂。

(3)第二产程:应导尿排空膀胱,对于初产妇,应做好会阴侧切术准备。可采用自然分娩,臀位等脐部娩出后,一般应于 8 分钟内结束分娩。分娩时不应猛力牵拉,以免造成颅内出血或臀丛神经损伤。严格掌握臀位牵引术的适应证。

71. 初产头浮的特点

初产头浮是指初产妇于预产期前 2 周胎头仍未入盆。有下列特点的可诊断为初产头浮。

(1)产妇取平卧位,检查者一手握住胎头,向骨盆轴方向向后下方推动胎头入盆腔,同时将另一手的食指放在耻骨联合上缘上,以估计胎头骑跨程度。胎头被压入盆腔,胎儿顶骨在耻骨联合平面下,为跨耻征阴性,无初产头浮,可经阴道分娩。当胎头与耻骨联合

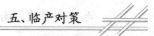

平面平行,为跨耻征可疑阳性,可能有轻度初产头浮,若产力好,胎头变形,可进入盆腔经阴道分娩。若胎儿顶骨高于耻骨联合平面,为跨耻征阳性,分娩时行剖宫产可能性大。

(2)经阴道或肛门检查,如胎头可被推入骨盆内达坐骨棘平面或稍高,无初产头浮。如胎头不能被推入骨盆,可能有初产头浮。

(3)临产后,初产妇呈尖腹,常说明头未入盆。

(4)胎膜已破而胎头尚未入盆,应注意有否初产头浮。亦可用X线摄片或B超检查予以确定。

72. 外倒转术的方法

在腹外操作,用手转动胎儿,使不利于分娩的胎位转变为有利于分娩的胎位,称为外倒转术。

(1)孕妇平卧,两下肢屈曲、外展,露出腹壁。术者立于孕妇右侧,查清胎位及先露,听胎心并记录其频率。

(2)松动先露部。可用两手插入先露部下方,向上提拉,使之松动。

(3)转胎操作。两手分别把握胎儿两端,一手先将胎头沿胎儿腹侧轻轻向骨盆入口推移,同时另一手将臀部轻轻上推。与推头的动作相配合,转动时动作轻柔而有力,间断进行,直到转位。

(4)术后听胎心音正常,应在胎头两侧置毛巾垫,用腹带包裹固定,定期做产前检查。

73. 早破水的原因及防治措施

(1)早破水原因

①胎位不正、骨盆狭窄或头盆不称时,常因先露部不能与骨盆

入口衔接,前羊水囊内压力不匀或羊水过多,双胎时宫腔内压力增高,都会导致胎膜早破。

②子宫颈病变,如子宫颈重度裂伤、瘢痕,使羊膜囊压力不均,会导致胎膜早破。

③外力对腹部的冲击或摔倒。

④孕妇营养不良,维生素 C、维生素 D 缺乏等,可成为破裂的诱因。

(2)防治措施:如已接近预产期,检查无胎位异常、骨盆狭窄、头盆不称及脐带脱垂等并发症,且胎先露已固定时,则胎膜早破对妊娠分娩的影响不大,仅须注意保持外阴清洁,等待自然临产。如破膜 12 小时后尚未临产,应使用抗感染药物;24 小时后尚未临产者,可以引产。因胎位不正、骨盆狭窄、头盆不称等所致之胎膜早破,应根据发生的原因进行处理。

若胎膜早破,距预产期尚远,胎儿未成熟,孕妇迫切要求保胎的,应立即卧床,并抬高臀部,以防脐带脱垂。此外,应保持外阴清洁,使用抗感染药物及镇静药,在严密观察下使妊娠继续。

74. 孕妇临产须做好的准备

从阵痛开始到分娩要有很长一段时间,准父母们不必紧张,阵痛的间歇可以把婴儿和自己用的物品,如洗漱用具、月经用品、必要的衣物收拾好,分清哪些带去住院、哪些留着回家时用。分娩是自然的生理过程,孕妇要用轻松的心态去迎接分娩。那么,孕妇分娩前该做哪些方面的准备呢?

(1)精神准备:产妇应该要有信心,在精神上和身体上做好准备,用愉快的心情来迎接宝宝的诞生,丈夫应该给孕妇充分的关怀和爱护,周围的亲戚朋友及医务人员也必须给产妇一定的支持和帮助。实践证明,思想准备越充分的产妇,难产的发生率越低。

(2)身体准备

①睡眠休息。分娩时体力消耗较大,因此分娩前必须保持充足的睡眠时间,充足的睡眠对分娩也有利。

②生活安排。接近预产期的孕妇应尽量不外出和旅行,但也不要整天卧床休息,轻微的、力所能及的运动还是有好处的。

③避免性生活。临产前绝对禁忌性生活,免得引起胎膜早破和产时感染。

④洗澡。孕妇必须注意身体的清洁,由于产后不能马上洗澡,因此住院之前应洗澡,以保持身体的清洁,如果是到浴室去洗澡则必须有人陪伴,以防止湿热的蒸气引起孕妇昏厥。

⑤家属照顾。在妻子临产期间,丈夫尽量不要外出。实在不行,夜间需有其他人陪住,以免半夜发生不测。

(3)选择在哪儿分娩要早做准备:如果准备在当地分娩的母亲,就应该参加规范的孕检。如果要回到自己的母亲家,或者是到另外一个地方,最好是在36周以前就应该到你准备分娩的地方去了,不要等到预产期前后。因为在火车上,孕妇要经过几个小时,甚至更长的奔波和旅途的劳累,随时可能临产。

一般我们建议孕妇在32周以后最好不要乘飞机远行。如果有旅行或者出差的打算,一般32周以后,航空公司就不再接待孕妇乘坐飞机了。航空上特殊的压力和环境可能会引发母亲的早产。

(4)住院前的五项物质准备

①毛巾。有自己擦汗用的、洗澡用的、宝宝洗澡用的,吃东西时候用的,大毛巾、小毛巾要准备一大堆。其中,准妈妈自己要准备3条擦汗的毛巾,1条洗面的毛巾,1条擦身的毛巾。

宝宝的毛巾就有餐巾5条,洗澡巾2条(1条搭着胸口),洗面巾1条,洗屁股巾1条,洗完澡擦身用大毛巾2条。除了毛巾,最好准

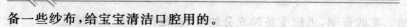

备一些纱布,给宝宝清洁口腔用的。

②湿纸巾。这是宝宝用的,要买婴儿品牌的,用于宝宝大小便后的清理。

③纸尿片。刚出生的宝宝小便很多,一天都要超过 10 片,所以初生装的纸尿片最好准备多一些。

④水温计。给宝宝洗澡用的,这个绝对要买。因为大人手的皮肤比宝宝厚很多,大人认为温度正好的,宝宝可不一定认可。其实所有的宝宝都是喜欢洗澡的,但是为什么很多宝宝洗澡的时候会哭呢,就是因为温度不正确。一般冬天在 38℃ 就可以了,虽然大人摸上去会觉得不够热,但其实足够了。

⑤指甲钳。因为孩子很喜欢抓自己的脸,总是有一道道血痕,一周起码要剪两次指甲。另外,不要一次剪太深,这样宝宝以后的指甲就不好看了,会很短。

此外,还要准备盥洗用具、前开扣的换洗衣物、梳子、乳液、拖鞋、保温杯和保暖的衣物及各种相关文件,如健保卡、身份证和妈妈手册。

(5)临产准备

①临产表现。在预产期前 2～3 周有些孕妇会出现不规律的子宫收缩,有时几分钟一次,有时半小时以上才有一次,每次宫缩时间在 30 分钟以下,并未逐渐增强,反而逐渐减弱而消失,宫颈并未开大,这种情况称"假临产"。它会在夜间出现,使孕妇睡眠欠安。出现这种现象最好到医院检查,看看宫口是否开大。确认是假临产就可以回家好好休息,积聚精力,直到有规律的宫缩出现且越来越强,就应马上去医院。如果曾有并发症,如高血压、糖尿病、甲亢或胎位不正则应提前住院。

②第一产程的呼吸练习。正确的做法是在宫缩时要保持呼吸节律,使氧气吸入体内供胎儿用。产妇集中注意保持规律的深呼

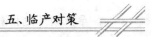
吸,可减轻宫缩时的疼痛和降低腹压。宫缩时切忌喊叫,因为喊叫会减少氧的吸入,对胎儿不利。

③肌肉松弛训练。可由丈夫协助,如面向左侧,上身倾斜30°,采取半卧位。丈夫喊口令,如屈曲踝部,放松。绷紧大腿,放松;抬左脚,放松;抬右脚,放松;抬臀部,放松。配合音乐即为音乐无痛分娩法。

宫缩间歇时用深慢呼吸,宫缩强烈时可用按摩减轻疼痛,用双手在下腹部画圈,或双手从内向外地按摩下腹部,再交替地对后腰和腿部用力按压。听音乐,服从指导做动作以分散对疼痛的注意。

医生会经常查听胎心、触摸宫缩力度和定时查肛门以观察宫口张开的情况,还要测血压和脉搏,必要时还会输液。产妇要有心理准备,随时配合各项检查,因为这些必要的检查是了解产妇和胎儿情况所必需的,以备必要时采取进一步的急救措施。

六、分娩常识

75. 分娩时产道裂伤的临床表现

分娩时产道裂伤有会阴、阴道及宫颈的裂伤。会阴、阴道裂伤的临床表现可分三度。

一度裂伤。会阴部皮肤及黏膜、阴唇系带、阴道黏膜等处有撕裂，但未累及肌层。一般伤口较浅，出血不多。

二度裂伤。撕裂累及骨盆底肌肉和筋膜，肛门括约肌仍保持完整。

三度裂伤。肛门括约肌全部或部分撕裂，甚至直肠前壁亦可被撕裂。

宫颈裂伤表现：在第三产程或第三产程后，如子宫收缩良好，但阴道有持续性鲜血流出，应考虑子宫破裂伤。

76. 子宫破裂的因素及预防措施

（1）子宫破裂与下列因素有关

①胎儿先露部下降受阻。凡梗阻性难产，如骨盆狭窄、头盆不称、胎位不正、胎儿畸形、盆腔肿瘤阻碍产道等，由于胎儿下降受阻，子宫上段肌层强烈收缩，而子宫下段肌层被牵拉、伸展、变薄，最后导致子宫破裂。

②子宫手术瘢痕破裂。前次剖宫产或子宫肌瘤剔除术后瘢痕

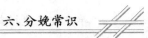

破裂。

③子宫肌壁的病理变化。过去有多次分娩及刮宫者,尤其有子宫穿孔史者;子宫畸形,子宫发育不良;本次为前置胎盘时,胎盘种植在子宫下段者。

④子宫收缩药使用不当。如明显的头盆位未及时发现,或未掌握药物的性能及使用方法,催产素所引起的强烈收缩,胎儿下降受阻,均可造成子宫破裂。

⑤手术损伤。不适当或粗暴的阴道助产手术、忽略性横位羊水流尽时、强行做内倒转术、毁胎术时操作不慎,均能引起损伤。

(2)子宫破裂的预防措施

①实行计划生育,减少生育次数,以避免子宫肌层的损伤和变形。

②加强产前检查,及时发现和纠正胎位异常。重视一切可能引起子宫破裂的诱因。

③严密观察产程,第二产程不允许过分延长,初产妇不超过2小时,经产妇不超过1小时。

④严格掌握宫缩药的使用。胎儿娩出前切忌肌内注射催产素;可疑头盆不称者,不宜静脉滴注催产素;一旦出现宫缩过强,立即停止滴注催产素。

⑤严格遵守产科手术适应证及助产条件。不使用高位产钳,人工剥离胎盘时禁用手指挖取;剖宫产时尽量行子宫下段剖宫产,宫口未开全不做产钳或臀牵引术,忽略性横位、羊水流尽均不宜做内倒转术。

⑥可疑子宫破裂者,禁从阴道娩出胎儿。

⑦对前次剖宫产孕妇,应了解前次手术的术式、特征等。如果试产,时间不宜过长。

77. 产程中剧烈腹痛的原因

在产程中,有的产妇会突然出现剧烈腹痛,应寻找原因,对症处理。常见的原因如下:

(1)宫缩过强:因临产后阵发性宫缩过强,或使用了宫缩药致宫缩过强,从而出现剧烈腹痛。

(2)子宫穿孔:是一种危险的原因,多因瘢痕子宫破裂、妊娠子宫外伤、分娩时胎位不正、胎儿畸形、头盆不称而引起。多有破裂先兆,患者可出现不安、脉速、子宫出现病理性收缩、血尿等;破裂时,出现剧烈腹痛、有撕裂感、血压下降、恶心、呕吐、面色苍白等。葡萄胎病人也可见子宫穿孔。

(3)胎盘早剥:指胎儿娩出前胎盘部分或全部从子宫壁剥离而造成剧烈腹痛,持续时间长,伴恶心、呕吐,往往是一种严重并发症。

(4)异位妊娠:因急性大量内出血而变为全腹部剧痛,伴休克,此情况相当危险,应立即抢救。

(5)子宫扭转或嵌顿:少见,可伴休克、尿闭。

(6)卵巢囊肿扭转:卵巢囊肿被妊娠子宫上推,临产时因体位急剧变动,又可发生囊肿蒂扭转而出现剧烈腹痛。孕前有卵巢肿瘤病史。

(7)其他:急性阑尾炎、肠梗阻在临产时也可出现剧烈绞痛。

78. 临产时阴道出血量过多的原因

在分娩开始前24～28小时内,子宫颈口开始活动,使子宫颈内口附近的胎膜与该处的子宫壁分离,毛细血管破裂而经阴道排出少量血,与子宫颈管内的黏液相混而排出,俗称见红,是分娩即将开始

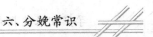

的一个可靠征象。如果阴道出血量较多,超过月经量,应想到妊娠晚期出血,如前置胎盘、胎盘早剥、子宫破裂及宫颈血管破裂。

(1)前置胎盘:出血是由于妊娠晚期或临产后子宫下段逐渐伸展,子宫颈管消失,子宫颈口扩张,而附着于子宫下段或子宫颈内口的胎盘不能相应地伸展,以致前置部分的胎盘自其附着处剥离,使血窦破裂而引起出血。

(2)胎盘早剥:分娩期正常位置的胎盘在胎儿娩出前部分或全部从子宫壁剥离。如果胎盘剥离面大,继续出血,则形成胎盘后血肿,使胎盘剥离部分不断扩大,出血逐渐增多。当血液冲开胎盘边缘,沿胎膜与子宫之间向子宫颈口外流出,即为显性剥离或外出血。

(3)子宫破裂:分娩期由于宫缩过强或胎先露下降受阻,或其他原因造成子宫下段破裂会引起阴道大量出血。

(4)宫颈血管破裂:如孕产妇原有宫颈糜烂(重度)或早期宫颈癌,在分娩期由于宫颈扩张,易引起宫颈血管破裂而出血。

总之,临产时胎儿未娩出即有多量阴道出血属非正常现象,应仔细询问病史并检查。

79. 产后出血的原因及预防措施

产后出血是指胎儿娩出后 24 小时内,阴道出血量达 400 毫升以上者。

(1)引起产后出血的原因

①子宫收缩乏力。全身因素:如产妇体力衰竭,精神过度紧张;临产后使用镇静药过多,麻醉过度;全身急慢性疾病。局部因素:子宫过度膨胀,如羊水过多、巨大胎儿、多胎妊娠;子宫肌纤维有退行性变,如分娩过多、过密;子宫肌壁水肿,如严重贫血、妊娠高血压综合征、滞产;子宫肌层渗血;子宫肌壁异常,如子宫肌瘤、子宫发育不

良;另外还有前置胎盘。

②胎盘滞留。胎盘剥离不全,胎盘全部剥离而滞留,胎盘嵌顿,胎盘粘连,植入性胎盘,胎盘部分残留。

③产道撕裂。会阴、阴道及宫颈撕裂,甚至子宫下段破裂。

④其他。凝血功能障碍。

(2)预防产后出血的措施

①妊娠期。应注意孕妇的一般健康状况,如有贫血应及时注意。对可能发生产后出血的孕妇,应住院分娩;对胎盘早剥及死胎,应注意防止凝血功能障碍。

②临产期。消除产妇思想顾虑,注意饮食、休息、睡眠,避免体力过度消耗。第二产程时,应注意勿使胎儿娩出过快,避免软产道撕裂妨碍子宫的正常收缩与恢复。

③第三产程。胎盘未剥离前不应揉挤子宫或牵引脐带;胎盘娩出后应仔细检查胎盘及胎膜是否完整,以免有残留或胎盘遗留宫内,并仔细测量阴道出血量。手术产后应常规检查软产道,以便及时发现有无裂伤。

80. 胎盘滞留的对策

凡胎儿娩出后半小时,胎盘尚未娩出者,称为胎盘滞留。

如胎盘已从子宫壁剥离而未排出,膀胱过胀时应先导尿,排空膀胱,再用一手先按摩子宫使之收缩并轻压子宫底,另一手轻轻牵引脐带,协助胎盘排出。

如果胎盘有粘连或排出的胎盘有缺损,应做人工剥离胎盘术,取出胎盘或残留的胎盘组织。若取出残留的胎盘组织有困难,可用大号刮匙刮宫清除。

若胎盘嵌顿在狭窄环以上,手术取出有困难时,可在乙醚麻醉下,用手指扩张取出。

若为植入性胎盘,子宫切除术是最安全的治疗方法。切不可用手勉强剥离挖取,以免引起子宫穿孔及致命性出血。

81. 子宫翻出形成的原因

引起子宫翻出主要有以下原因:①子宫体肌肉松弛且子宫壁薄,胎盘常附着在子宫底部。②子宫颈口必须开放。③胎盘未剥离即猛力牵引脐带或用力压迫宫底。因此,子宫翻出绝大多数是由于第三产程处理不当造成的。此外,脐带过短或脐带绕颈,在胎儿娩出时由于牵动胎盘及其附着的子宫壁,偶尔也能造成子宫翻出。

根据其翻出的程度不同可分为以下两种类型:翻出的子宫底部位于子宫下段或突出于子宫颈外口时,称为不全性子宫翻出;翻出的子宫内膜面全部突出于子宫颈外口时,称为完全性子宫翻出。

82. 自然分娩对母婴都有利

自然分娩像一切自然规律一样,有其发生和发展的过程。胎儿由子宫内依赖母体生活到出生后的独立生活是一个变化,这种变化需要有一个适应的过程。胎儿自然分娩,子宫有节律收缩使胎儿胸部受到相应的压缩和扩张,从而刺激胎儿肺泡表面活性物质(卵磷脂)加速产生,使胎儿出生后肺泡富有弹性,容易扩散。婴儿在经过产道时,胸廓受压,娩出后,胸腔突然扩大产生负压,有利于气体吸入。

在自然分娩中,如胎头受到挤压可拉长变形,这种变形在生后1~2天即可恢复,不会损伤脑组织,影响智力。还有,阴道分娩的产后感染、大出血等并发症少,产妇体力恢复快。

剖宫产虽然安全、快速,但由于胎儿胸腔未经过阴道挤压,肺透明膜病变的发生较阴道分娩稍多。母体经历一次手术创伤,出血较阴道分娩多,体力恢复慢,且感染机会增多,还有可能并发继发性肠粘连。子宫留有瘢痕,如需再生第二胎时,有发生子宫破裂的危险。

因此,对非手术适应证者应尽量争取阴道分娩。

83. 采用胎头吸引术或产钳助产时孕妇的配合

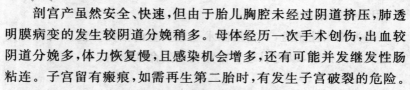

当胎儿不能从阴道自然分娩时,常须采取胎头吸引器或产钳帮助分娩,可缩短第二产程,帮助胎儿迅速娩出。但如使用不当,会对胎儿及母体带来不利影响。如胎头吸引术可损伤胎头,误吸阴道壁、宫颈时发生软产道裂伤;产钳术可以引起胎儿胎头血肿、颅内出血等。常见的并发症应尽量减少,这需要医生熟练地掌握操作技术和要领,还需要产妇的密切配合。

(1)胎头吸引术主要用于分娩第二期以加速结束分娩。有时也用于第一产程以加速扩大宫口,刺激宫缩,缩短产程。这往往适用于不宜过度用力分娩的产妇。产妇的宫缩及腹压与胎头吸引术配合很重要,宫缩停止,腹压(如张口呼气时)牵引也稍停,但应保持胎头牵引在下降位置,勿使其回缩。

(2)产钳术多用于产妇并发心脏病、肺结核活动期、高血压等不宜过度用力施加腹压者,故产妇在上了产钳后不可过度憋气,以免增加腹压。

(3)产妇应在助产分娩时放松,不可精神过度紧张,要相信医生会掌握好操作要领,最大限度地减少母胎损伤。

84. 剖宫产的优缺点

(1)优点:①剖宫产是解除孕妇及胎儿危急状态的有效方法之一,也是解决某些难产的最终和最有效的一种手段。②降低孕产妇和围产期婴儿的死亡率。③降低阴道助产手术所造成的尿瘘、子宫脱垂、新生儿产伤等难产后遗症和并发症。

(2)缺点:剖宫产毕竟是一种较大手术,且有一定的并发症,应用不当可造成产妇及胎儿损伤,甚至危及生命安全。剖宫产后,产妇子宫上有手术瘢痕,再次生育需经过 2 年以上。另外,可引起麻醉意外、肠粘连、产褥期感染、腹部伤口感染等并发症;还可造成剖宫产儿综合征,主要表现为新生儿突然发绀、呼吸困难、呕吐、肺透明膜病等严重症状。

85. 需要做剖宫产的适应证

剖宫产是切开子宫娩出胎儿及其附属物的方法,常用于解决各种难产及妊娠分娩过程中的并发症,以挽救母儿生命,达到转危为安的目的。如不能正确掌握其手术适应证,该做手术的未做,就会失去抢救胎儿的机会,使产妇病情加重。而不该做手术的却做了,会给产妇带来不必要的痛苦。所以,准确地掌握什么情况下需行剖宫产术是十分重要的,其具体情况如下。

(1)产道异常:骨盆狭窄,骨盆畸形,软产道阻塞(如盆腔、阴道肿瘤,阴道瘢痕粘连),高龄初产妇宫颈硬韧不易扩张等,均阻碍胎先露下降,不能自阴道分娩。宫颈癌合并妊娠为了减少出血及转移、膀胱或直肠阴道瘘修补术后、子宫脱垂修补术后等,均不宜从阴道分娩。

（2）产力异常：宫缩无力、产程延长经催产无效，给母子双方带来严重危害。

（3）胎儿异常：①胎位不正，如初产妇足月横位，经产妇足月横位合并羊水过少或羊水流干，高龄初产妇臀位、颜面位等。②巨大胎儿，形成头盆不称者。③胎儿宫内窒息或脐带脱垂，需迅速结束分娩，以利于抢救胎儿者。④高龄初产或既往有死产，而迫切要求活婴者。

（4）胎儿附属物异常：①前置胎盘，产前大出血者，如为中央性前置胎盘，即使是胎儿已死，也应施行剖宫产手术。②胎盘早期剥离伴有大出血，且宫颈坚韧，短期内不能分娩，威胁产妇生命的。③脐带脱垂、胎儿存活者，可行紧急剖宫产。

（5）妊娠并发症：①重度妊娠高血压综合征经治疗无效，需迅速结束分娩，而无阴道分娩条件者。②妊娠合并心脏病，而无阴道分娩条件者。③有前次剖宫产史或手术瘢痕史者，手术时间不足两年，或手术后有并发感染或伤口裂开史，此次胎儿较大、臀位等，不利于阴道分娩者。

剖宫产有绝对指征和相对指征两种。绝对指征如重度头盆不称、骨盆狭窄等；相对指征应结合临床，并征求产妇及其家属意见，在保证母婴安全的前提下做出正确决定。

86. 产妇在剖宫产时的配合

如上所述，剖宫产是切开子宫娩出胎儿及其附属物的方法，常用于解决各种难产及妊娠分娩过程中的并发症，以挽救母儿生命，达到转危为安的目的。在剖宫产时，产妇的配合是重要的，应做到以下几点：

（1）产妇应放松紧张的心情，随着麻醉方法的改进及手术前后

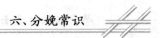

护理的改善,剖宫产的危险性及并发症大大减少,可以说剖宫产是快速、安全、简单、无痛的分娩方式。这也有利于产后身体的康复,但不可滥用剖宫产。

(2)手术前应排空大小便。

(3)手术时听从手术者的指挥。

(4)因手术所引起的创伤及失血可使体质虚弱,发生感染的机会增多,所以产妇应加强营养及休息,预防伤口裂开及感染。

87. 掌握胎头吸引术的适应证及方法

胎头吸引术是用胎头吸引器置于胎头上,形成一定负压而吸住胎头,通过牵引借以协助娩出胎儿的手术。吸引胎头时的适当负压强为 0.6～0.8 千克/平方厘米。如所用的负压强过小,吸引力则弱,容易发生滑脱,但若负压过大,吸引力强,容易使胎头受到损伤。

胎头吸引器有喇叭形及杯形两种。正确使用胎头吸引器可缩短第二产程,帮助胎儿迅速娩出,如使用不当则会对胎儿及母体带来不利影响,因此使用时必须注意以下问题。

(1)严格掌握适应证:①缩短第二产程,产妇因心脏病、妊娠高血压综合征等并发症不宜在分娩时用力,胎儿窘迫。②第二产程延长。③有剖宫产史或子宫有瘢痕者。④宫口已开全或接近开全,胎膜已破,胎儿也已经达坐骨棘水平以下,并且只能用于头先露,而不适用于颜面部、额部、高直位等异常头位,更不能用于臀位或横位。

(2)掌握正确的手术方法:术前应检查胎头吸引器有无漏气,放置时要紧贴胎头,检查有无阴道壁或宫颈被吸住。在应用喇叭形吸引器时,应注意吸引器的弯曲方向与儿头矢状缝相平行,这样才能与产轴方向一致,以利于牵引。配合宫缩及腹压进行,宫缩停止,牵引也稍停,继续保持胎头牵引后下降位置,勿使回缩。顺产轴方向牵引,先稍向下,使胎头俯屈,枕骨结节露出耻骨联合下方时,再向上牵引,使胎头仰伸。牵引力应均匀,在遇枕横位及枕后位时,须将吸引器进行内旋转 90°及 135°,注意用力不要过猛,以免吸引器滑脱。牵引时间不宜超过 20～30 分钟,以免增加胎儿并发症。胎头吸引器滑脱次数越多,对胎头损伤也越重,如吸引术连续两次失败,即应改用产钳术。胎头吸引器和产钳合并应用对胎儿更不利,因此临床上一定要正确使用胎头吸引器,熟练掌握操作技术。

88. 产钳助产对婴儿的影响

在分娩第二产程中,因母体或胎儿情况需迅速结束分娩时,采用产钳夹住胎儿头,牵出胎儿的助产方法,称为产钳术。产钳术如手术操作不当,对婴儿有一定的影响。

(1)胎头血肿:多因产钳术操作不当而引起。胎儿血肿可分为骨膜下出血和帽状腱膜下出血两种。前者出生后即可出现,2～3天后逐渐增大,6～7 天达高峰。骨膜下出血,多发生在左右顶骨上,只局限于一块颅骨而不超过颅缝。而后者则不受颅骨的限制,可越过颅缝。胎头血肿在数周后吸收、消失,在血肿吸收过程中新生儿可发生胆红素血症,死亡率较高。因此,对有胎头血肿的新生儿,应给予注射维生素 K、维生素 C 及抗生素治疗,以预防血肿扩大感染。在血肿开始吸收前,即产后 5～6 天,可将血肿局部严密消毒后覆盖消毒孔巾,以载入针头穿刺血肿,抽出血液及血块。待血肿塌陷后,拔去针头,垫以纱布卷压迫包扎,防止再次出血。

(2)颅内出血:这是由于放置产钳的时机不当、操作不当而引起的一种并发症。其产生原因:在胎头严重变形的基础上牵拉产钳,可使大脑幕或小脑幕撕裂,发生矢状窦或大脑内静脉出血,新生儿会出现呼吸困难、颜面苍白、缺氧,甚至尖叫、抽搐、呕吐,以致昏迷、

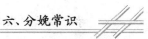

死亡。对于颅内出血患儿,应保持静卧,抬高头部,防止继续出血,给予注射维生素 C、维生素 K,间断吸氧,注射抗生素,预防颅内及肺内感染,降低颅内压并纠正酸中毒。

(3)其他:产钳放置偏移,匙尖压迫面颊及耳前部时,可造成面神经损伤。如匙尖压在眼眶时,可发生眶骨骨折,甚至眼球脱出;眼球受压可发生角膜后弹力层破坏,乃至角膜混浊,还可发生眼球后出血等。

89. 妊娠期的变化产后可以复原

妊娠期的变化产后能复原。孕期为了适应胎儿的发育及为分娩做准备,生殖器及全身发生了很大变化,分娩后通过一系列的退行性变,使生殖器及全身恢复到非孕状态,需 6～8 周才能完成,这一阶段称为产褥期。

产褥期变化最大的是子宫。产后宫底平脐,以后每天下降 1～2 厘米,10 天左右降入骨盆腔,到产后 6 周子宫体恢复正常大小。宫颈口 5～10 天恢复原来形态,产后 7～10 天内口关闭,产后 4 周宫颈恢复正常大小。阴道不能完全恢复到妊娠前的情况,因阴道较松,皱襞较少。外阴充血与水肿在产后数天内逐渐消失。处女膜在分娩时被撕裂,过度扩大失去弹性,在产褥期虽能恢复,但很少能恢复到妊娠前的状态。

腹壁的变化,下腹部正中线的色素在产褥期逐渐消退,初产妇紫红色妊娠斑在产后变成白色。腹壁肌肉长期受到妊娠子宫膨胀的影响,肌纤维增生,弹力纤维断裂,分娩后腹壁变得松弛,需在产后 6～8 周恢复。

另外,全身其他系统,如血液系统、消化系统、泌尿系统及内分泌系统,可在产后 4～6 周逐渐恢复正常。

90. 不可忽视推算预产期

孕妇预先推算出临产日期,无论对孕妇做好临产准备,还是做好有关迎接新生儿的事情都至关重要,切不可忽视。

孕妇什么时候分娩是可以预算的。推算时按整个妊娠期 280 天计算,具体的方法是:

以怀孕前最后一次月经的月数加 9 或减 3 得出月份,再在月经来潮那一天的日期上加 7 得出日数,这样计算出的时间就是预产期。例如,最后一次月经是在 2 月 1 日,则月份 2+9=11,日期是 1+7=8,那么预产期应该是 11 月 8 日。如果末次月经是在 4 月以后包括(4 月)则采取减 3 的方法计算,如末次月经来潮是 4 月 2 日,就是 4-3=1,即次年 1 月份,日期是 2+7=9,预产期是次年 1 月 9 日,如果用农历计算,则月份计算相同,只是日期加 7 天改为加 15 天。

以上计算方法适用于对末次月经日期记得清楚的孕妇,如果月经不准、闰月或来月经日期记不清时,可另作计算。

(1)孕妇孕前月经周期都超过上次月经期,计算时要加上平均超过的日数,如有时超过 5 天,有时超过 4 天,有时超过 6 天,就要在算好的日数上加 5 天。

(2)哺乳期中,未恢复月经即又怀孕,或记不清末次月经的日期,则按下述方法计算:妊娠呕吐在妊娠后第四周左右开始,到 12 周(即妊娠 3 个月)时消失,推算时从呕吐开始日,往前推 42 天,作为末次月经日期,然后再按一般方法计算(即开始提出的方法)。

(3)按胎动日期计算。一般孕妇感到胎儿肢体在子宫内不规则活动约在妊娠后的 20 周,计算预产期时,从胎动开始日期再往前推 140 天作为末次月经日期,然后再按一般方法推算出预产期。

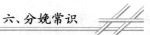

（4）如果遇到闰年，其闰月又正在孕期之中，计算时月份减 3 应改为减 4。农历闰月则按 1 个月份算即可。

（5）假如末次月经、妊娠呕吐和胎动开始日期都记不清或找不准，还可按子宫底的高度估计。

91. 要了解发生早产的原因

妊娠在 28 周以后 38 周之前分娩，胎儿体重小于 2 500 克，身长在 35 厘米以下的称为早产。早产儿生命力很弱，成活率低，在 20%～80%。

发生早产的原因是多方面的，如孕妇的年龄过轻，子宫、子宫颈异常或发育不良，孕妇营养不良、体质虚弱、伴有内分泌失调，以及孕妇活动不当、受外力压迫等，都是发生早产的常见原因。另外，当孕妇患病，如高热、急性传染性疾病、急性感染性疾病，均可引起早产。孕妇在妊娠晚期进行过度的体力劳动、长途旅行，或过度的精神负担，情绪激动，或有外伤，以及性生活过频、动作过大，也会导致早产。孕妇羊水过多、怀有多胎、胎儿畸形、胎膜早破等产科并发症，也是造成早产的原因。孕妇不良的生活习惯，包括饮酒、吸烟、生活不规律、熬夜过多，也可能引发早产。

以上所说发生早产的原因，除了有些器质性病变尚难预防之外，大多是可以预防的。

92. 预防早产的发生

早产儿的生活力较弱，死亡率很高，特别体重在 1 000 克以下的早产儿，能成活的很少。因此，孕妇必须积极预防早产的发生。

预防早产，首先要认真做好产前检查，全面了解孕妇健康情况和胎儿生长发育状况，及时纠正可能引起早产的原因。其次，孕妇要注意饮食起居，适当增加营养，不吃有刺激性的食物，如浓茶、咖啡、辛辣食品及酒、烟等。生活要有规律，并做到劳逸结合，既适当参加劳动，又要避免做重体力活或不适于孕妇晚期做的工作，尤其到妊娠后期 1～2 个月时，要适当增加孕妇的休息时间。还要注意，孕妇的腹部不可受到撞击。

特别要防止孕妇发生妊娠高血压综合征和贫血等疾病，因为这些疾病会引发早产。此外，孕妇不要远出旅行，不要到人多拥挤的地方去活动。

一旦孕妇有了先兆早产的征候，立即去医院治疗，防止早产或尽可能延长妊娠时间。

93. 纠正对过期产的错误认识

孕妇怀孕超过 42 周而后分娩，称为过期产。有的孕妇认为过期产胎儿在母体时间长，有利于其生长发育，出生后个子大、身体健康，这是非常错误的认识。

怀孕时间过长会导致胎儿畸变，十分影响胎儿健康。这是因为，胎儿在母体内是靠胎盘供给营养才得以生长发育的。过期怀孕会导致胎盘发生退行性变，即硬化，出现血管梗死、胎盘血流量减少，直接影响胎儿营养供给。不仅胎儿无法保持正常生长，还会消耗自身原有的营养而日渐消瘦，皮肤出现皱褶，分娩时的新生儿像个小老头。

此外，由于子宫缺氧，可使羊水发生污染，使胎儿发生宫内窒息、吸入性肺炎而死亡，或因脑细胞供氧不足，细胞受损，造成智力低下的不良后果。另外，妊娠期延长，使得胎儿头颅骨大而坚硬，造成难产和产伤，对母子健康都不利。

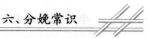

　　可见,过期产并非有益,而是对母子均有危害。如果按预产期已到分娩时间仍不能分娩,预产期超过1~2周,就要到医院请医生采取措施,如催生、剖宫产等,让婴儿早日娩出,以保证母子的安全与健康。

94. 调整临产时的恐惧心理

　　临产是指成熟或接近成熟的胎儿及其附属物(胎盘、羊水)由母体产道娩出的过程,又称为分娩,民间称为临盆。

　　有的孕妇,尤其初产孕妇对临产非常恐惧,害怕痛苦和出现意外,其实这是不必要的。

　　"十月怀胎,一朝分娩",就是指妇女受孕后怀胎10个月,即胎儿在母体内生长发育280天左右(即将近10个月),胎儿便发育成熟。当胎儿发育成熟后,子宫发生强烈收缩,此时孕妇感到腹部阵阵疼痛,然后宫颈口扩张,胎儿及附属物经母体阴道排出便是分娩,即临产的全过程结束。

　　怀孕、分娩都是生理功能的一种自然现象,瓜熟蒂落是一种平常而又正常的事,符合孕妇的生理特点,所以产妇不必惊慌、恐惧,应顺其自然,又有接生医生的帮助,自会顺利分娩。相反,如果临产时精神紧张,忧心忡忡,将会影响产力,从而导致产程延长,造成分娩困难,带来不必要的麻烦和痛苦。

95. 避免在家分娩

　　有的产妇不愿意到医院分娩,认为在家更方便,其实不然,有条件的还是要到医院分娩为好。

　　产妇分娩毕竟是一个剧烈的运动过程,体力消耗极大,生理负担很重,也有受伤的可能,甚至出现难产。如果出现各种情况而得不到及时处理,很可能使正常的生理过程转化为病理过程,甚至危及产妇和婴儿的生命。比如,产妇在分娩中产道撕裂不能及时缝补,则可导致产后阴道裂开或子宫脱垂,后患无穷。又如,发生产前或产后大出血,或发生败血症,则可有生命危险或导致终生的后遗症。更有各种胎位异常引起难产,没有医生协助,其危险性令人担心。即使发生意外后可以送往医院,但也耽搁了急救的宝贵时间,仍难免发生危险。

孕妇临产前入住医院,产前产后有医生照料,既可得到产科医生的精心观察和护理,又可进行必要的先进医疗机械检查和监测,一旦分娩中出现问题,还可用器械帮助或进行剖宫产。有了分娩时母子安全的保障,孕妇及其家属都可放心。

96. 孕妇入院时避免运送不当

确定孕妇需要入院待产时,首先要考虑如何运送产妇到医院去。

在农村,汽车较少,有的人用拖拉机送产妇去医院,这对产妇的健康和安全分娩很不利,甚至会危及产妇和胎儿的生命。拖拉机在行驶时,噪声很大,而且摇晃得很厉害,如果用拖拉机送产妇,在剧烈的颠簸中,产妇很容易发生胎盘早剥、子宫破裂等严重后果,造成体内大量流血,导致失血性休克。如果患有妊娠高血压综合征(子痫)的产妇,还可因拖拉机的巨大噪声引起血压升高、呕吐、抽搐,甚至昏迷,直接危及产妇的生命。所以,不要用拖拉机送产妇。有的农村用大卡车送产妇入院,也并不十分安全,因为路不平,大汽车也会颠簸得很厉害,如果把大卡车开得稳,路又平坦,还是可以的。

运送产妇去医院,最好用救护车或者小卧车比较安全。如果用

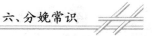

救护车和小卧车条件不具备,建议用担架抬或用板车拉,也是比较安全的。如果离医院比较远,还是早几天住院为妥。

97. 适宜的临产入院时间

产妇待产时如果入院太早,时间过长不生孩子,就会精神紧张,也容易疲劳,往往引起滞产;入院太晚,又容易产生意外,危及大人和小孩生命。一般来说,出现以下征兆后入院比较合适。

(1)临近预产期:如果平时月经正常,基本上是预产期前后分娩。所以,临近预产期时就要准备入院。

(2)子宫收缩增强:当宫缩间歇由时间较长转入逐渐缩短,并持续时间逐渐增长,且强度不断增加时,应赶紧入院。

(3)尿频:孕妇本来就比正常人的小便次数多,间隔时间短,但在临产前会突然感觉到总想上厕所,这说明胎儿头部已经入盆,即将临产了,应立即入院。

(4)见红:分娩前 24 小时内,50%的妇女常有一些带血的黏液性分泌物从阴道排出,称"见红",这是分娩即将开始的一个可靠征兆,应立即入院。

(5)高危孕妇:应早些时间入院,以便医生检查和采取措施。①妊娠并发内科疾病,如心脏病、肝肾疾病等。②过去有不良生育史,如流产 3 次以上、早产、死胎、死产、新生儿死亡或畸形儿史等。③本次妊娠出现妊娠高血压综合征、羊水过多、羊水过少、前置胎盘、胎位不正(臀位、横位)等。④有其他特殊情况,如高龄初产妇、身材矮小、骨盆狭窄等。这些高危孕妇一般要在预产期前 2 周提前入院,等待分娩。

98. 宜提前住院待产的情况

一般临产孕妇住院不宜过早或过晚,但有些孕妇应早些时间住院待产。例如,在怀孕前或怀孕期间患有慢性病,或在产前检查中发现妊娠异常,如胎位不正、双胞胎等,都应该住院分娩,而且要提前数天住院待产。

(1)孕妇方面的问题:如孕妇患有高血压、心脏病、肾炎、糖尿病、妊娠高血压综合征及骨盆狭窄、前置胎盘、胎盘早剥等;还有初产年龄小于 16 岁或大于 35 岁者也要提早入院待产;如果孕妇体重小于 45 千克或大于 85 千克者要提早入院待产;孕妇有过死胎、死产、新生儿死亡史的也要提早入院待产。

(2)胎儿方面的问题:胎儿发育迟缓、巨大胎儿、胎位不正、超过预产期 2 周以上的胎儿,孕妇都要早一些入院待产,以争取时间处理。在产前检查过程中,如果发现孕妇或胎儿有上述异常情况,即属于高危妊娠,必须采取相应的措施来消除或减轻症状。如果原来胎位不正,经过矫正胎位正过来了,则可以不提前住院待产。但一般属于高危妊娠的孕妇,即使症状减轻或消失,也都应提前住院。这是因为,在子宫收缩、胎儿娩出的整个分娩过程中,高危妊娠产妇比一般产妇处于极度紧张的精神状态中,增加了危险性。如果原来属于高危妊娠,就更容易使情况恶化。

例如,患妊娠高血压综合征的孕妇,在怀孕晚期出现头痛、头昏、胸闷等症状,就应立即去医院检查;如果发现尿蛋白、水肿等现象,更增加了分娩的危险性,必须提前住院待产。在怀孕 28 周以后,如果发现阴道流血,经医生检查又无宫颈糜烂、宫颈息肉等病症的,很有可能是前置胎盘或胎盘早剥,一旦出现大出血是很危险的,所以必须提前入院待产,防止发生危险。

总之,有些孕妇是要提前入院待产的,这有利于母子安全。

99. 住院分娩的忌讳

目前,有很多妇女住院分娩,而且有可能提前几天入院产后还要住院观察几天。住在医院毕竟不如在自家,所以要有些忌讳的事。

产妇和家人都要注意自觉遵守医院的住院规则,使产妇尽快熟悉和适应医院的生活。不应该像在自己家里那样随便,更不要同医护人员及病友闹意见,搞得分娩前情绪不佳,影响分娩和产后康复。

听从医护人员的指导。医护人员对患者的要求是根据有利防病治病和健康提出的,应该与医护人员协助配合。切不可任性,不听医护人员的话,使医疗工作受到妨碍。这样做的结果,吃亏的是自己。

遵守医院的生活制度。比如不要随便往病房里带东西,注意室内卫生,不要干扰其他病人的休息和生活。一旦遇到医护人员工作不周,要有礼貌地提出要求,并体谅他们工作的难处,友好相待。

要尽量减少探访的人数和次数,并缩短探视时间,这有利于产妇和病友的休息,也有利于医院的管理工作。

不要探望婴儿。新生儿生出后,家长和亲友都很高兴,都想看望一下婴儿。这种心情可以理解,但是一天内有几次多人看孩子,对新生儿十分不利。这是因为,新生儿刚从母亲的肚子里出来不久,对这个环境还很不适应。而且,出于婴儿健康,分娩后最初的几天要由医护人员护理,除哺乳外,谁也不要随意去看婴儿,以免把病菌带给婴儿,造成感染。尤其新生儿的抵抗力较弱,对外人带来的细菌极易感染,母亲给婴儿喂奶,也要按医护人员的要求去做,不可把时间延长很多,以利于新生儿休息。

100. 临产前孕妇忌不吃不喝

临产前要吃好喝好是为了提高产力。分娩时,孕妇的子宫和腹肌的收缩运动需要食物供给热能,分娩时用力会出汗、消耗体液,需要供给足够的水分。一般来说,产妇在临产时宜选食猪肉、白面、大米、红糖、红薯、禽肉、鸡蛋及含糖较多的水果,如西瓜、蜜桃、梨、荔枝等。

如果产妇以往饮食不足,脾胃虚弱,或临产时进食太少,以致能量缺乏,产力不足,往往会引起宫缩无力,产程进展缓慢,更容易发生感染;若胎头迟迟不出,压迫盆底软组织,可造成局部缺血水肿。

101. 在家中分娩不可忽视各项准备工作

有的孕妇由于种种原因可能准备在家分娩,特别是一些偏远的山区,离医院远或受经济条件限制,在家分娩者不算少数,即使在城镇里,只要孕妇身体健康,年龄在35岁以下,妊娠期经过医生检查一切正常,家庭环境和人员具备,本人愿意在家分娩也是可以的。

生孩子是一件大事,如果准备在家分娩,一定要做好分娩前的各项准备,防止临产时忙中出错,那种以为在家分娩一切方便,不做细致准备的想法实在不对,一旦出现了意外就会束手无策。在家分娩应做好哪些准备呢?

(1)在怀孕过程中,尤其是在怀孕晚期,必须经产科医生检查,确认妊娠正常后才可以在自己家里分娩。这一点切不可忽视,不要因为自我感觉良好就行。有的孕妇在妊娠过程中从未经过产科医生检查或检查很少,自以为一切正常,就自行确定在家分娩,结果有

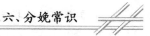

的发生难产,也有的发生产后大出血,又因来不及送医院抢救,造成母子双亡的惨剧,令人抱恨终生。所以,要想在家分娩,就必须经过产科医生检查,这是先决条件不可忽视。

(2)要请好有经验的接生员,或请产科医生到家帮助,这也是不可少的条件。没有有经验的接生员,一旦出现问题就难以应付,势必带来麻烦和危险。

(3)要准确掌握预产日期,并提前与医生或有经验的接生员联系好,以免分娩时乱了手脚。

(4)要选择合适的产房。产房要求卫生条件好,通风,明亮暖和,不潮湿,不干燥。如果产房温度太低,易使产妇感冒,新生儿也容易发生硬肿症;如果房间太潮湿会引发关节痛,太干燥了会口鼻干燥,新生儿也受不了。产房要在临产前打扫得干干净净。

(5)要给产妇准备好宽敞的床铺,床垫不可太软,最好用普通条板,垫上被褥。如果原来用的是软床,可在软床垫上加放木板再在木板上铺褥子。如果产妇在土炕上分娩,则要铺好褥子,以防硌坏身子。

(6)要准备一块像单人床大小的塑料布或油布,另准备消毒卫生纸及卫生巾若干个;还要预备好清洁的内衣、内裤2~3套;消毒过的脸盆2个;准备好烧开水用的锅和炉灶,以及两壶温开水、肥皂、毛巾等。

(7)准备好新生儿的衣服、尿布、毛巾被等(可参考分娩前给宝宝准备的衣物)。

(8)准备好交通工具,以备在分娩出现意外时,把产妇及时送往医院。

(9)接生员要准备好严格消毒的接生用品和工具。

102. 产妇待产时精神不要紧张

某市医院对产妇产前的心理进行了调查,在接受调查的1 240名待产妇中,有各种心理负担的竟占87.8%。各自的心理负担轻重程度不同,主要是对分娩存有害怕心理,怕难产、分娩疼痛、生畸形怪胎、新生儿性别不如人愿等;其次是情绪焦虑不安和精神紧张。当调查询问到临产最需要什么时,大多数人的回答是一致的,即迫切希望自己最亲的人——丈夫或母亲守护在自己身边。

产妇临产时的心理负担不容忽视。临产妇的情绪对能否顺利分娩起着相当重要的作用,所以要特别重视产妇的心理保健。这个工作需要医务人员去做,讲解分娩的知识和安全问题,同时更需要家属的积极配合,尤其是孕妇的丈夫,应该给予即将分娩的妻子以无微不至的关心和照顾,针对妻子思想上存在的一些不必要的顾虑,耐心地解释,特别是在妻子分娩期间尽量不要外出,要守在妻子身边,做好妻子的心理安慰工作。作为产妇的母亲或婆婆,应该采取"现身说法"的方法给临产妇解除精神负担。特别是对生男生女亲人都不要表态,应该说,生男生女都是家里的宝贝。家里的亲人通过做细致的工作,可给产妇创造一个安静、轻松的临产环境。那种为生男生女向产妇施加精神压力的做法,不仅无济于事,还会给本来思想负担就很重的产妇火上浇油,使其精神更加紧张,容易出现各种意外。

产妇过于紧张或恐惧还会引起大脑皮质功能失调,往往使子宫收缩不协调,子宫颈口不易扩张,产程就会延长。产妇精神轻松,子宫肌肉收缩规律协调,宫口容易开大,就会使产程进展顺利。另外,精神过度紧张的产妇往往不会利用宫缩间隙时间休息,休息不好,饮食就少,在分娩过程中得不到充分热能和水分的补充,就不能满足分娩期间消耗的需要,容易疲劳,延缓分娩进程;或者不能正确使用腹压,影响子宫协调有力的收缩,妨碍胎儿的顺利娩出。所以,产妇忌害怕和精神紧张。

103. 产妇要了解产程的三个阶段

初孕的妇女没有生孩子的体会,可能不懂分娩过程是怎样的,因而对分娩怀有神秘感,甚至有畏惧感,但当了解了分娩的全过程后,这种神秘感和畏惧感就会大大减轻,也可以按产程的规律与医生配合,这对顺利分娩大有益处。

胎儿离开母体要经过三个阶段,医学上称为三个产程。这三个产程就是从子宫有节奏的收缩到胎儿胎盘娩出的全部过程,完成这个过程,才算分娩结束。三个产程所需要的时间为:初产妇13~17小时,经产妇6.5~7.5小时。下边就三个产程进行简要介绍。

第一产程,又叫开口期。此期时间最长,初产妇须经过10~15小时,经产妇经过6~7小时。此产程从子宫有节律收缩开始到子宫颈口全开。分娩开始时,子宫两次收缩相间隔的时间较长,产妇感到较为稀疏的阵发性腹痛,间隔10~15分钟,收缩期较短,为20~30秒。随着产程进展,宫缩时间渐渐延长,可持续1分钟,收缩力随之增强,产妇感到腹痛加剧,间歇时间逐渐缩短为1~2分钟。由于子宫不断收缩,迫使胎儿逐渐下降,促进子宫颈口渐渐张开,直至子宫颈管消失,宫颈口全开时,直径可达10厘米,胎膜多在此时破裂,临床上称为破膜或破水,流出部分羊水,100~200毫升,胎儿便从羊膜囊破裂处排出。

第二产程,又称胎儿娩出期。此期从宫颈口开全到胎儿娩出,子宫收缩更频繁而有力,所需的时间较短。初产妇因子宫颈口和阴道较紧,胎儿娩出平均需50分钟左右;经产妇因宫颈口和阴道松弛,平均只需 20 分钟左右胎儿就可娩出。如果第二产程时间延长,超过 2 小时,属于难产。造成难产的原因,有的因产力异常,有的因产道阻力,有的因胎位不正等多种原因。遇到这种情况,产妇和家属都不必顾虑,只要与医生密切合作,听从医嘱,医生会查出原因,施以有利的助产方法,千方百计维护母婴健康,使胎儿顺利娩出。在第二产程中,由于子宫颈口开全,胎膜破裂,羊水流出,胎头进入阴道,使会阴部逐渐扩大膨出,而且变薄,肛门鼓起,此时极易撕伤会阴,这时接生医生会想办法保护好会阴。

胎头未进入阴道时,由于胎头压迫盆底组织和直肠,产妇有排便感,因而产生了反射性屏气动作,产妇自动用力,增加腹压。产妇用力时,胎头会露出阴道口,休息时胎头缩回,这种缩复使胎头暴露的现象,医生称之为拨露。胎儿经过几次拨露后,胎头不再缩回,医学上称之为着冠。随后胎头越显越大,仰身娩出并外旋转,接着前后肩及胎体相继娩出,宫腔内的后羊水随之流出,宫底下降至脐。至此,第二产程结束。

第三产程,是胎盘娩出的过程,经过 5～15 分钟,最多不超过半小时。胎儿娩出后,由于宫腔体积突然缩小,子宫继续收缩,使胎盘和子宫壁附着面之间发生错位、分离,直至胎盘完全从子宫壁上剥脱后,被排出宫腔,同时伴随一些血液流出,继后子宫收缩较紧,流血渐少,分娩全过程到此全部结束。

104. 产妇应按产程与医生配合

产妇分娩的全过程分为三个时期,也就是三个产程。产妇如能按不同产程情况与医生配合好,将有利于顺利分娩。

第一产程时间较长,产妇的情绪波动也大,往往因为疼痛、精神紧张,而不能很好地进食和休息。所以,产妇在第一产程中应当打

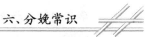

消顾虑,注意吃好、喝好、睡好,按时排便,与医务人员密切配合。饮食方面可吃些稀粥、鸡蛋、青菜、鱼和瘦肉等清淡的饮食,多喝些糖水,以保证充沛的体力。因膀胱充盈对胎头下降及子宫收缩都有影响,应每 2～4 小时排尿 1 次。如胎膜尚未破,产妇可以在室内活动行走;胎膜已破,应立即卧床待产,以防脐带脱出。如产妇宫缩时感到疼痛,可通过深呼吸,用两手轻轻揉下腹部或用拳头和手压迫胀痛处来缓解不适感。

第二产程能否顺利进展,要看产妇能否密切配合,因为这时还要求有产妇腹部肌肉收缩的压力配合宫缩,力量才强大,才有利于顺利分娩,因此产妇必须学会正确运用腹压。

腹压的运用方法是在宫缩刚一开始时,产妇便深深地大吸一口气,然后随着子宫收缩力的加强,向下用力屏气,直到宫缩完了为止。宫缩间歇时则安静休息不再用力。这样反复的子宫收缩和腹肌压力密切配合,便能加速胎儿的娩出,并能缩短第二产程。

第三产程胎儿生下后,子宫的体积缩小,胎盘和包绕胎儿的胎膜(俗称胎衣)就和子宫分开,随着子宫收缩而排出体外,用时 5～30 分钟。这时整个产程全部结束。

105. 产妇要有足够的产力

产力是指产妇将胎儿从子宫中逼出的力量,它包括子宫收缩力、腹肌和肛提肌收缩时产生的排挤力和向下的压力。其中,子宫收缩力起主要作用,它能使子宫颈口扩张、开全,迫使胎儿下降。腹肌及肛提肌收缩力能协助宫缩将胎儿及其附属物排出体外。所以,在盆腔和胎儿都正常的情况下,产力是促使分娩的主要动力。

如果孕妇产力不足则子宫收缩无力,腹肌及肛提肌收缩时产生的压力不足,难以使胎儿先露部下降,子宫颈口不能正常扩张,便使

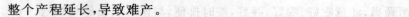

整个产程延长,导致难产。

在第二产程中,当胎头已降至子宫颈口或阴道时,如果产力不足,胎儿会迟迟不能娩出,胎头长时间地受到阴道前壁、子宫口及耻骨联合弓下缘的压迫,一是可引起胎头血肿,二是使母亲局部组织因长时间受压而引起功能异常,如产后大便困难、产后小便不通等。

产妇的产力大小因人而异。产妇年轻、体质强健、少病痛者,产力较强、分娩较快;若产妇年龄较大,或身体虚弱多病,或为脑力劳动者,或素来好逸恶劳者,其体力软弱,分娩困难且多痛苦。

此外,产妇情绪好坏、产力保养如何,以及能否有效地同医生配合,也直接影响产力的强弱。

106. 孕期不要忽视产力的保养

产力对分娩起着很重要的作用。产妇的产力大小直接影响分娩的顺利与否。产力的大小也非一时能产生的事,这要靠平时和孕期保养,尤其是孕晚期和临产期对产力的保养不可忽视。

(1)加强孕期和临产时饮食的营养,是保护产力的重要环节。因此,孕妇在孕期宜多食用含蛋白质较高和维生素丰富的食物,如瘦肉、禽肉、蛋类、乳制品、鱼类、新鲜蔬菜及水果。孕妇营养丰富,不但能促进胎儿生长发育,而且能增强孕妇的抗病力,保证孕妇有一个健康的身体进行分娩。临产前,孕妇必须吃饱喝足,最好选食热能较高的食物,如大米、白面、玉米、红薯、红糖、鸡蛋等,都有利于增加分娩时的产力。

(2)劳逸结合,注意休息和身体锻炼有利于产力的保护。孕妇在妊娠期内不可过劳,也不可过逸。临床常见有的妇女一旦怀孕,便过分强调休息,稍有不适就要求开假条休息,甚至请长假不上班,也有的连日常家务活儿也懒于去做,更有甚者,无故整天卧床不起,

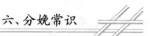

生怕伤害了腹中的小宝贝,担心流产。其实,孕妇越是不动,胎儿越得不到应有的锻炼,孕妇的身体也会逐渐虚弱。相反,如果孕妇适当劳动锻炼,能够增强体力,加强子宫和腹肌收缩力,才有利于安胎,防止早产和增强分娩时的产力。所以,妇女正常妊娠,绝不可整天卧床不起,应该与平常一样参加力所能及的劳动,只有到临产时才要适当休息。

(3)孕妇在妊娠期内要注意预防各种疾病的发生,尤其是慢性消耗性疾病,如肺结核、肝炎、肠胃病、关节炎、心脏病等。孕妇患病要消耗营养,不但对胎儿发育不利,也会降低分娩时的产力。特别是妊娠晚期,更应该注意预防疾病发生,哪怕是一般感冒、咳嗽、腹泻等都会影响产力而导致难产。因为临近分娩,没有更多的时间恢复身体健康,如果身体虚弱,产力就会不足。

(4)临产时要保持精神愉快,这是保证分娩时产力充沛的良方。产妇不可有任何紧张、忧虑情绪,因为精神过度紧张,会扰乱中枢神经系统的正常功能活动,以致大脑皮质过度疲劳,因而影响正常的子宫收缩,这是产力不足和子宫收缩异常的重要原因之一。所以,孕妇在临产时要做到消除紧张、恐惧情绪,排除各种精神刺激,高高兴兴地迎接宝宝的诞生。

107. 产妇应了解临产宫缩特点

妊娠最后的 2~3 周内,孕妇经常有不规则的宫缩,其特点是强度较弱,每次不超过 30 秒,也无一定规律,时密时疏。这样的宫缩不伴见红或流水,宫口也不会开大。这不是临产时的宫缩,临床称为"假临产",不必去医院待产。

临产时的宫缩开始时也不太规律,半小时 1 次或 10 分钟 1 次,随后逐渐规律,并具有如下特点。

(1)节律性：临产时每次宫缩持续 30 秒左右，间歇 5～6 分钟。随产程进展，宫缩持续时间延长，间歇时间缩短，宫缩强度也逐渐增加。最后宫缩持续时间可达 1 分钟，间歇期则缩短至 1～2 分钟。

(2)对称性：临产时宫缩起自两侧子宫角，向子宫底中部集中之后向下扩散。收缩力在子宫底部最强、最持久，向下逐步减弱。

(3)缩复作用：每一阵子宫收缩后，子宫肌纤维不能恢复原来的长度。这种缩复作用使宫腔容积越来越小，子宫下段被动扩张，迫使胎儿慢慢下降。

总之，临产时子宫收缩趋于规律、协调，能促使产门开放（宫口开大），逼迫胎儿离开子宫。产妇的主观感觉是宫缩一阵儿紧似一阵儿。腹痛由宫底向下腹部移动，腰酸也随之加重。这些情况都与以前不同，此时，孕妇可确定要分娩了。

108. 分娩过程中应给产妇准备食品

产妇在分娩过程中，由于精神紧张、身体劳累，往往不想进食，所以家里人或产妇个人就不准备食品，这是不对的。

产妇分娩可不是一件轻松的事，在分娩过程中，产妇要消耗极大的体力，而且时间较长，一般产妇整个分娩要经历 12～18 小时，分娩时子宫每分钟要收缩 3～5 次，这一过程消耗的能量相当于走完 200 多级楼梯或跑完 1 万米所需要的能量，可见分娩过程中体力消耗之大。这些消耗的能量必须在分娩过程中适时给予补充，才能适应产妇顺利分娩的需要。这些能量消耗光靠产妇原来体内贮备的能量是不够的，如不在分娩中及时补充，产妇的产力就不足，分娩就有困难，甚至延长产程或出现难产。

分娩时给产妇补充哪些食品好呢？专家向广大产妇推荐巧克力，巧克力含有丰富的营养素，每 100 克巧克力中含碳水化合物

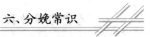

55~66克,脂肪28~30克,蛋白质15克,还含有矿物质铁、钙及维生素 B₂ 等。同时,巧克力中的碳水化合物可迅速被人体吸收利用,以增强机体的能量,比鸡蛋要快得多。因此,产妇在分娩之前应当准备些优质巧克力,以便在分娩过程中及时补充体力消耗所需的能量,这有益于保持产力,促进分娩的尽快结束。

109. 产妇在临产前不要憋大小便

有的产妇产前准备不足,容易憋着大小便上产床,这是极为不利的。有经验的医生总是嘱咐产妇先解尽大小便,或在宫口刚开始扩张时,医生要用肥皂水给产妇灌肠,清除粪便。这是因为,排空二便有利子宫收缩和顺利分娩。

子宫的位置在膀胱之后,直肠之前。怀孕后子宫随着胎儿的生长发育而长大,足月孕妇子宫重量达 1 000~1 200 克,容积可达 5 000毫升。这个增大的子宫势必挤压直肠和膀胱,使直肠张力降低,蠕动减弱。

产妇分娩时,子宫强力而有节律的收缩,促进胎儿娩出,此时若周围挤压过紧,必然影响子宫收缩。因为子宫的正常收缩运动要求有一个宽松的环境,假若直肠充满粪便,膀胱充满尿液,子宫的收缩运动必然很费力,胎儿先露部受阻而难于下降,以致宫口迟迟不开;胎头在盆底较长时间的压迫膀胱和肛门括约肌,以致括约肌麻痹导致产后尿潴留和产后大便困难。排空二便还可避免因腹压增加而造成产妇在分娩过程中不由自主地将粪便溢出,污染外阴。故此,产妇在产前排空二便是非常必要的,可以减少产道细菌感染机会和有利于胎儿娩出。

产妇在分娩上产床以前要做到定时小便,每隔 2~4 小时排尿 1 次,使膀胱随时呈现空虚状态,若产前有排尿困难情况,应及时前往产科检查,必要时要导尿,或用针灸通便。临产前应定时大便,养成晨起排便习惯,若大便困难,宜多吃新鲜蔬菜、水果(如香蕉、柿子、西瓜)、红薯、蜂蜜等,保持大便通畅。

110. 产妇在分娩时忌大声喊叫

有些产妇在分娩阵痛时就大喊大叫,认为喊叫出去会舒适一些。其实,分娩时大声喊叫并不利,因为喊叫会消耗体力,又会使肠管胀气,不利于宫口扩张和胎儿下降。

正确的做法应该是,产妇要对分娩有正确认识,消除精神紧张,抓紧宫缩间歇休息,按时进食、喝水,使身体有足够的体力贮备。这不但能促进分娩,也大大增强了对疼痛的耐受力。如果确实疼痛难忍,也可以做如下动作,以进一步减轻疼痛。

(1)深呼吸:子宫收缩时,先用鼻子深深地吸一口气,然后慢慢用口呼出。每分钟做 10 次,宫缩间歇时暂停,产妇休息片刻,下次宫缩时重复上述动作。

(2)按摩:深呼吸的同时,配合按摩效果更好。吸气时,两手从两侧下腹部向腹中央轻轻按摩;呼气时,从腹中央向两侧按摩。每分钟按摩次数与呼吸相同,也可用手轻轻按摩不舒服处,如腰部、耻骨联合处。

(3)压迫止痛:在深呼吸的同时,用拳头压迫腰部或耻骨联合处。

(4)适当走动:产妇如一切正常,经医生同意后,可适当走动一下,或靠在椅子上休息一会儿,或站立一会儿,都可以缓解疼痛。

111. 产妇竖位分娩的宜忌

临床证明,竖位分娩可以缩短产程,提高母子安全性。

(1)竖位或竖式产位:即在宫颈开口期让产妇走动,或采取坐位、站位。宫颈开口期又称第一产程,即从有规律的子宫收缩开始到子宫颈口全开的那一段时期。原来是瓶口样子的子宫颈口,要在此期扩张到 10 厘米直径,以便胎头通过。开口期在初产妇约需要 12 小时,占整个产程 5/6 的时间,且疼痛、腰酸剧烈,为分娩过程中最难受的时期。如采用竖位分娩可缩短 1/3 的时间,这就是说,产妇所受的痛苦时间可缩短,危险期可缩短,痛苦程度和危险性也明显下降。

(2)竖位分娩的好处:①能增强宫缩。站立时,地心对胎头可增加 1.3～4.7 千帕(1～35 毫米汞柱)的吸引力,从而持续扩张宫颈,并反射性地增强子宫收缩力。②改善骨盆与胎儿间的关系。产妇保持自由活动姿势,使先露的胎头能有更大的选择角度,从而使胎儿与骨盆更相称、更适应,并能采取最佳的位置通过产道,故能缩短产程,减少难产率。③竖位可减少体内应激性激素的产生。此类激素过多可引起难产,并使产妇焦虑。④延长骨盆径线。产妇散步时,其体重由双腿交替承受,故骨盆径线发生变化,使骨盆口扩大,从而减轻对胎头的挤压,有利于胎头的下降。据统计,站位或坐位可使骨盆出口增大 0.7～1.5 厘米,从而便于胎头通过。⑤避免子宫缺血,减少胎盘早期剥离。仰卧位时,沉重的子宫压在腹腔后壁的大血管上,造成回心血量减少,导致低血压、子宫缺血,从而引起宫内胎儿窒息。此外,仰卧又使子宫静脉压升高而诱发胎盘早期剥离,危及母子生命。⑥能促产。走动 1 小时,对产程的影响相当于静脉滴注 1 小时催产素的作用。

可见竖位分娩对于不愿动产钳、不愿剖宫产而向往自然分娩的产妇来说，确实是一种好方法。

（3）竖位分娩禁忌证：①胎膜早破者只能卧位分娩，因竖位可使羊水流尽，引起流产，且有可能引起脐带脱垂而导致胎儿死亡。②胎位异常者亦应采用卧位，如臀位时，胎儿脚和臀在下面，若胎膜破裂时产妇仍取竖位，脐带也很易脱垂，危及胎儿。③子宫颈口扩张到 7～8 厘米时宜平卧，此时产妇也有卧床要求。④产程进展过快，尤其是经产妇宫口开至 2～3 厘米时，不宜采取竖位，因产程过短（小于 3 小时），可引起阴道撕裂、产后出血，甚至胎儿颅内出血。

112. 产妇忌轻易选择剖宫产

现在有的产妇愿意选择剖宫产，认为剖宫产可减少分娩时的痛苦，这是不全面的认识。其实，剖宫产对母婴并不是完全有利的。

对产妇来说，剖宫产是个较大的手术，其并发症比阴道分娩要多些。首先，剖宫产须用麻药，可能会发生因麻药意外而造成难以挽回的后果。第二，剖宫产的手术操作比较复杂，需要切开和缝合腹壁、子宫肌的层次，比阴道分娩复杂得多，特别是较胖的产妇麻烦更多一些，因此产后出血、感染也比阴道分娩多；阴道分娩出血量在 50～200 毫升，而剖宫产平均出血量在 200 毫升以上。第三，由于剖宫产手术的干扰，术后头两天，产妇的胃肠功能会受到影响，有的术后胀气，进食少，身体恢复和子宫复旧比阴道分娩的要慢，住院时间也长。第四，剖宫产由于手术较大，术后其疼痛时间也要比阴道分娩长些，疼痛度也要大一些。第五，做过剖宫产的产妇不宜于短期内再次妊娠。因为子宫上有瘢痕，一旦妊娠，人工流产难度较大，易发生一些并发症，对再次生育也带来一定困难。剖宫产后再次妊娠，有时会造成子宫旧瘢痕破裂，如得不到及时抢救，会危及产妇和

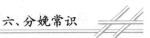

胎儿的生命。

有一小部分剖宫产的婴儿因为没有经过阴道分娩的挤压,出生后不能适应新的环境,有时易并发肺扩张不全或误吸羊水等。

如果产妇需要进行剖宫产,应在医生指导下进行。

113. 适宜做剖宫产的产妇

有的产妇一听"剖宫"就产生恐惧心理,甚至坚决反对。实际上剖宫产对阴道分娩有困难或产妇、胎儿有紧急情况时,必须立即经腹部娩出胎儿所用的一种分娩手术,在此情况下进行剖宫产对母婴更安全,完全不必恐惧。

如果具体了解了需要做剖宫产的必要情况,就不再恐惧,而与医生合作了。剖宫产的主要适应证如下。

(1)产道异常,如骨盆发育不好、子宫肌肉发育差、子宫畸形等,这些都需要及时做剖宫产。

(2)胎儿过大或胎位异常,不能从阴道分娩,需做剖宫产。

(3)产妇出现异常而不允许经产道分娩等,如妊娠末期或临产时发生产前大出血,胎儿尚未娩出而胎盘与子宫已剥离,使胎儿在子宫内得不到来自母体的血、氧供应,应立即进行剖宫产。

(4)胎儿情况不允许阴道分娩,如临产胎心不正常等,为了抢救胎儿,需立即进行剖宫产。

总之,以上情况对产妇及胎儿安全和健康有一定危险性,均以做剖宫产为最适宜。因此,对剖宫产不必恐惧。而且在现代医术发展的今天,剖宫产的技术已有很大提高,加之麻醉技术、输血及输液、抗生素药物的进步,剖宫产的安全可靠性更强了。产妇不要多虑,应与医生配合完成剖宫产的全部过程。

114. 产妇剖宫产后须注意异常变化

剖宫产后产妇可能出现某些异常现象,对此不可大意,应查其原因,进行处理。

(1)体温:剖宫产术后,产妇一般都有低热(38℃内),这是由于手术损伤的刺激和术后机体对伤口处出血的吸收所致,均属于正常现象。若术后出现持续高热不退(38.5℃以上),则属异常,应立即找医生查明原因(多见于感染),并及时处理。

(2)脉搏、血压:术后产妇的脉搏、血压均应较术前低,若出现脉搏加快,而血压却明显偏低,应考虑是否还有原发或继发的出血存在,要立即检查和处理。

(3)局部异常现象:局部异常现象可分为近期和远期两种情况。近期的异常现象主要是:切口感染、不全,切口深层及浅层出血等;远期异常现象主要是:线头存留,缝合处反复红肿、疼痛,切口处膜壁薄弱形成切口疝,腹腔器官粘连,子宫恢复不良等。若有上述情况应及时就诊、治疗,不可掉以轻心。

115. 剖宫产后恢复期不要忽视保健

产妇施剖宫产后,其保健意义比自然分娩还重要。

(1)无论局麻或全麻的产妇,术后 24 小时内要绝对卧床休息,每隔 3~4 小时在亲属或护士帮助下翻身一次,以免局部压出压疮。产妇平卧时应注意将两腿伸直,以利于宫内残留积血流出。放置伤口上的沙袋一定要持续压迫 6 小时,以减少和防止切口及深层组织渗血。另外,应保持环境安静、清洁,注意及时更换消毒软纸。

(2)在术后排气以前绝对禁止进食。排气是肠蠕动的标志,只

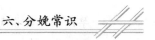

有在肠蠕动恢复后方可进食。一般 24 小时以后出现排气,若在 48 小时之后还未排气则为异常,需找医生检查处理。为了及早恢复肠蠕动,在 24 小时以后可以在家人帮助下,忍住切口的疼痛,在地上站立一会儿或慢走几步,每天坚持做 3～4 次。实在不能站立,也要在床上坐起一会儿,这样有利于防止内脏器官的粘连。陪护人员还可在产妇卧床休息时给产妇轻轻按摩腹部,方法是自上腹部向下按摩,每 2～3 小时按摩一次,每次 10～20 分钟,这不但能促进肠蠕动恢复,还有利于子宫、阴道对残余积血的排空。

(3)产妇在导尿管拔出以后,最好能增加饮水量。因为插导尿管本身就可能引起尿道感染,再加上阴道排出的污血很容易污染到尿道,故通过多饮水、多排尿可冲洗尿道,以防泌尿系感染。

(4)产妇在肠蠕动恢复后进食,起初应进食流质类,如牛奶、鱼汤、鸡汤、蛋汤等,以后可进食半流质食物,如小米粥、大米粥等,然后才可以进固体食物。一般肠蠕动后的第 3～4 天可吃固体食物。另外,产妇可口服人参蜂王浆、鹿茸、阿胶等。对生冷水果最好暂不吃,或煮一下再吃。

(5)剖宫产后一周即可拆线出院。在住院期间均应静脉滴注或肌内注射抗生素类药物,出院后可适当肌内注射抗生素,以防感染。

(6)产妇分娩后 1 个月内可适当下地走动,走动时间根据产妇身体情况而定。每日下地走 4～5 次,每次 10～20 分钟,逐渐延长时间。还要注意洗肛门,勤换卫生纸。

116. 产妇应避免发生急产

如果产妇全产程所用时间总共不到 3 小时,称为急产。急产并不因生得快对孩子有利,相反由于产程太短、分娩过急,产道会因胎儿急速通过而发生破裂,胎儿头部也会因来不及适应变形而产生颅内损伤等并发症。另外,分娩突然发动,各种准备工作措手不及,以致就在家里或者在送往医院的途中分娩,难免发生意外。所以,急产对母婴都是不利的,应当尽量防止急产发生。

急产常常发生在产力过大、骨盆宽大、胎儿偏小的产妇身上;多次分娩的产妇,分娩速度一胎比一胎快,也有可能发生急产。所以,预防急产就要根据实际可能出现的情况,在妊娠晚期就做好分娩的准备工作。当出现强烈宫缩时,应毫不迟疑地去医院分娩。医生则会按产妇情况对症处理,必要时也可以用药物抑制宫缩,使产程缓慢进展而避免急产发生。

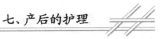

七、产后的护理

117. 产褥期身体的变化

分娩后,由于怀孕和分娩而引起了变化的身体,在恢复到怀孕前状态的这个时期,称为产褥期,恢复的状况因人而异,一般需要6～8周。

(1)子宫的复原:子宫在分娩后立即收缩到脐下4～5厘米处,但24小时后又发展到脐上,之后逐渐缩小,2周左右恢复成原来的大小。如果子宫收缩得不好,或子宫里残留着部分胎盘或胎膜部分,恢复得就慢。

(2)性器官的复原:分娩时,因为胎儿通过而被撑开的阴道壁,肿胀并出现许多细小的伤口,分娩后一两天,排尿时感到刺痛,1周后可恢复。胀大了的阴道在产后一天内就能缩紧。

另外,分娩时为使胎儿的头部容易出来,施行会阴切开等手术。这些伤口,分娩后立即缝合。有时伤口会在头1～2天痉挛,但不必担心,缝合的伤口,在4～5天内拆线。此外,骨盆底部的肌肉紧张,也会在4～8周得到恢复。

(3)乳汁的分泌:乳房,在怀孕期由于受到激素的影响开始变大,分娩后发育得更大。有的人在分娩后2～3天乳房就开始感到疼痛,特别是初产妇更是觉得疼痛。与此同时开始分泌初乳,一捏乳头,就会流出透明的或黄色的黏稠乳汁,这称为初乳。初乳脂肪多,营养价值高,而且含有婴儿必需的很多抗体,因此应尽量让婴

135

儿吃。

乳汁一般从分娩后2～3天开始流出,到4～5天量也多起来。从初乳变为过渡乳,1周过后才成为白色不黏的乳汁,量也逐渐增加,这称为成熟乳。到能充分满足婴儿的必需量,大部分的人需要2周左右的时间。

乳汁分泌的多少因人而异,如先天的乳腺发育不同,还要受年龄、营养、睡眠、精神的安静与否、感情和物理的刺激等的影响。比如,采取直接给婴儿哺乳、乳房按摩、温湿敷、挤奶等方法,乳汁的分泌就好。但如果母亲发热或有腹泻、精神上受打击等情况,乳汁的分泌就少。

(4)恶露的变化:在产褥期从阴道排泄出的分泌物,称为恶露。其成分主要是分娩造成的产道伤口的分泌物、胎盘剥离后的血液、黏液、细胞组织碎片和细胞等,没有恶臭味。这些恶露一般持续到分娩后3周左右,随着时间的推移,颜色和量都发生变化。①血性恶露。分娩后2～4天最多,几乎都是血液。如果没有掺杂着血块是正常的;如果掺杂着血块,要立即请医生诊治。②褐色恶露或浆液性恶露。分娩后5～8天,伤口痊愈,出血量也少了,血色变了颜色,成为褐色浆液性的,白细胞增多。③白色恶露。分娩后15天,由于红细胞消失,只剩下白细胞,恶露变成黄白色。到3周左右,几乎没有了颜色,量也变少了,好像月经结束那样,渐渐没有了。

以上是正常产褥期恶露的变化。但如果胎盘和胎膜在子宫里有残留,或子宫的恢复不好,血性恶露会一直持续。此外,在产褥期不注意休养,在早期就做过度的工作、动作和运动,即使已经变成了白色恶露也还会变回血性恶露和褐色恶露,而且随着恶露的量增加,如果发生细菌感染,还会散发出恶臭味。

恶露也可以成为子宫复原的"晴雨表",因此在恶露变化时,要密切注视其颜色、量和气味等。出院后如血性恶露持续不断,或者

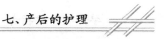

有恶臭味时,就应再接受一次检查。为了不发生细菌感染,恶露垫必须勤换。

恶露的治疗及注意事项:①将脱脂棉剪成5厘米大小,煮沸消毒5分钟,煮沸消毒后浸泡在2%的硼酸水或来苏液中,或浸在稀释1 000倍的消毒皂液中即可。随之将消过毒的脱脂棉装进容器中,以便随时用起来方便。②更换脱脂棉时(排便、排尿后)一定要洗手,擦拭粪尿时,要由会阴部向肛门方向,如果反之,会将肛门部的细菌带进外阴部伤口中,进而引起感染。③不许用同一块消毒棉纱擦两次,每擦一次要更换一块。④消毒后要垫上新的布巾和脱脂棉,药布应垫在最内面,不然棉屑会沾在外阴部,随后缠上丁字带或月经带。

(5)月经的开始:分娩后,再次开始来月经。有的人从分娩后1个月就开始,哺乳的人也有1年左右不来的。就是有了初次月经,下次月经也不一定按期来。

授乳期没有月经,称为"授乳性无月经"。但是,实际上即使在授乳期有时也能见到月经,只是在最初的1~2个月大多是无排卵性月经。

分娩后到月经再次来潮的期间,在2个月以内的占18%~23%。而且与经产妇相比,初产妇和年纪轻的再次月经来潮的时间早,还有不授乳的产妇来潮也早。

(6)精神状态:分娩平安无事,使产妇从长时间的紧张中解放出来,松了一大口气,但又陷入一种虚弱状态。从分娩第四天起,自主神经性头痛、失眠、倦怠感、心悸、眼花、发汗、下腹部膨胀感、疲劳感、食欲缺乏等各种各样症状都容易出现。

有的人因小事而烦躁不安,或心情不舒畅,闷闷不乐。这些表现是因为分娩使得身体状况有些不正常,同时也是因为对孩子的责任感、经济环境、生活环境、家庭状况的变化等在心理方面的作用。

为防止这些症状的出现,要搞好家庭人际关系,关怀孩子的成长,注意吃好睡好。据说容易得神经官能症的时期,是分娩后 3～5 个月,产后身体恢复得不好,随之表现出丧失育儿的自信心。尽管这种情况很少见,但确实有一种授乳性精神病的表现。

118. 产后母体的变化情况

产后母体的恢复需要 6～8 周的时间。母体的变化主要有以下几方面。

(1)子宫:分娩后,子宫重约 1 000 克。到产后第八周才能恢复到妊娠前的 60 克左右。子宫体恢复的快慢与多方面因素有关:①产妇的精神状态、年龄与经产次数。②产程长短。③产妇哺乳可加速子宫恢复。④感染和子宫体肿瘤可使子宫恢复迟缓。胎盘剥离娩出后,子宫壁上留有圆形、手掌大小的创面。创面上血块随恶露排出。

(2)外阴:分娩之后,阴道外口有充血、水肿或不同程度的裂伤,以及切开的伤口。轻的可以自愈,充血水肿要在产后几天才能消失,会阴切开处的缝合线在产后 5 天拆线。

(3)卵巢:分娩之后,就会有新的卵泡发育成熟,但乳腺分泌能抑制排卵,所以在哺乳期妇女大多不排卵也无月经。也有些妇女分娩后便开始规律的月经周期。

(4)乳房:分娩后,血液中雌激素和黄体酮减少,生乳激素增加,在产后 2～3 天,乳房增大并发硬,有时有发热的感觉,并开始分泌乳汁。乳汁的分泌量、乳腺的发育程度与婴儿的吮吸力成正比。此外,产妇失眠、过度劳累、疼痛等,也会阻碍泌乳。

(5)腹壁:产后妇女下腹部正中线的色素逐渐消退。腹壁上紫红色的妊娠纹也变成白色。松弛的腹壁需要进行锻炼才能恢复。

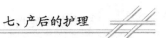

(6)其他；产后妇女尿量增加，这是因为妊娠晚期潴留在身体内的水分需要在此时排出。产后因腹压降低，膀胱容量增大，并且对腹内张力增加不敏感，膀胱常常滞留过量的尿液，加上会阴部肿痛造成的排便困难，产妇很易患膀胱炎。在产后 10 天左右，胃液才能恢复正常，因而产后要多吃易消化的食物。由于腹肌松弛和缺少运动，产妇常有便秘。

119. 产后要及时解小便

人的肾脏将血液过滤，每时每刻都产生尿液，输送到膀胱。当膀胱贮存一定量的尿液后，便向大脑示意要求排尿。正常成人一日尿量在 1 500～2 000 毫升。

产妇分娩以后，第一次排尿会感到困难。造成排尿困难的原因有以下几点：①在分娩过程中会阴部因疼痛产生痉挛性收缩，特别是尿道括约肌的痉挛还未缓解。②产后还未起床下地，产妇不习惯平卧排尿，一时解不出来。③分娩时胎儿对膀胱和尿道产生压迫，造成这些器官充血水肿致排尿疼痛。④产后腹壁变松弛，膀胱肌的张力下降，引起排尿障碍。

虽然存在种种排尿困难的客观原因，产妇还是应在产后 4 小时内努力解小便，以免尿液在膀胱内潴留时间过长，尿液中的代谢物刺激膀胱，引起较重的炎症。如果经努力仍排不出小便，可试着蹲着排尿，同时用手按摩膀胱部位；或用温热水冲洗尿道口，诱导排尿。如以上方法均无效，长时间不能排尿的产妇应请医生治疗。

120. 产后要注意清洁外阴

外阴的位置离肛门很近，易于被污染，加上产后恶露流出，又有轻重不等的伤口,如不注意清洁,加强护理,极易发生产后感染。产后每天应清洗外阴两次,方法是先用棉花球蘸肥皂水将外阴处的污垢擦掉,然后用温开水或 1∶10 000 高锰酸钾溶液或 0.5％～1％ 来苏溶液冲洗,冲洗时注意切勿使冲洗的水流入阴道,还要注意先冲洗外阴部,后擦洗肛门,擦洗肛门后就不要再洗外阴部。洗后更换消毒会阴垫。每次大小便后,也要冲洗一次。如果外阴部有裂伤或侧切的伤口时,除要每日清洗两次外,当伤口出现红肿疼痛时,还要用药膏敷于患处。如果缝合处感染化脓,应及早请医生诊治,拆除缝线,使脓液引流,用红外线局部照射,使伤口尽快愈合。在躺卧时,应卧于没有伤口的一侧,以防恶露流出污染伤口。

121. 减轻乳房胀痛的按摩法

产后,产妇常会感到乳房胀痛,有的因处理不当导致乳腺发炎,不但影响产妇的康复,而且妨碍喂养新生儿。产妇的乳房憋胀主要有以下几种原因:①产后 3～5 天乳腺不通,乳汁积聚而憋胀。②产妇的乳头凹陷,加上乳汁黏稠,新生儿吮吸困难,造成乳胀。③在妊娠期因郁闷等使乳房形成硬块,使乳汁不通而憋胀。这些原因造成的乳房胀痛,可自我按摩治疗。

检查乳头有无内陷,如有内陷轻轻拉出,然后用左右手相互交替按摩乳房,反复多次。检查乳房上有无硬结,如有硬结,可涂些消炎药膏(如眼药膏),然后用手托住乳房,由上而下反复按摩,使乳腺疏通,硬结消散。按摩数次后,再用两手交替轻轻挤压乳房两侧,以有轻松感为准。乳汁流通以后,仍要继续按摩,以防复发。

在按摩期间,产妇衣服要宽松,多喝水,吃易消化的食物,保持心情舒畅。如乳汁太多,要用吸奶器吸出。如乳房有红肿热痛的症状则不要按摩,请医生诊治。

122. 产后常出现的病症与防治

在产褥期间,有不少使产妇烦恼的症状和异常,有的是生理现象,有的则是病态,必须及早治疗。

(1)子宫复原不全:由于子宫收缩不好,迟迟恢复不到原来的样子。尽管分娩后已经过去好多天,但子宫还比较大而且柔软,红色和褐色恶露一直持续不断。偶尔有人自诉下腹部疼痛。

这是由于子宫内残留有胎膜和蜕膜,服用子宫收缩药和压迫子宫可以治愈。如果这些方法不行,必须施行子宫内清除术。分娩后早期离床,或未及时排出,也是造成子宫恢复迟缓的原因之一,要充分注意。

(2)胎盘残留:有的人在分娩后不久突然出血,这是因为胎盘和胎膜的一部分残留在子宫腔内。

治疗时要施行子宫内清除术,在排出残留物的同时,要使用子宫收缩药、止血药等药物,以期安全。

(3)晚期出血:晚期出血也是分娩后不久发生的出血现象,这是一度止血的子宫颈管裂伤和阴道壁的伤口等处再次出血,应立即缝合伤口。

(4)产褥热:有的人从分娩后 2～3 天开始体温持续 38℃ 以上,或持续发冷。这是因为子宫内有感染而发热的,称为产褥热。原因是在分娩过程中使用的器具消毒不彻底,或恶露的处理过程不清洁,以及产妇自身患感染疾病(扁桃体炎、阴道炎等)。严重时全身状态恶化,可能引起败血症。

发热时不要滥服退热药,应请医生诊断、治疗。在处理恶露时要注意清洁,更应注意外阴部等局部的清洁,卧床休息、保暖。此外,要摄取适当的营养,保持全身状态良好。

（5）后宫缩：在产褥初期，有轻微的下腹部疼痛。这是由于子宫在不规则地收缩所产生的后宫缩和产后腹痛。这种现象不是病症，不必担心。分娩过程快的产妇感觉强烈。

应当注意的是，初产妇如果子宫或阴道内残留着血块或部分胎盘、胎膜，也会导致痉挛性子宫收缩，有时会误认为是后宫缩。

（6）会阴缝合的疼痛：有时会阴缝合的伤口痉挛或疼痛，但在拆线以后就不会再痛了。如果还继续疼痛，也许有血肿形成，要请医生诊断。

（7）恶露的恶臭：恶露散发出腐臭时，应怀疑是产道和子宫被细菌感染。继续发展有时会导致产褥热，因此必须及早治疗，应该用抗生素等药物。

（8）痔疮：怀孕期患痔疮者，因为在分娩时用很强大的力量使劲，分娩后一般都易恶化。痔疮在分娩后2～3周里红肿，而且特别痛，因为怕痛有大便也憋着，引起便秘，使痔疮更加恶化，从而形成恶性循环。在治疗时除用栓剂和软膏等治疗外，还应注意饮食，不要形成便秘，不要早期离床。只需1个月左右，红肿和疼痛都会消失。

（9）妊娠高血压综合征的后遗症：高血压综合征在分娩过后血压也就降下来，水肿消失，蛋白尿也没有了。但是，偶尔也有分娩后症状持续。此外，也有的在怀孕期无症状，可是分娩后却出现妊娠高血压综合征的症状。

主要的症状是水肿、蛋白尿、高血压等，这些症状有时会单项出现。产后要接受周密的检查，出现症状时应接受治疗。特别是在怀孕期就有此症状的人更要治疗。若治疗不彻底留下后遗症，下次怀孕时症状会加重，还可能患慢性肾炎。

出院后应充分休养，在完全好转以前都要接受检查和治疗。

（10）耻骨联合分离：有时会发生这样的情况，骨盆的耻骨联合

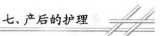

部位在分娩时分离了,一活动就特别痛。要固定骨盆进行矫正。

(11)子宫脱垂、阴道前后壁膨出:由于分娩,支撑子宫和阴道的骨盆底的肌肉和韧带松弛,导致子宫从骨盆底垂落和阴道壁膨出。其程度各不相同,初产妇几乎没有这种情况,多见于经产妇,严重时必须施行手术。

(12)乳头裂伤、表皮剥落:乳头裂伤在初产妇比较多见。这是由于乳汁流通不畅或者还不熟悉哺乳,因而使授乳时间拖长,造成乳头破溃,乳头和乳晕的表皮剥落。

及时敷上铋糊软膏,注意乳头清洁,以免细菌感染。如因为疼痛而拒绝哺乳,乳汁积存会形成淤乳(乳汁滞留症),因此可采取带乳头帽哺乳,或挤乳喂等方法,防止乳汁滞留。

(13)淤乳:乳汁滞留在乳房中引起淤乳,乳房胀得硬邦邦的,有红肿、发热,继而会发展成乳腺炎,因此必须在早期治疗。做乳房按摩,挤出乳汁就会好转,但随便操作是危险的,要尽早接受医生的诊治,遵医嘱行事。

(14)乳腺炎:在哺乳期发生的乳腺炎,称为产褥乳腺炎。是由于淤乳处置不当引起化脓,或从乳头伤口进入化脓菌引起感染。乳房红肿发硬,疼痛也很剧烈,体温可达 38℃ 左右。严重的时候,积存的脓液使乳房变得又软又大,最后从乳头往外流脓,这时要切开排脓。

在产褥 4～7 日乳汁滞留、发热,因此要充分哺乳,哺乳后要将剩余乳汁挤空。乳房发硬或疼痛剧烈时,尽早请医生诊治。在治疗初期,要挤出乳汁,或用冷毛巾暂时冷敷,病情会减轻一些,根据情况使用抗生素。

预防方法与淤乳和乳头裂伤相同,做乳头和乳房的按摩,保持清洁,不要把乳汁积留在乳房内。

(15)膀胱炎、肾盂肾炎:产后,由于容易造成排尿困难而进行导尿,或是憋尿,或恶露的处理不清洁,或因分娩使膀胱黏膜受伤,都会引起尿路感染,导致膀胱炎、肾盂肾炎。膀胱炎的症状是尿频(尿的次数增多),有残尿感(排尿后总觉得没排净),排尿时疼痛,尿混浊。肾盂肾炎是细菌感染波及肾盂,因此几乎是与膀胱炎并发。突然感到冷,忽而高热达40℃左右,忽而又降下来。被感染的肾脏附近有压痛感。与产褥热相似,尿混浊,化验出细菌后可与产褥热区别。用抗生素治疗,如不彻底治愈容易再犯。

预防方法:勤清洁恶露,注意不憋尿是最重要的。

(16)排尿障碍:产后头两天有尿意却不能顺利排出。这是因为在分娩中膀胱被压迫,由于用劲膀胱壁和腹壁的紧张减退,排尿的力量减弱。另外,因会阴切开和外阴部的伤口疼痛,加之产妇躺着也可致排尿困难。

积尿不但会影响子宫收缩,而且由于尿液浓缩会成为感染的因素,所以尽管伤口有些疼痛,也要努力做到自行排尿。早期离床可以预防排尿障碍。分娩后8小时以上还没有自行排尿时,可考虑导尿。

(17)便秘和贫血:产妇在产后都自诉便秘,这是因为分娩后活动少,胃肠蠕动减弱,加之腹压降低不易用劲;分娩后贫血的人,由于分娩时出血,特别是有弛缓性出血或子宫颈管裂伤等情况时,容易贫血。

(18)头痛、头沉重感:产后,有贫血、血压高,或因剖宫产使用过麻药者及疲劳过度者等,有时会感到头痛或头沉重。如果充分睡眠,症状可以缓和。严重时请教医生。

(19)手脚麻木:产后,有水肿或产后疲劳不能充分消除时,有时会出现手脚麻木,偶尔还会感到双手无力,双腿沉重,这些症状会随着身体的恢复而消失。

(20)肌肉发硬和疼痛:产前既要支撑大肚子,又要在分娩时消

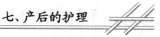

耗体能,会导致产后腰部肌肉发生酸痛。在产褥早期过量活动也是造成腰痛的原因之一。一周左右能得到缓解,如久拖不愈,应去咨询医生。

123. 产后一周的日常生活

(1)分娩当天:刚分娩后由于产后的疲劳,产妇充分休养是必要的。肚子饿了,可吃些清淡饭菜,不要吃有刺激性的。剖宫产的人36小时后才能进食。由于子宫收缩引起的腹痛,或会阴缝合处的疼痛不能忍耐时,要向医生提出吃点药或做适当治疗。伤口的缝合部位疼痛时,在身体移动时双膝并拢能缓和疼痛。

第一天没有异常的产妇,分娩后8小时左右,在医生指导下开始下床步行;会阴切开的产妇,可在12小时以后开始。排尿、排便、处理恶露也可以自己做了。

乳房充血肿胀。由助产士进行哺乳和乳房按摩的指导,试做初次哺乳。即使不出乳汁,只让新生儿含含乳头也行。授乳后有时恶露会增多,这是刺激乳头引起子宫收缩的结果,不必多虑。

从这时起,要在床上做子宫按摩,对腹部紧张的恢复、肠道的运动、子宫收缩、盆底肌都有好处。腹带和紧身衣对腹壁弛缓的恢复、促使子宫收缩、保暖、行动方便都是最适合的。因此腹带应使用4~6周。

施行剖宫产的人仍然在躺着。术后36小时以后开始进流食。

(2)第二天:乳房开始流出丰富的初乳,尽量让婴儿吸吮。继续进行乳房按摩。试着在室内步行,以不疲劳为限。没有异常的人,从今天起可以擦浴。

(3)第三天:剖宫产的产妇可以开始步行,但别累着。

做贫血检查。产后2~3天,有和血一样鲜红的恶露。有血块

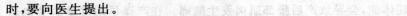

时,要向医生提出。

(4)第四、第五天:缝合的部位要拆线。婴儿到新生儿科复诊。如发现代谢异常,可去新生儿室,有股关节脱臼和斜颈等异常时,可以接受诊治。

(5)第六天:母子都要做出院前的诊查,如均无异常,可同时出院。领取母子健康手册,申请出生证明书。

(6)出院后第一周:不要过度劳累,不能入浴,可用热水擦身。有会阴缝合的人,不能使用肥皂。继续做乳房按摩、产褥体操。有出血、发热、疼痛等异常时,要立刻去医院。

124. 产后的营养需求

为了恢复体力和准备哺乳育儿,应尽可能早地恢复正常饮食,多吃营养价值高的食品。

产褥期的营养,每天需要热能 2 700～2 800 千卡、蛋白质 80克。虽然每个人的情况不完全相同,但作为标准,比怀孕前的饮食量增加 30% 左右为好。

不论怎样忙也要按时吃饭,菜谱内容应考虑营养的均衡,不要挑挑拣拣。

主食要比怀孕晚期增加些,副食多吃蛋白质和蔬菜。特别要注意摄取与乳汁分泌有密切关系的,含有大量维生素 A、维生素 B₁、维生素 C 的食品。牛奶一天应喝 2～3 瓶,吃些零食。

此外要注意以下几点:有妊娠高血压综合征后遗症者,要控制盐分的摄取;有贫血者,要多摄取蛋白质、蔬菜、水果和含铁成分高的食品;便秘者,吃纤维多的蔬菜类和水果,早晨喝冷牛奶和盐水也是有效的。预防肥胖,要控制糖分(甜味)。为解除产后的疲劳,需要补充水分,喝牛奶、果汁、红茶等。香烟和酒、香辛调料和咖啡等,要继续像怀孕期那样控制不要过量。

妊娠高血压综合征后遗症或贫血严重的人,最好请教医生和营养师。

125. 产后做保健操的方法

产妇在分娩后,为了迅速使身体复原,重新恢复健美的体形,除了充足的营养和休息外,还须必要的运动。以下介绍的这套体操,在分娩后每日增加一节(剖宫产者在创口愈合后开始),每节操两拍做一个动作,先做二八呼,体力恢复到一定程度再增至四八呼。早晚各做一遍。

(1)第一节:胸、腹肌锻炼。平卧,深呼吸,使腹部膨起,然后用口轻轻将气嘘出,同时收缩腹部肌肉。这一节从分娩后第二天开始做,直至第四周末。

(2)第二节:上肢锻炼。平卧,两腿略分开,两臂平伸与身体成直角。慢慢抬起两臂,并将其并拢,然后逐渐放下。这一节从分娩第三天起开始做,直至第四周末。

(3)第三节:背肌、腰肌及下肢锻炼。平卧,两臂放于身体两边,轻轻抬起后背、臀部及两膝,使身体成弓形,然后放下,恢复平卧状。这一节从分娩后第四日开始做,直至第四周末。

(4)第四节:腹肌和臀肌锻炼。仰卧,两膝屈曲,两肘着地,努力抬起骨盆并抬头,同时用力收缩臀部。这一节从分娩后第五日开始做,直到第六周末。

(5)第五节:腹肌及膝的锻炼。仰卧,以股部支持,略抬高头部及左膝,同时右手伸向左膝,但不要触及,恢复原位,然后做左手和右膝。这一节从分娩第六日开始做,直至第六周末。

(6)第六节:臀、股和腹肌的锻炼。平卧,慢慢地向腹部屈曲左侧膝和股,把脚放低向臀部靠近,然后把腿伸直放下。再做右侧。这一节从分娩后第七日开始做,直至第六周末。

(7)第七节:臀、股和腹肌的锻炼。仰卧,两膝弯曲,向腹部抬高左腿,仿照骑自行车的动作。复原后再做右腿。如体质好可双腿抬高交替向前蹬车。这一节从分娩第八日开始做,直至第六周末。

(8)第八节:腹肌及臀的锻炼:①平卧,两臂放于体侧。腹肌及臀强力收缩,抬起上身(注意腿不能抬高,足跟不能离床,膝也不能弯曲),即仰卧起坐。可从分娩第八日起开始做,直至第六周末。②平卧,将双手放于枕部,做仰卧起坐。

(9)第九节:背、腹、股及臀的锻炼。屈肘和膝,前臂及小腿并拢,臀下垫个枕头。使背上面隆起,用力收缩臀部并收缩腹部,然后放松,深呼吸。这一节从分娩后第十日开始做,直至第六周末。

126. 做产褥体操的注意事项

由于怀孕期子宫增大和分娩后,产妇的腹壁肌肉和骨盆底筋膜、肛门、阴道的肌肉都明显地松弛了。虽然说可以慢慢地恢复原状,但自然恢复不能完全恢复原状。因此,为早日恢复身体,产后应该早做产褥体操,它可以帮助子宫收缩,使血液循环通畅,促进性器官的复原和母乳的分泌,从产妇的美容方面考虑也是不可缺少的。

(1)得到医生、助产士的许可后,要在他们的指导下进行。

(2)配合体力的恢复,从轻微的动作开始,渐渐地加大运动量。

(3)发热时不要做。

(4)饭后不要马上做。

(5)做体操前应排尿、排便。

(6)做剖宫产的产妇从拆线后开始做产褥体操。

(7)阴道和会阴切开或有裂伤的产妇,伤口恢复以前应避免做

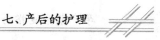

促进盆底肌恢复的动作。

(8)做操以不过度疲劳为限。

(9)腹直肌分离(由于子宫增大产生缝隙)的产妇,应缠上腹带后再做动作。

(10)室内空气要新鲜,要心情愉快地做体操。室内暖和,可轻装进行。

127. 产后的性生活与避孕

产后的性生活,需要在产后定期检查时得到医生的准许后再开始。理想的是隔开2个月的时间。这是因为分娩时撑大了的阴道黏膜变得非常薄,容易受伤。而且,在子宫口还未完全关闭的情况下性交会招致杂菌的侵入,子宫口收缩不完全时,有时还会出血。特别是产后恶露分泌期间,子宫内还有伤口,所以此期间必须回避。

丈夫从妻子怀孕后期到分娩后,应过一段禁欲生活。虽然妻子的大肚子已经解放了,但身体还没有完全恢复,性器官也有失调感。夫妻间应互相商量,合情合理地开始性生活,性交也要慢慢地进行。

必须注意的是,产后一定不能忘了避孕。产后的月经不知从何时开始,而且周期也不稳定,因此即使没有月经也不要忘记避孕。有月经就表明已开始排卵,但如果总是没有月经,可能是因为再次怀孕,月经停止了。特别是发生过妊娠高血压综合征的产妇,在没有完全治愈时再次怀孕是非常危险的,因此必须坚决避孕。

产后的避孕,用避孕套、避孕药片、避孕软膏、子宫帽都可以,但这些方法都不十分可靠。因此,最好能够两种以上并用。服用避孕药对体内的激素有影响,需要听医生的意见。

128. 夏季产后要预防中暑

在盛夏通风不良时,产妇容易发生中暑。过去我国传统是"坐月子"要"捂",不能"受风",因而产后要穿长衣裤,头要包起来,还要盖厚被子;房门紧闭,还拉上窗帘。因而在炎热暑湿季节,当气温达31℃以上时,机体不能很好地散热,易发生中暑。

产妇如感觉口渴、尿频、多汗、恶心、头晕、软弱无力、胸闷、心慌等,这就是中暑先兆。这时如开窗通风,降低室内温度,给予淡盐水,症状可以消失。如果不能及时处理,则患者体温上升、面色发红、胸闷、皮肤干热、出汗停止、全身布满痱子。如仍不能很好地处理,则体温继续上升,重者出现昏迷、抽搐、呕吐、腹泻、血压下降,不及时抢救则危及生命。

夏季分娩的产妇应注意预防中暑,居室要通风,但卧室不要有过堂风直吹产妇和新生儿。要多喝水,多吃新鲜水果和蔬菜。衣物不要穿得太多,以不冷为宜,不要捂汗。还要注意勤擦洗,搞好清洁卫生。如果发生中暑,要及时降温,饮用淡盐水、绿豆汤、西瓜汁等并请医生治疗。中暑者往往发病急,有条件的可就地抢救,如用冰块、电扇降低室温,用酒精加冰水给患者擦浴,使体温降至38℃以下,同时请医生救治。

129. 产后脱发的原因

产后脱发的发生率为35%～45%。头发的生长具有阶段性,每个毛囊都经过生长期、休眠期和脱落期。一根头发在完成一个周期后便会脱落,而代以一根新发,每过5年人的头发便全部更换一次。在妊娠期,由于脑垂体和雌激素的作用,头发的更新过程受到

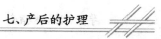

干扰。妊娠妇女的头发都是最好的,很少脱落,这使每根头发的寿命都延长了。胎儿娩出后,产妇体内激素水平逐渐恢复到正常状态,新陈代谢恢复原状,因而在产后 2～7 个月内,延长了寿命的头发纷纷脱落,在短时间内出现"青黄不接"的状态,给产妇心理带来极大的冲击。精神压力作用于生理功能,使脱发现象更为严重。

产后脱发不经治疗一般也会停止,新发会逐渐长出,但是面对脱发引起的不堪忍受的精神创伤,采取一定的治疗是必要的。首先要保持心情舒畅,相信脱发会停止,新发会重新长出。第二要护理好头发。产后头发开始出油,要注意清洗,选用中性洗发剂。洗头不会使头发掉得更多,洗头时要用手指在头皮上按摩,以促进血液循环,使新发加速生长。脱发多时,不要用梳头刷梳头,也不要搞复杂的时髦发型。第三生活上要注意保养。产后要注意休息,使身体尽快恢复,加强营养,少吃油腻食品,多喝开水,适量服用维生素。

130. 分娩及产后的饮食调养

产妇在分娩过程中,因体液大量排出,出汗也很多,加上胎儿娩出后腹压下降和产程中的过度疲劳,会出现头昏眼花,全身无力等虚弱症状。所以,在分娩之前家属应做好准备,分娩结束后及时给产妇补充水分,增加热能。

产妇分娩后饮用的汤水要温度适宜,温凉的和放置时间过长的不宜饮用。产妇在喝完水后会有饥饿感,此时可以进食流质食物。含纤维多的蔬菜和过于油腻的鸡汤等暂时不要吃。最好做些小米粥、红枣大米粥、猪蹄汤、鲫鱼汤等,在汤中放些黄豆、藕、莲子、红枣等。产后两三天后,产妇可吃易于消化、营养丰富的饮食,要含有较高的蛋白质,以促进产妇身体恢复和泌乳。此时不要只喝鸡汤、鱼汤,只要胃口好,可以连汤带肉一齐吃。产妇最好不吃凉拌菜,可吃水果。如果脾胃虚寒或牙齿不好,可把水果加糖略煮后吃。

有的人产后胃口大开,这时切记并非多多益善,要适可而止。吃得过多会消化不良。过去产妇一天要吃十来个鸡蛋,现在生活水平提高了,饮食要多样化,从多种食物中广泛摄取营养,鸡蛋吃多了也不易消化吸收。另外,每餐要干稀搭配,荤素搭配,还要少吃多餐。每日除正餐外,再加牛奶、小米粥、烩水果等二三次。

红糖水:在产前准备红糖数斤,放在容器中隔水蒸。消毒后的红糖可随时加热水饮用。

冰糖银耳:银耳25～50克,用温水泡发,加水和冰糖各适量,温火煨烂。

人参汤:人参3～6克,加水和冰糖各适量,温火煎汤。

如产后乳汁少,可选用以下饮食:活鲫鱼洗净,用水煮至汤成乳白色,放入适量白菜或香菜、胡萝卜,加食盐少许,煮开后食用。鲜鱼100克,猪蹄1对,加水,煮汤。鲤鱼1条,猪蹄1只,通草3克,煎汤饮。

131. 制作产妇补品鸡的几种烹调方法

母鸡是我国孕产妇传统的补品。

(1)清蒸鸡:新鲜肥母鸡1只,食盐、味精、胡椒粉各适量。将鸡洗净,在沸水中煮开,取出,剁掉嘴尖、尾臊,用刀背砸断腿骨。将鸡放入容器中撒上盐,上笼蒸1小时。再加清水,继续蒸1小时,至鸡肉烂,加入味精、胡椒粉即可。

(2)贵妃鸡:嫩鸡腿、高汤、猪油、黄酒、葱、姜、酱油、白糖、食盐、味精、葡萄酒、水淀粉、香油各适量。先将鸡腿洗净剁块。锅烧热,放入猪油、葱、姜,下鸡块,煸炒至半熟时,加入黄酒、酱油、白糖、食盐、高汤。烧沸后改用小火焖1小时,再加葡萄酒、味精,至汤汁渐

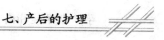

稠,加上香油即可。

（3）白斩鸡：肥嫩鸡 1 只,姜片、葱、老抽、香油各适量。锅内加水,放入葱姜,大火烧开,放入鸡,开锅后改用微火,加盖焖 20 分钟捞出,趁热涂上油,切好装盘。可用葱花、姜蓉、老抽、香油等作料蘸吃;也可用麻酱、芥末蘸吃。

（4）月子母鸡：母鸡 1 只,葱、姜、料酒、胡椒粒各适量。将鸡块下锅煸炒,鸡块收缩时,下入料酒、葱、姜、胡椒粒及清水,大火炖烂。此菜不放盐,汤色乳白味鲜,富于营养,适合妊娠水肿较重者。

132. 适宜产后妇女的几种药膳

（1）当归生姜炖羊肉：能温中补血,治疗妇女产后血虚、虚寒腹痛、腰痛、血枯闭经等。当归性温,味甘、辛、苦,可补血调经,活血止痛,润肠通便。生姜性温,味辛,无毒,能止呕、散寒、化痰。羊肉性温,味甘,功能为补阴,丰体泽肤,补虚劳,益气血,壮阳道,开胃健力。《千金·食治》指出：羊肉"暖中止痛,利产妇"。每次可用当归30 克,生姜 15 克,羊肉 250 克,隔水炖熟服食。

（2）红糖小米粥：产妇分娩后精神萎靡,面色萎黄,不思饮食,宜补气养血。可用小米 100 克,红糖适量,煮熟后随意食用,有调中补虚功效。用于产后气血虚弱,胃口不开,口干作渴等症。

（3）益母草煲鸡蛋：可治产后恶露不止。益母草性平,味辛、微苦,功能为活血调经,利水消肿。有兴奋子宫,加强子宫肌的收缩力和紧张力及加快其收缩频率的作用。产后用之可帮助子宫复原并减少恶露。《本草蒙筌》认为,它有"去死胎,安生胎,行瘀血,生新血"的作用。每次可用益母草 30～60 克,鸡蛋 2 只,加水同煮。鸡蛋熟后去壳再煮片刻,吃蛋饮汤。

（4）苏木煲鸭蛋：本方可用于产后流血过多或产后血瘀腹痛、恶露淋漓不尽等症。苏木可活血祛瘀,消肿止痛。鸭蛋滋阴,以青壳蛋为好。苏木6～12克,青壳鸭蛋1～2个。先将鸭蛋煮熟,去壳,再加入苏木同煮30分钟,饮汤吃蛋。苏木用量要准确,少用和血,多用则破血。

(5)山楂糖水:本方可用于治高血压、高血脂、积食、湿热痢疾、产妇恶露不尽。山楂功能为消积食,散瘀血,下恶露。山楂片15～30克。将山楂片放瓦壶内泡水饮。

(6)木瓜生姜米醋:本疗法民间多用于产后,可迅速恢复精力,增强子宫收缩,有利于恶露排出,消除积瘀。木瓜功能为健胃,助消化及下奶。生姜祛寒健胃。米醋补气益血,祛风散瘀,消肿。木瓜约500克,生姜30克,米醋500毫升。用瓦煲做好,分次服用。

(7)柏子仁炖猪心:本方有养心、安神、补血、润肠的功效。用于失眠,阴虚血少,产后血虚引起的便秘。柏子仁功能为养心安神,润肠通便,益智宁神。猪心"主虚悸气逆,妇人产后中风,聚血气惊恐"。柏子仁10～15克,猪心1个。将柏子仁放猪心内,隔水炖熟服食。每3天服1次。

(8)黑豆塘虱:多用于病后体虚贫血或产后体虚,血虚头痛,头晕目眩,自汗盗汗,耳鸣疲乏及血小板减少等。黑豆功能为养血补虚,主滋养。塘虱鱼又名胡子鲶,功能为补血、滋肾、调中、兴阳,为滋补品。黑豆60～90克,塘虱鱼2～4条。将鱼洗净,用瓦锅文火炖熟服食。可加陈皮调理胃气。

(9)芎归屈头鸡:本方用于治疗妇女产后出血过多,有较强的补益作用。川芎功能为行气开郁,祛风燥湿,活血止痛。当归功能为补血和血,调经止痛,润燥滑肠。屈头鸡又叫鸡仔蛋,即孵化不出的鸡胚胎,它对产后出血过多,或病后欠补等虚寒症候有补益作用。屈头鸡2～5只,川芎5克,当归9克。屈头鸡去壳、去毛及内脏,洗净,与川芎、当归共煮。

八、孕前及孕期的健康饮食

133. 孕前饮食的营养调配

不少人认为,女性在妊娠后再加强营养就行了,这是一个错误的观点。因为在妊娠早期,是胎儿脑细胞形成数目能否达到正常的关键期,胚胎所需的营养是直接从子宫内膜储存的养料中取得的,而子宫内膜的营养状况在孕前就已形成,自然影响着胚胎发育的质量。因此,在准备妊娠的前几个月就应开始加强营养调配。特别是应多吃一些青菜、水果、肉类和豆制品,通过对蛋白质及多种维生素的摄取,为子宫内膜输送充足的胚胎发育所必需的各类氨基酸及其他营养物质。

(1)加强营养:受孕前3个月,夫妇双方都要加强营养。以提供健康优良的精子和卵子,为优良胎儿的形成和孕育提供良好的物质基础。在饮食中要多吃一些含动物蛋白质、无机盐和维生素丰富的食物。孕前夫妇应根据自己家庭、季节等情况,科学安排好一日三餐,并注意多吃水果。经过这样一段时间的调养,双方体内储存了充分的营养,身体健康,精力充沛,为优生打下坚实的基础。

(2)要养成良好的饮食习惯:不同食物中所含的营养成分不同,含量也不等。所以,应当吃得杂一些,不偏食,不忌嘴,养成好的膳食习惯。

(3)应避免各种食物被污染:食物从其原料加工、包装、运输、贮存、销售,到食用前的整个过程中,都可能不同程度地受到农药、重金属、真菌、毒素，以及放射性元素等有害物的污染，对人类及其后代的健康产生严重危害。因此，孕前夫妇在日常生活中应当重视饮食卫生，防止食物污染。应尽量选用新鲜天然食品，避免食用含有食品添加剂、色素、防腐剂的食品。蔬菜应吃新鲜的并要充分地清洗干净，水果应去皮后再食用，以避免农药污染；尽量饮用白开水，避免饮用各种咖啡、饮料、果汁等饮品。在家庭炊具中应尽量使用铁锅或不锈钢炊具，避免使用铝制品及彩色搪瓷制品，防止铝元素、铅元素等对人体细胞的伤害。

134. 孕前适宜摄取的食物

（1）水果：多吃水果对大脑的发育有很大的好处。胎儿在生长发育过程中，细胞不断生长和分裂，需要大量的热能和蛋白质，而合成细胞的每一个步骤都需要大量维生素。所以，经常食用水果的人体内不会缺乏维生素。

（2）小米、玉米：每 100 克小米和玉米中蛋白质、脂肪、钙、胡萝卜素、维生素 B_1 及维生素 B_2 的含量，均是大米、面粉所不及的。营养学家指出，小米和玉米是健脑、补脑的有益主食。

（3）海产品：海产品可为人体提供易被吸收利用的钙、碘、磷、铁等无机盐和微量元素，对于大脑的生长、发育及防治神经衰弱，有着极高的效用。

（4）芝麻：《本草纲目》记载，芝麻具有"补气、强筋、健脑"的效果。黑芝麻含有丰富的钙、磷、铁，同时含有 19.7% 的优质蛋白质和近 10 种重要的氨基酸，这些氨基酸均为构成脑神经细胞的主要成分，必须随时进行补充。

（5）核桃：核桃的营养丰富，其脂肪占 63%～65%，蛋白质占 15%～20%，糖类占 10% 左右。据测定，每 500 克核桃仁相当于

2 500克鸡蛋或4 750克牛奶的营养价值,特别是对大脑神经细胞有益,其他如磷、铁和维生素 A、维生素 B_1、维生素 B_2 等营养成分含量也比较高。

(6)黑木耳:每100克含糖类高达65.5％,含钙量高于紫菜,含铁量高于海带。所含胶质可以把残留在消化系统的灰尘和杂质吸附集中起来排出体外,从而起到清胃涤肠的作用。木耳具有滋补、益气、养血、健胃、止血、润燥、清肺、益智等疗效,用于滋补大脑和强身,常与其他菜肴配合烹调。黑木耳炖红枣,具有止血、养血之功效,是孕产妇的补养品;木耳与黄花菜共炒,可收到补上加补之效。

(7)花生:花生具有极易被人体吸收利用的优质蛋白质。花生仁产生的热能高于肉类。花生中还富含各种维生素、糖类、卵磷脂、人体必需的精氨酸、胆碱等。孕妇可经常食用花生仁(红花生衣可治疗贫血,不可丢弃),或与大枣、桂圆肉、糯米煮食。

135. 神经质型女性孕前的饮食原则

现代社会中,职业妇女由于工作过度劳累,人际关系紧张,社会压力大的原因,极易产生精神状态不稳定的现象。神经质型的人精神状态不稳定,所以不要吃有刺激性、有兴奋作用的食物。

吃饭前,要先躺下来休息10～30分钟,然后对耳朵做指压,并闭眼睛充分的休息。另外,不要过于饥饿,也不要暴饮暴食,同时要避免冷热食混合(如冷饮配热茶水,或热食配凉开水)。

(1)宜吃食物:贝类、海藻类、莲藕(烹调时避免调味过浓)。莲藕可带皮挤汁,尤其是使用贝类所煮的汤特别好,或以萝卜泥或冬瓜汁代替饮水。

(2)忌吃食物:辣的食物,如山芋叶、盖菜、胡椒、姜、辣椒、咖喱。烤的食物,如煎饼、烤饼、烤鱼、烤焦的肉。有兴奋作用的食物,如动物肝脏、咖啡。卤味食物,如用糖、酱油卤制的菜。其他,如葱、胡萝卜、火腿肉、香肠。

136. 不易受孕型女性的饮食原则

夫妇同居较长时间,仍不能妊娠;或受孕后 3 个月便流产,反复多次,对这类体质的准孕妇,在妊娠前注意饮食的调整是十分必要的。

(1)宜吃食物:童子鸡、鹿鞭、益母草、当归、枸杞子、鸡肝、菟丝子、鹌鹑、姜、虾、韭菜、肉苁蓉、陈皮、鹿筋、灵芝、鹿肾、熟地黄、鹿茸、紫河车、白木耳、鹿角、蛤蚧、红参、茴香、黄花、茯苓、羊肉。

(2)忌吃食物:刺激性、辛辣、冷的食物。

137. 素食型女性孕前的饮食原则

如果孕妇是一个素食主义者,甚至不喝或不吃任何奶类制品,那么在日常饮食中,必须确保能吸收均衡而充足的营养素,以供母体及胎儿发育所需。要从植物性食物中获得平衡而足够的蛋白质、维生素及无机盐,将各类食物的特有营养搭配着吃,也是一种可行的饮食方式。以下的饮食建议对素食者孕前、孕中都极有帮助。

食物中有互补的植物蛋白质,只要膳食力求变化,相互搭配,也可以得到补充。譬如,在吃米面食品(如米、麦、玉米)时,应吃些脱水豆类、豌豆或一些坚果;煮食新鲜蔬菜时,也可加入少许芝麻、果仁或蘑菇来弥补欠缺的氨基酸。

素食孕妇在补充钙质、铁质、维生素 D 及维生素 B_{12} 方面尤须注意。由于不能喝牛奶及吃鸡蛋,更要多吃海藻类食物、花生、核桃及各类新鲜蔬果,以补充钙及各种维生素;维生素 D 尚可从阳光中大量获得,而维生素 B$_{12}$ 的吸收却难以解决,因为它只存在于动物性食物中,虽然身体需要量极小,但缺乏便容易导致贫血。对铁质的吸收更为重要,必须大量摄入如海藻、麦片、菠菜、芹菜等食物。

138. 普通女性的孕前食谱

奶油牛舌

【原　料】　牛舌 400 克,马铃薯 400 克,胡萝卜 200 克,海带 1 片,大蒜 1 个,豌豆荚 100 克,香油 1 大匙,食盐、味精、奶油各少量。

【制　作】　牛舌(或猪舌)洗净,放入热水中煮,外皮呈白色后取出,用菜刀把白色外皮削切干净,切成 2 厘米见方的丁;马铃薯、胡萝卜切成较大的丁;大蒜切薄片。平底锅下香油加热,按顺序放牛舌、马铃薯和胡萝卜丁翻炒,炒熟取出置于容器。锅内放少量的水、味精、奶油煮化后,加海带、牛舌、马铃薯、胡萝卜,用小火煮 2 小时,不时要搅拌一下。出锅前加豌豆荚,食盐调味。

【用　法】　佐餐食用。

【营养功效】　强腰补肾,含有丰富的优质蛋白质和脂肪。

榨菜鸡丝汤

【原　料】　榨菜 40 克,鸡翅 80 克,竹笋 50 克,水或高汤 4 杯,食盐 1 小匙,料酒 1 大匙,香油、木耳各适量。

【制　作】　把榨菜外的红辣椒粉洗去后切丝;鸡翅从骨头上剥下肉,切丝后洒少许料酒;竹笋纵切两半,切丝;木耳泡软,洗过后切丝。锅内放高汤烧开,把鸡翅肉放入锅加水煮沸,除去浮沫,改成中火,加竹笋、木耳,再放榨菜丝煮 1～2 分钟,用食盐、料酒、香油调味即成。

【用　法】　佐餐食用。

【营养功效】　味道鲜美,汤清爽口。含有丰富的优质蛋白质、多种无机盐及维生素。

蛋 炒 饭

【原　料】　米饭适量,鸡蛋 3 个,葱半根,大蒜少量,植物油 6 匙,食盐、酱油各 1 小匙。

【制　作】　鸡蛋打碎,加少量食盐,锅内放入 3 匙油加热,下入鸡蛋炒熟,置于容器内;葱斜切,大蒜切末。锅内放入 3 匙油加热,将大蒜和葱放入煸炒,再把米饭放入,用中火慢慢地炒透,待饭粒散开后,加入炒熟的鸡蛋,用食盐调味;从锅边淋酱油,充分地混合。可以加一点番茄酱。若想要颜色漂亮,则可放入绿豌豆、甜玉米或胡萝卜丁。

【用　法】　做主食食用。

【营养功效】　鲜香柔软,含有蛋白质、脂肪、糖类、多种无机盐和维生素。

139. 肥胖女性孕前食谱

酸 梅 汤

【原　料】　盐渍酸梅 40 克(中型 8～10 个),砂糖 4 大匙,柠檬 4 片,水 4 杯。

【制　作】　酸梅去核,撕成大块的酸梅肉(若是小粒的直接使用)。锅内放水煮开,加入酸梅肉煮 5 分钟再加砂糖调味。容器内汤加少量酸梅肉和柠檬薄片。

【用　法】　趁热饮用。

【营养功效】 清热解暑,消食利尿。

金针汤

【原　料】 干金针菜 30 克,干木耳 2 克(泡软约 20 克),料酒 1 大匙,食盐 1 小匙,鸭儿菜少量。

【制　作】 将金针菜的硬根部去掉,用水洗净,泡在能没过的水中,泡软;取出沥干水分轻轻打结(泡汤要留作高汤用);木耳泡软洗净。锅内放水和金针菜泡汤烧开,加入金针菜和木耳煮 5 分钟,用食盐、料酒调味,撒上鸭儿菜。

注:如金针菜买不到,用大盖菜 120 克,竹笋 20 克也可。

【用　法】 佐餐食用。

【营养功效】 味道鲜美,热能低,含多种维生素。

牛奶大白菜卷

【原　料】 A 组(大白菜 4 片,食盐少量,鸡胸肉 200 克,生面包粉 1/4 杯,牛奶 1/4 杯,料酒 1 大匙,食盐 1 小匙)。B 组(高汤 3 杯,食盐少量,牛奶 1 瓶,淀粉少量,水少量)。

【制　作】 用加了少许食盐的热水将大白菜烫软,削去柄部厚的部位。将 A 组材料充分混合后,分成 4 等份。把大白菜叶柄靠近身边,叶尖面对自己的前方,打开,轻轻地把 A 组材料放入;然后从身边的叶柄处卷上去(不要全卷),将右侧部分对内折进去,再继续卷至叶尖,将左侧向内侧折入;将大白菜卷排在锅内加入汤、食盐煮 20 分钟左右,煮烂后加牛奶煮开,用淀粉勾芡(即 B 组料);连汤一起放入稍深的容器内。随口味撒上适量辣椒粉也可。

【用　法】 佐餐食用。

【营养功效】 汤白如奶,口味香美。含有蛋白质、多种维生素和无机盐。

140. 神经衰弱女性孕前食谱

干贝汤

【原　料】　干贝 70 克,甜玉米(粒)3/4 杯,胡萝卜、豌豆荚各 15 克,水和干贝汤 4 杯,食盐 1 小匙。

【制　作】　胡萝卜连皮切成 2～3 厘米厚片;豌豆荚去茎放入加食盐的热水中烫一会儿。锅内加水和干贝汤烧开,再加入干贝、玉米、胡萝卜,煮 2～3 分钟后用食盐调味,最后撒上豌豆荚或生菜即可。

【用　法】　佐餐食用。

【营养功效】　银白色,鲜香可口。含有丰富的高质量蛋白质和钙、磷、铁、碘、锌等无机盐。维生素 B_2、烟酸的含量也极为丰富。

什锦菜包

【原　料】　面包片 8 片,五花肉(薄片)40 克,猪心 80 克,大白菜 150 克,胡萝卜 15 克,木耳(泡软后)20 克,豆芽 100 克,食盐、料酒、姜各适量。

【制　作】　猪肉切成 5 毫米粗的肉丝,猪心切成薄片,两种材料都淋上少量料酒;大白菜、胡萝卜切成丝,木耳用水泡软,切成稍粗的丝。锅内下油加热,按顺序将猪肉、猪心、大白菜、胡萝卜、木耳放下去翻炒,用料酒、姜、食盐调味,充分冷却后,夹在面包中食用,亦可配合豆芽等蔬菜吃。

【用　法】　佐餐食用。

【营养功效】　味香、鲜嫩。有促进胃肠蠕动、增进食欲、帮助消化的功效。

162

141. 消化不良女性孕前食谱

红枣茶

【原　料】　大枣4个,砂糖4大匙,姜8克,水4杯,白兰地、食盐各适量。

【制　作】　大枣洗净,在两处切裂口,放入锅内,再放水和姜,加食盐用大火煮开,改小火煮30分钟,去姜,加砂糖煮化。吃时加白兰地。

【用　法】　趁热慢饮。

【营养功效】　大枣含有丰富的钙、磷、铁,还含有蛋白质、脂肪、糖类及多种维生素,具有健脾胃、补气血的功效,对缺铁性贫血有较好的防治作用。

酒姜煎饼

【原　料】　面包4片,料酒4大匙,砂糖4大匙,鸡蛋2个,姜汁4小匙,奶油80克,季节性水果适量。

【制　作】　把面包边缘的皮切掉,一片切成6小片;鸡蛋内加料酒、姜汁、砂糖,充分搅拌,放入面包。平底锅加热放入奶油溶化,用中火将面包的两面煎成浅褐色。煎好的面包放入容器配上季节性水果。

【用　法】　佐餐食用。

【营养功效】　酒香浓郁,暖胃健脾。含有丰富的蛋白质、脂肪、糖类。

糯米香菇饭

【原　料】　糯米 400 克,猪里脊肉 100 克,干香菇 10 克(泡软后成 50 克),姜 25 克,料酒 2 大匙,食盐 1 小匙,海米 20 克,香油 2 大匙半,酱油大半匙,水半杯。

【制　作】　糯米洗净,浸泡一晚,蒸前先沥干水分,上笼蒸 40 分钟;猪肉切成丝,香菇去柄切丝,海米洗净泡软;生姜去皮,用菜刀敲扁后切末。锅内下香油加热,先炒姜,再把猪肉加入,炒至变色为止,再把海米、香菇放入,继续炒香,加料酒、酱油、食盐、水煮开后,把蒸熟的糯米饭放入,充分地混合,放入容器内即成。

【用　法】　作为主食食用。

【营养功效】　益气健脾,补中养元。此菜有改善血液循环,促进消化,增进食欲,促进蛋白质合成的功效。

142. 不易受孕女性的食谱

清蒸童子鸡

【原　料】　童子鸡 1 只(重 250～300 克),料酒、生姜、食盐、白糖各适量。

【制　作】　将鸡宰杀,剖洗干净,切成块,沥干水分,待用;生姜去皮,洗净,切成片,待用。将鸡放入大碗内,加料酒、生姜片、食盐、白糖,不放水,在蒸锅内清蒸 4 小时即可。

【用　法】　每晚睡前食用。

【营养功效】　益肾填精,大补元气。适用于面色萎黄,形体消瘦,心悸失眠,饮食减少,疲惫劳乏,自汗盗汗,月经不调、久不孕育。

鹿鞭炖嫩鸡

【原　料】　鹿鞭 100 克,当归 25 克,枸杞子、黄芪各 15 克,生姜 6 片,嫩母鸡 1 只(重约 350 克),阿胶 20 克,料酒、食盐各适量。

【制　作】　将鸡宰杀,剖腹,去内脏,清洗干净,待用;鹿鞭、当归、枸杞子、黄芪、阿胶放入清水中浸泡 5 分钟,洗净;将生姜去皮,洗净,切成片,待用。把煮锅洗净,置于火上,将全部主料放入锅内,加清水适量,加料酒,盖好锅盖,用大火烧沸,转为小火炖 3 小时,再把阿胶放入,待溶化后,加入食盐调味即可。

【用　法】　分次食肉饮汤。

【营养功效】　温肾养血,调补冲任。主治肾虚证,症见婚久不孕,月经后期量少色淡,面色晦暗,腰酸腿软,性欲淡漠,小便清长,舌质淡苔白,脉沉细等。

益母草当归煲鸡蛋

【原　料】　鲜益母草 60 克,当归 15 克,鸡蛋 2 个。

【制　作】　益母草去杂,与当归一起放入水中洗净,用清水 3 碗煎制成 1 碗,用纱布滤渣,待用。把鸡蛋洗净,入锅煮熟,去外壳,用牙签扎小孔数个,加入药汁煮半小时即可。

【用　法】　吃蛋、饮汤,每周 2～3 次,1 个月为 1 个疗程。

【营养功效】　调经养血。适用于婚久不孕症,饮用此汤可提高受孕的机会。

143. 素食女性孕前食谱

酥炸甜核桃

【原　料】　去衣核桃仁 400 克,食盐 1/4 匙,砂糖、白芝麻各 2 汤匙,柠檬汁数滴,糖胶料:麦芽糖、砂糖各 2 汤匙。

【制　作】　核桃仁放入沸水中煮 3 分钟盛起,冲净沥干;白芝麻洗净,沥干水分,用锅炒香;烧开水 4 杯,加入砂糖及食盐,放入核桃,煮 3 分钟盛起,吸干水分;煮溶麦芽糖、砂糖,加入柠檬汁,放入核桃,煮 5 分钟,盛起沥干。净油烧至微滚,加入核桃炸至微黄色盛起,撒上芝麻即成。

【用　法】　作为零食食用。

【营养功效】　核桃含有蛋白质、脂肪油、无机盐及多种维生素,对胎儿的中枢神经发育、血液形成及骨骼成长很有帮助。酥炸甜核桃入口香甜松脆,加上有滋养强身的芝麻,最适宜作为素食者零食。

素炒三鲜

【原　料】　竹笋 250 克,盖菜 100 克,水发香菇 50 克,香油、猪油、食盐、味精、淀粉各适量。

【制　作】　将竹笋切成丝,放入沸水锅里烫一下,入凉水洗净,沥干水分;水发香菇用刀切去老蒂,清水洗净,切成丝;盖菜择去杂质,清水洗净,切成末,待用。炒锅置于旺火上,猪油烧热后下入竹笋、香菇丝煸炒数十下,加少许清水,大火煮开后,转用小火焖煮3～5 分钟,下入盖菜末,炒 15 分钟,调味勾芡,淋上香油即可。

【用　法】　佐餐食用。

【营养功效】　开胃纳食,增强食欲。素炒三鲜是食素者的上佳食谱。内含蛋白质、脂肪、糖类、钙、磷、铁、维生素 B₂、烟酸等成分。

144. 孕期健康的营养指导

妊娠期间,准妈妈应增加摄入的热能,每天增加 2 000 千焦,这些热能用来为胎儿组织成长提供额外的能量,包括维持妊娠期间,以及生育后哺乳期间的需求量。

胎儿依靠母体供给的能量产生和储存蛋白质、脂肪和糖类,为其自身发育提供能源。如果热能不足,蛋白质就会分解代谢供能,而不是用于生长和发育。

下面是关于妊娠期间如何利用蛋白质、脂肪和糖类等营养素的一个讨论。良好的营养及健康的营养计划对准妈妈和发育中的胎儿是很重要的。

(1)蛋白质:对于非孕妇而言,蛋白质是用于修复组织的,而妊娠中的母体将利用蛋白质供胚胎、胎盘、子宫和乳房的生长和修复。多数蛋白质来源于动物源性食物,如肉、奶、蛋、奶酪、鸡和鱼。这些蛋白质以最佳组合方式提供了各种氨基酸。妊娠期每天摄入的蛋白质一般为 168～196 克。

(2)糖类:妊娠期间有关糖类的摄入量没有明确规定。来自糖类的热能应占准妈妈饮食中总热能的 60%,摄入充足的糖类会防止酮体形成,高浓度的酮体对胎儿有害。

(3)脂肪:妊娠期每日摄入的脂肪量无明确数量。没有必要担心脂肪会摄入不足,一般都会过量。如今,人们越来越重视胆固醇含量。高胆固醇是心脏病的危险因素,但是在妊娠和哺乳期评估准妈妈血中的胆固醇量实在不是时候。胆固醇含量增加是因为此时期所分泌的激素增多,有时胆固醇增加可高达 25%。

(4)无机盐:研究比较明确的是铁,证明其对孕妇有益。几乎所

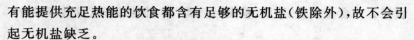

有能提供充足热能的饮食都含有足够的无机盐(铁除外),故不会引起无机盐缺乏。

妊娠期准妈妈对铁的需求量会增加,几乎没有孕妇能储备充足的铁供妊娠期使用,一般孕妇的饮食中铁的含量都不足以满足妊娠时越来越多的需求。正常妊娠时,孕妇的血容量要增加50%,这就要求有大量的铁来制备额外的血细胞。

铁的需求在妊娠后期最重要。通常前3个月没有必要补铁。如果补了,可能会使恶心、呕吐更加厉害,一些医生会让孕妇吃些钙剂,但一般情况下可以不吃。

是否应该给孕妇补充氟尚不明确。一些研究者认为,孕妇补充氟化物有利于孩子牙齿的发育。但并非人人同意这种观点,给孕妇补氟化物对胚胎通常没有害处。

(5)维生素:一般都由医生给孕妇开维生素处方,告诉孕妇在妊娠期间每天应食用的维生素和无机盐的量。为了孕妇自身和胎儿的健康,千万别以为它们可以替代食物。

产前维生素与通常所说的多种维生素不同,因为它含有铁和氟化物。产前维生素可以说是妊娠中最重要的补充物,其中的氟酸可以防止神经管缺陷,锌可以帮助偏瘦的妇女生育健康的婴儿。

如果孕妇在睡前或同饭一起食用这些特殊的维生素,一般不会引起不良反应。其中铁可能刺激胃,也可能引起便秘。

145. 孕妇摄取维生素及微量元素的来源

孕妇所摄取的维生素及微量元素的来源,见表 2。

表 2　维生素及微量元素来源

营养成分	食物来源
维生素 A	乳制品,禽蛋,富含油脂的鱼,黄色或绿色蔬菜
维生素 B$_1$	全麦谷物/糙米、酵母、坚果、豆类、绿叶菜
维生素 B$_2$	全麦谷物/糙米、绿色蔬菜、蛋
维生素 B$_3$	全麦谷物、酵母、富含油脂的鱼、蛋、牛奶
维生素 B$_5$	蛋、豆类、坚果、全麦食品/糙米
维生素 B$_6$	全麦谷物、酵母、麦芽、蘑菇、马铃薯
维生素 B$_{12}$	蛋、肉、牡蛎、牛奶
叶酸	绿叶菜、橘子、豆类
维生素 C	柑橘类水果、草莓、甜椒、番茄、马铃薯
维生素 D	强化乳品、富含油脂的鱼(沙丁鱼罐头)、蛋黄(此外还需日照)
维生素 E	菜油、麦芽、坚果、葵花子、花椰菜
钙	奶制品、沙丁鱼罐头和带骨的鲑鱼罐头、绿叶菜、豆类
铁	瘦肉、豆类、蛋、绿叶菜
锌	麦芽、麦麸、全麦谷物/糙米、坚果、洋葱、牡蛎

146. 孕妇的每日食谱指南

以下推荐的每日食谱只是基本指南,孕妇可以稍加变化,以适合自己的口味。

（1）早餐：蛋、全麦面包提供 B 族维生素、维生素 E、纤维素和铁。水果含果糖、维生素 C 和纤维素。一杯橘子汁含丰富的维生素 C 和必要的水分。

（2）晨间点心：全麦面包含纤维素；酸酵母和花生酱分别提供 B 族维生素和蛋白质；香蕉含有钾，钾有助于铁的吸收；牛奶含有蛋白质和钙。

（3）午餐：花椰菜和干酪汤含有叶酸、钙和蛋白质；马铃薯有丰富的糖类和纤维素；沙丁鱼供给钙和维生素 D。

（4）午间点心：随时可吃些生菜茎秆，其富含维生素和无机盐。

（5）晚餐：鸡肉富含蛋白质，糙米富含糖类和纤维素，再加点蔬菜就是营养均衡的饮食。多食新鲜水果，提供带有自然甜味的纤维素。

（6）夜宵：牛奶、干酪和饼干提供钙、钾和纤维素。

另外，饮食中还要注意那些不宜吃的食物，如高脂、高糖食物只有热能而缺少营养。软干酪、未经消毒的牛奶、现成的卷心菜沙拉和馅饼都曾被发现含有李斯特菌，该菌会引起李斯特菌病，此病会导致流产或死产。生的或未煮熟的肉会引起弓形虫病——一种会导致胎儿脑部损害和失明的疾病。

147. 孕期饮食禁忌

25％的流产在怀孕第八周前发生，因此孕妇在饮食上要特别注意。

（1）忌食有堕胎作用的水产品，如螃蟹、甲鱼、海带等。螃蟹性偏寒凉，有活血祛瘀之功，尤其是蟹爪，有明显的堕胎作用。

（2）忌食滑利食品，如黑木耳、山楂、荸荠、薏苡仁等。薏苡仁对子宫肌肉有兴奋作用，能促使子宫收缩，因而有诱发流产的可能。

（3）少食热性食物,如狗肉、鹿肉、公鸡肉、麻雀、海马、香菜、荔枝、桂圆、杏、杏仁等。

（4）忌食刺激性食物,如冷饮、辛辣食物。

（5）孕妇不能摄取太多的维生素 A,否则会导致胎儿发育不健全,其中动物肝脏内含有极丰富的维生素 A,切忌过量食用。

（6）要限制咖啡的饮用量。

（7）饮酒以 2 杯啤酒或 1 杯葡萄酒为极限,最好避免喝酒。

148. 孕中期的健康饮食指导

准妈妈从第四个月起体重增长迅速,母体开始贮存脂肪及部分蛋白质。此时,胎儿迅速发育,各器官逐步完善,其免疫系统的组织器官也随之发育,胎儿组织中钙、磷、铁、锌、钾等无机盐都在不断地储备,所以妊娠中期的准妈妈需要补充丰富的营养,如蛋白质、维生素、糖类、无机盐等。增加这些物质的摄入,应多吃一些蛋类、奶类制品、肉类、五谷杂粮、蔬菜及水果,以保证胎儿的发育。

妊娠中期对叶酸、维生素 B_1、维生素 B_6、维生素 C 及其他 B 族维生素的需要量增加,这要求孕中期的主食以细粮为主,适当搭配杂粮,因为杂粮中富含 B 族维生素。在北方日照时间短的地区会有部分准妈妈缺乏维生素 D,所以这部分人应注意多吃海水鱼、动物肝脏及蛋黄等富含维生素 D 的食物。由于妊娠中期基础代谢加强,对糖的利用增加,应在孕前基础上增加能量,每日主食摄入量应达到或高于 400 克(8 两),并且精细粮与粗杂粮搭配食用,热能增加的量可视准妈妈体重的增长情况、劳动强度进行调整。同时增加蛋白质摄入量,每日比妊娠早期增加 15 克,动物蛋白质占全部蛋白质的一半以上。在妊娠第二阶段,准妈妈的腹壁、背部、大腿等部位开始储积脂肪,为分娩和产后哺乳做必要的能量贮存。准妈妈应适当增加植物油的食量,也可适当选食花生仁、核桃、芝麻等脂肪酸含量较高的食物。

149. 孕妇每天营养需要量和膳食结构

1.谷类主食 300～350 克,如米、面、玉米、小米等。

2.动物性食物 100～150 克,如牛、羊、猪、鸡、鱼、蛋等。

3.动物内脏 50 克,每周至少 2 次。

4.水果 100～200 克。

5.蔬菜 500～750 克。

6.奶及其制品 250～500 克。

7.豆类及其制品 50 克,如豆腐、豆浆、红小豆、绿豆、黄豆等。

8.油脂类 25 克,最好是花生油、玉米油等植物烹调油等。

150. 妊娠水肿的饮食宜忌

妊娠 7 个月时常出现肢体水肿。因此,首先要少饮水,减少盐的摄入量,每天盐的摄入应控制在 6 克左右;其次要选富含 B 族维生素、维生素 C、维生素 E 的食物,增强食欲,促进消化,并有助于利尿和改善代谢的作用;再者,多吃新鲜的水果蔬菜(如西瓜、冬瓜),少吃或不吃难消化的、油炸的、易胀气的食物(如白薯、土豆等),忌吸烟、饮酒。孕妇不宜吃桂圆,因为桂圆是温热、大补之品,有可能引发流产、早产、胎动不安等。

151. 妊娠高血压应常吃芹菜和鱼

妇女妊娠前无高血压病史,妊娠 24 周以后血压增高至 17.5/12

千帕,或者与基础血压(指妊娠前或者妊娠 24 周前的血压)相比较,收缩压升高 4 千帕,舒张压升高 2 千帕以上,无水肿及蛋白尿时,即为妊娠高血压。妊娠高血压可影响孕妇的健康及胎儿的发育。

芹菜富含胡萝卜素、维生素 C、烟酸、铁、甘露醇及粗纤维素等,可镇静降压、醒脑利尿。常吃对于妊娠高血压、妊娠水肿、缺铁性贫血疗效比较显著。

鱼肉富含优质蛋白质与优质脂肪,其所含的不饱和脂肪酸比任何食物中的都多,不饱和脂肪酸是抗氧化的物质,可降低血中的胆固醇和三酰甘油,抑制血小板凝集,从而有效地防止全身小动脉及血栓的形成。所以,鱼是准妈妈防治妊娠高血压综合征的理想食品。

152. 孕晚期健康饮食指导

进入孕晚期后,结合孕晚期的营养特点,应在孕中期饮食的基础上进行相应的调整。首先应增加蛋白质的摄入,此期是蛋白质在体内储存相对多的时期,其中胎儿存留 170 克,母体存留约为 375 克,这要求孕妇每日膳食蛋白质供给比未孕时增加 25 克,应多摄入动物性食物和大豆类食物。除了增加蛋白质的摄入外,必须供给充足的必需脂肪酸,此期是胎儿大脑细胞增值的高峰,需要提供充足的必需脂肪酸如花生四烯酸,以满足大脑发育所需,多吃海鱼有利于 DHA 的供给。胎儿体内的钙一半以上是在孕后期贮存的,因此也要增加钙和铁的摄入。在摄入含钙高的食物时,应注意补充维生素 D。维生素 D 可以促进钙的吸收,含维生素 D 的食物有动物肝脏、鱼肝油、禽蛋等。胎儿的肝脏在此期以每天 5 毫克的速度贮存铁,直至出生时达到 300~400 毫克的铁质,孕妇应每天摄入铁达到 28 毫克,且应多摄入来自于动物性食物的血红蛋白铁。动物的肝脏和血液含铁量很高,利用率高,应每周进食 2 次左右。孕晚期需要充足的水溶性维生素,尤其是维生素 B_1,如果缺乏则容易引起呕吐、倦怠,并在分娩时子宫收缩乏力,导致产程延缓。维生素 B_1 主要存在于粗粮里,所以主食要粗细搭配。

在饮食安排上应采取少吃多餐的方式进行。如果恰逢夏天,准妈妈可以多吃西瓜,因为西瓜中含有胡萝卜素、维生素 B_1、维生素 C、糖类、铁等大量营养素,可以补充孕妇体内的损耗。同时,西瓜还可以利尿消肿,降低血压,这对于防止下肢水肿、妊娠高血压也有一定的帮助。

153. 孕期止吐食疗药膳方

姜汁甘蔗露

【原　料】　甘蔗榨汁 1 杯,姜 1 块。

【制　作】　姜去皮,洗净,用刨磨成姜蓉,榨出姜汁 1 茶匙,再加入甘蔗汁混匀,隔水炖约 20 分钟即成,或只是加热也可以。

【用　法】　饮用。

【营养功效】　姜汁能驱寒、健胃、止呕;甘蔗汁则能清热生津、下气润燥。可治反胃呕吐。

粟米丸子

【原　料】　粟米粉 200 克,食盐少许。

【制　作】　将粟米粉和匀,掺水淋湿,揉成滋润的粉团,再用手搓成长条,分成梧桐子大小的丸子,放入一个洗净的盘中,待用。煮锅置于火上,加入清水适量,锅加盖用旺火煮沸,再将丸子下入锅内,小火煮至丸子逐个浮在水面后 3~4 分钟,即成。

【用　　法】　每日 1 剂,分 2～3 次,酌加食盐调味食之。

【营养功效】　滋阴养胃,清热止呕。适用于胃阴亏虚所致的呕吐或时作干呕,口燥咽干,胃中嘈杂不舒等。

砂仁姜丝葱段蒸鲫鱼

【原　　料】　新鲜鲫鱼 1 条(重约 250 克),砂仁、味精各 3 克,生姜 1 克,葱 1 根,生抽 2 汤匙,食盐 15 克,料酒 1/2 汤匙,淀粉少许。

【制　　作】　将鲫鱼去鳞、鳃、内脏,用清水洗净,沥干水;葱去须及老黄叶,清洗净,切成段;生姜去外皮,洗净,切成丝;砂仁洗后沥干,研成末,待用。把生抽、食盐与砂仁末拌匀纳入鱼腹,用淀粉封刀口,将葱段、姜丝撒在鱼身上,加入料酒和味精后,用碗盖严,隔水蒸熟。

【用　　法】　佐餐食用。

【营养功效】　醒脾温胃,降浊止呕。适用于缓解妊娠期胃虚气逆、呕吐不食的症状。

姜汁炖砂仁

【原　　料】　砂仁 5 克,生姜汁 1 汤匙。

【制　　作】　砂仁洗净,沥干,捣成粉末,待用;将砂仁末、生姜汁放入碗内,加清水半碗,隔水炖半小时即可。

【用　　法】　去渣饮汁。

【营养功效】　温胃散寒,调中止呕。适用于治疗胃寒呕吐,妊娠呕吐等。

韭菜生姜饮

【原　　料】　韭菜 250 克,生姜 50 克,冰糖适量。

【制　　作】　韭菜去老黄叶,洗净,沥干,切成段;生姜去皮,洗净,切成片,待用。将韭菜、生姜放入碗内,加少许水一并搅匀,再加半碗凉开水搅匀,去渣,取汁加冰糖溶化。

【用　法】　慢慢饮用。每日1剂,连服数日。

【营养功效】　开胃,止呕去痰。适用于妊娠期间呕吐,不能摄食,且不思饮食者。

椒 面 羹

【原　料】　川椒10克,白面150克,食盐、豆豉各适量。

【制　作】　将川椒洗净,沥干,研成末;白面加少许水,揉成面团,擀成面条,待用。在锅里加清水适量,置于火上,大火煮沸,下入面条煮一会儿,放入食盐、豆豉做羹,再加入川椒末调匀即成。

【用　法】　食用。

【营养功效】　温胃散寒,镇痛止呕。主治妊娠腹痛或因寒伤脾胃引起的脘腹冷痛、呕吐、食不能下等。

佛手姜汤

【原　料】　佛手10克,生姜6克,白糖适量。

【制　作】　生姜去皮,与佛手一齐放入清水中洗净,取生姜切成片,待用。把生姜片、佛手放入砂锅内,加清水适量,置于火上煮1小时,去渣留汁,加入白糖即成。

【用　法】　饮服。

【营养功效】　理气宽胸,和胃止呕。适用于妊娠恶阻、肝胃不和而引起的胸脘堵闷、疼痛作胀、呕恶时作、善叹息、纳食不香等。

　　总之,为了宝宝的健康,切勿自行服用止吐成药,呕吐严重的准妈妈应到医院进行治疗。

154. 健康的安胎食谱

鲫鱼姜仁汤

【原　料】　鲫鱼1条(约400克),生姜6克,春砂仁15克,姜、食盐各适量。

【制　作】　鲫鱼去鳞、内脏,洗净;春砂仁洗净,沥干,研末,放入鱼肚;生姜去皮,洗净,切丝,待用。将鱼放入炖盅,再放入姜丝,盖上盅盖,隔水炖2小时,调味后即可。

【用　法】　佐餐食用。

【营养功效】　安胎、止吐、醒胃。可治妊娠期呕吐不止、胎动不安。

莲子糯米粥

【原　料】　莲子50克,糯米100克,白糖适量。

【制　作】　莲子用温开水浸软,去皮、心,清水洗净;糯米淘洗干净,清水浸泡1~2小时,捞出沥干,待用。水煮沸后,放入莲子、糯米,加清水适量,置火上煮成粥,白糖调味即可。

【用　法】　佐餐食用。

【营养功效】　补中益气,清心养神,健脾和胃。常食可以养胎,防止习惯性流产。

杞子鱼胶汤

【原　料】　枸杞子10克,鱼鳔胶15克,红糖适量。

【制　作】　将枸杞子洗净,加清水适量煮沸后,加入浸泡好的鱼鳔胶,煮透后,加红糖调味。

【用　法】 饮服。

【营养功效】 益肾安胎。适用于肾气亏虚之胎漏、胎动不安。

此外,糯米鸡蛋羹、黑豆糯米粥、南瓜粳米粥、莲子炖葡萄干等家常食品对防治习惯性流产也有一定帮助。

155. 孕早期的开胃营养食谱

核桃仁火腿炒虾球

【原　料】 核桃仁 150 克,鲜虾仁 350 克,火腿丝 25 克,葱段、姜、植物油、食盐、胡椒粉、料酒各适量。

【制　作】 核桃仁先放入沸水中煮 3 分钟,捞起晾干后,油热稍炸待用;鲜虾仁加入植物油、食盐、胡椒粉、料酒等调料腌 10 分钟。热油锅,爆炒姜,再倒入鲜虾仁、火腿丝炒熟,然后再倒入核桃仁、葱段,炒匀后即可。

【用　法】 佐餐食用。

【营养功效】 核桃仁、虾仁富含蛋白质、磷、铁、钙等营养物质,能补气养血、润肠补肾。

西蓝花鱼球

【原　料】 西蓝花 400 克,石斑鱼(或鲈鱼)300 克,冬菇 5 个,葱段、姜片、植物油、食盐、胡椒粉、淀粉各适量。

【制　作】 西蓝花切小块,先在沸水中稍煮,捞起炒熟待用;石斑鱼(或鲈鱼)切厚片,加植物油、食盐、胡椒粉、淀粉腌 10 分钟。热油锅,倒入姜片及泡好的冬菇、葱段,再加入鱼片,炒熟即可。

【用　法】 佐餐食用。

【营养功效】 西蓝花富含维生素 A、B 族维生素、维生素 C 和纤维素,鱼肉是最容易消化和吸收的动物蛋白,孕妇多吃有益。

156. 防治孕妇失眠的食疗方

蛋黄莲子羹

【原　料】　莲子 50 克,鸡蛋 1 个,冰糖适量。

【制　作】　莲子经浸泡、洗净后加 3 碗水煮约 30 分钟,加冰糖,将鸡蛋打入碗中,取蛋黄放入莲子中煮至熟透即可。

【用　法】　作夜宵,连吃 3～5 日。

【营养功效】　养心除烦,安胎固神。适宜于夜睡不安,心情烦躁,胎动频繁的孕妇食用。

金针猪心汤

【原　料】　猪心 1 个(约 250 克),干金针菜(黄花菜)30 克,食盐适量。

【制　作】　猪心洗去血污并切片,金针菜用水浸泡洗净,同放入沸水内,慢火熬 1～2 小时,调味即可。

【用　法】　饮汤吃肉。

【营养功效】　猪心益心补血,治健忘;金针菜(又名黄花菜、健脑菜、忘忧菜)能安定精神,为健脑佳品。孕妇食之可去烦养心,安眠。

157. 防治妊娠斑的食疗方

青瓜炒鱿鱼

【原　料】　青瓜 200 克,云耳 25 克,干鱿鱼 100 克,姜、蒜蓉、食盐各少许。

【制　作】　青瓜洗净、切片;云耳浸泡后沥干水;鱿鱼泡软切片。青瓜、云耳先炒熟装起,再用姜片、蒜蓉炒鱿鱼片,最后把青瓜、云耳重新倒进锅里炒匀调味即可。

【用　法】　佐餐食用。

【营养功效】　富含蛋白质和碘,青瓜富含维生素,有美容的功效,能淡化妊娠引起的色素沉着。

瑶柱扒豆苗

【原　料】　豆苗 400 克,瑶柱 75 克,姜 2 片。

【制　作】　瑶柱泡软,撕成细丝。豆苗用沸水烫熟调味,捞起盛碟,瑶柱丝加入姜片煮沸,勾芡,淋在豆苗上即可。

【用　法】　佐餐食用。

【营养功效】　豆苗富含钙质、B 族维生素、维生素 C 和胡萝卜素,有润肌肤、助消化的功效,能减轻妊娠期的皮肤粗糙和妊娠斑。

158. 预防妊娠抽筋的菜谱

牛肉末炒芹菜

【原　料】　牛肉 50 克,芹菜 200 克,姜、葱、酱油、淀粉、料酒、食盐各适量。

【制　作】　牛肉洗净、切碎,用酱油、淀粉、料酒调汁拌好。先用姜、葱炒熟牛肉,盛起;芹菜下锅快炒,再加入炒好的牛肉,炒匀调味即可。

【用　法】　佐餐食用。

【营养功效】　益气补血,强筋健骨。孕妇经常食用可以增加钙、磷、铁的补充,防治小腿抽筋,有利于胎儿的发育。

蟹肉烧豆腐

【原　料】　鲜蟹肉 100 克,豆腐 150 克,葱、姜、食盐各适量。

【制　作】　将蟹肉洗净,蒸熟。豆腐切小块,用姜、葱爆锅,再倒入蟹肉翻炒,食盐调味即可。

【用　法】　佐餐食用。

【营养功效】　营养丰富,孕妇经常食用可防治腿抽筋。

159. 防治妊娠中期腰背痛的食疗方

杜仲猪肾汤

【原　料】　猪肾 1 对,桑寄生 30 克,杜仲 20 克。

【制　作】　猪肾剖开去筋络,洗净切块。桑寄生和杜仲用清水洗净后,与猪肾一起放入锅中,加水约 3 000 毫升,煮沸后转小火,熬至约 1 500 毫升,且猪肾熟烂,调味即可。

【用　法】　分 2 次食猪肾,饮汤。

【营养功效】　壮腰健肾,改善腰酸背痛。

花生核桃猪尾汤

【原　料】　猪尾骨 400 克,花生仁和核桃仁各 50 克,食盐、水各适量。

【制　作】　猪尾骨洗净,切块;核桃仁浸泡,去皮。先将适量的水煮沸,再加入猪尾骨、花生仁和核桃仁,重新烧沸后,转小火熬 1.5～2 小时,调味即可。

【用　法】　食花生仁、核桃仁、猪骨肉,饮汤。

【营养功效】　壮腰健肾,补钙,改善腰酸背痛。

160. 预防贫血的食疗方

猪肝菠菜汤

【原　料】　猪肝 150 克,菠菜、植物油、淀粉、食盐、酱油、味精各适量。

【制　作】　猪肝洗净、切片,加入淀粉、食盐、酱油、味精调匀,放入油锅内与焯过的菠菜炒熟;或将猪肝洗净、切片,放入沸水中煮至近熟时,放入菠菜,再煮开后调味即可。

【用　法】　吃猪肝、菠菜,喝汤。

【营养功效】　补铁。适用于缺铁性贫血。

糯米阿胶粥

【原　料】　阿胶 30 克,糯米 100 克,红糖适量。

【制　作】　将糯米煮粥,待粥熟时,放入捣碎的阿胶,边煮边搅匀,至阿胶完全溶解,加入红糖即可。

【用　法】　随意食用。

【营养功效】 养血,补血,安胎,益肺。

黄豆芽猪血汤

【原　料】 黄豆芽、猪血各 250 克,蒜蓉、葱末、姜末、植物油、料酒、食盐各适量。

【制　作】 黄豆芽去根,洗净;猪血划成小方块,用清水漂净。锅内加植物油烧热,爆香蒜蓉、葱末、姜末,下猪血并烹入料酒,加水煮沸,放入黄豆芽煮 2 分钟,食盐调味即成。

【用　法】 随意服食。

【营养功效】 润肺补血。适用于血虚头晕,缺铁性贫血。

阿胶瘦肉汤

【原　料】 猪瘦肉 100 克,阿胶 10 克,食盐适量。

【制　作】 将猪瘦肉放入砂锅内,加水适量,用小火炖熟后下入阿胶烊化,入食盐调味即成。

【用　法】 饮汤食肉,隔日 1 次,连用 20 日。

【营养功效】 补血,养血。

花生枸杞蛋

【原　料】 花生仁 100 克,鸡蛋 2 个,枸杞子 10 克,红糖 50 克,大枣 10 枚。

【制　作】 将花生仁、枸杞子煮熟,然后放入红糖、大枣与鸡蛋再煮片刻即成。

【用　法】 吃花生仁、枸杞子、鸡蛋,饮汤。每日 1 次,连服 10～15 日。

【营养功效】 补血,清肝,明目。

首乌芝麻鸡

【原　料】　何首乌 150 克,黑芝麻 50 克,乌鸡 1 只。

【制　作】　乌鸡宰杀,煺毛洗净后去头、足、肠杂。将何首乌、芝麻置入鸡腹,用白丝线缝合,放入砂锅内煲汤至鸡肉熟烂即可。

【用　法】　食肉喝汤。每周 1 次,连续食用 3 周。

【营养功效】　养血,益气,补虚,滋肾。

161. 妊娠糖尿病的食疗方

茯苓脊骨汤

【原　料】　猪脊骨 500 克,茯苓 50 克。

【制　作】　猪脊骨洗净,切块,过沸水去油,加入茯苓及适量水,慢火熬 2 小时后调味即成。

【用　法】　分 2 次,食肉喝汤。

【营养功效】　健脾气,利水湿,补阴益髓。

淮山药炖猪肚

【原　料】　猪肚 300 克,淮山药 50 克。

【制　作】　先将猪肚煮熟,再加入淮山药炖至熟烂,调味即成。

【用　法】　空腹食用。

【营养功效】　滋养肺肾。适用于消渴多尿。

清蒸茶鲫鱼

【原　料】　鲫鱼 500 克,绿茶适量。

【制　作】　将鲫鱼去鳃、内脏,洗净,腹内装满绿茶,放盘中,上蒸锅清蒸,熟透即可。

【用　法】　佐餐食用。

【营养功效】　补虚损,止烦渴。适用于糖尿病口渴多饮及热病伤阴。

162. 防治妊娠高血压的食疗方

冬瓜皮水

【原　料】　冬瓜皮50克,赤小豆50克。

【制　作】　加水煎煮。

【用　法】　每日1次,饮服。

【营养功效】　利尿降压。

鲤鱼赤小豆汤

【原　料】　鲤鱼1条(约250克),赤小豆60克。

【制　作】　鲤鱼去鳞及内脏,与赤小豆同放在锅内用慢火炖,待鱼熟豆烂时即可。

【用　法】　每日1次,连服3~5日。

【营养功效】　有利尿降压的作用。

芹 菜 蜜

【原　料】　鲜芹菜500克,蜂蜜50毫升。

【制　作】　鲜芹菜洗净,捣烂取汁,加蜂蜜调匀;或用芹菜连根120克切碎,加水250毫升,煮成粥,即可。

【用　法】　芹菜餐汁,每日1剂,分3次饮服。芹菜粥,经常服用,15日为1个疗程。

【营养功效】 有降压作用。

163. 孕期利水消肿的食疗方

黑豆赤小豆粥

【原　料】 黑豆、赤小豆各 300 克,粳米 50 克,白糖适量。

【制　作】 砂锅加入水,与洗净的黑豆、赤小豆、粳米同煮粥,待将煮成烂粥时,放入白糖调匀。

【用　法】 每日随意服食。

【营养功效】 健脾胃,利小便。适用于妊娠水肿及慢性肾炎小便不利。

赤小豆陈皮鲤鱼汤

【原　料】 鲤鱼(或鲫鱼)400 克,赤小豆 200 克,陈皮 10 克,大蒜 1 头。

【制　作】 鲤鱼宰杀后去肠杂,大蒜剥皮拍烂。上 4 味共入锅,加水适量同煮至豆熟烂即成。

【用　法】 吃鱼饮汤,分 3 次吃完。

【营养功效】 适用于妇女妊娠期腿脚肿胀。

白术茯苓粥

【原　料】 白术 12 克,茯苓 15 克,陈皮 3 克,生姜皮 1 克,砂仁 3 克,粳米 100 克。

【制　作】 上述 5 味药煎汁去渣,加入粳米同煮为稀粥。

【用　法】 每日分 2 次,早、晚温热服食。

【营养功效】 健脾行水。适用于脾虚所致孕妇面目、四肢或全身水肿。

卤鸡肝猪肝

【原　料】　鸡肝 4 副,猪肝 200 克,花椒 1 茶匙,八角 2 粒,姜 3 片,葱 2 根,生抽 2 汤匙,老抽、料酒、糖各 1 汤匙,水 1 杯,植物油适量。

【制　作】　猪肝、鸡肝洗净,沥干水分待用。以油爆姜、葱,加入清水,再放入花椒、八角及调味料,以小火煮约 45 分钟。先放猪肝于卤水中,煮约 20 分钟后,再放下鸡肝,煮约 10 分钟后即成。将猪肝及鸡肝盛起切片即可。

【用　法】　佐餐随意食用。

【营养功效】　卤制食物很方便,烹调的方式也不易破坏营养成分。鸡肝、猪肝最能补血补肝,对于水肿症状也有帮助。

赤小豆粥

【原　料】　赤小豆、粳米各 100 克,白糖 100 克。

【制　作】　将赤小豆拣去杂质,淘洗干净,用清水浸泡过夜后捞出,待用。把粳米淘洗干净,直接放入锅内,加入赤小豆及清水适量,先用旺火煮沸,再用小火煮至豆、米熟透,以白糖调味,稍煮片刻即可。

【用　法】　随意食用。

【营养功效】　利水消肿,健脾养肝,益气固肾。适用于孕妇妊娠水肿、脚气水肿、肾炎水肿等。健康人常食能减肥,也可以用于治疗肥胖症。

熟三鲜炒银芽

【原　料】　绿豆芽 150 克,熟猪瘦肉、熟鸡肉各 85 克,熟火腿丝 50 克,猪油、香油、食盐、白糖、味精各适量。

【制　作】　绿豆芽放入清水中去外壳,洗净,沥干水分待用。炒锅置于火上,起油锅,放入少许食盐及绿豆芽入锅,用旺火快速煸炒数下,加入肉丝、鸡丝、火腿丝煸炒,点入白糖、味精、食盐调味,淋上香油拌和即可。

【用　法】　佐餐食用。

【营养功效】　清热消毒,利尿消肿。孕妇食之,可以增加营养,防治妊娠期水肿等症。

赤小豆花生大枣粥

【原　料】　赤小豆、砂糖各 60 克,生花生仁 50 克,大枣 8 枚,粳米 100 克。

【制　作】　赤小豆、花生仁分别洗净,用清水浸泡 1 小时后捞出;大枣剔去核,用水冲洗干净,待用。将粳米淘洗干净,放入锅内,加入清水及赤小豆、花生仁、大枣,置于火上,先用旺火煮沸,改用小火熬至粥成,以砂糖调味,稍煮片刻即可。

【用　法】　随意食用。

【营养功效】　止血安胎,利水消肿。适用于胎动不安、孕妇水肿及虚弱、营养不良等病症。

164. 妊娠末期胃痛(胃灼热)的食疗方

到了妊娠末期,孕妇常感上腹部难受,以及感到体内灼热不适,这都属于正常现象。

因为胎儿日益长大,子宫的底部上升压迫到胃,影响了消化功能及少量的胃酸反流进入食管,令人不适。要减轻症状,首先减轻胃肠的负担,采取少量多餐的饮食习惯,睡前不进食。少吃酸味强及含浓烈香料的食物,以免刺激肠胃。睡觉时在床上用软垫把自己垫起来,也有帮助。

木瓜对缓解胃胀痛有效,清热而不寒,很适合中国人的肠胃,常吃木瓜对于治疗胃痛很有帮助。可以选尚未熟透的小木瓜榨汁,每天在饭后饮1小杯,10次后便可见效;亦可以直接吃瓜肉,每天吃小半个,1周后便会感到胃痛减轻。

下面介绍一款用木瓜烹制的清润甜品。

冰糖炖木瓜

【原　料】　长形小木瓜1个,冰糖适量。

【制　作】　成熟木瓜(外皮金黄的),在瓜顶切开一小截做盖,用匙挖去木瓜子。将冰糖放进木瓜内,盖上木瓜帽子,用牙签固定。将木瓜放锅中,隔水炖上1小时即成。

【用　法】　饮汁,吃木瓜。

【营养功效】　有清热润燥的功效,更能健胃助消化。

165. 孕后期心悸气喘食疗方

桂 圆 汤

【原　料】　桂圆干10克。

【制　作】　桂圆干用2碗水熬成1碗。

【用　法】　随意食用。

【营养功效】　对缓解心悸、气喘有显著功效。

猪心党参黑豆汤

【原　料】　猪心1个,党参15克,黑豆1/4杯,冬菇6个,葱1

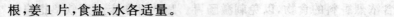

根,姜 1 片,食盐、水各适量。

【制　作】　黑豆预先浸泡,冬菇浸软去蒂;猪心洗去血污,切成 2 块,放入沸水中略焯后盛起;党参冲洗后放入煲内,注入 2 杯清水,以中火煲成 1 杯水待用。注入适量水于煲中,放入猪心煲约 10 分钟,除去水上的浮沫,然后加入姜、葱及黑豆,以小火煲约 1 小时,放入冬菇、党参、食盐和水,改以中火煲约 30 分钟即可。

【用　法】　吃肉喝汤。

【营养功效】　猪心对于心悸、气喘等最有疗效,配以党参煲成汤,更能使血流通顺,补血强心。

166. 产后催乳的食疗方

章鱼猪蹄汤

【原　料】　章鱼 50 克,猪蹄 1 只,大枣 10 颗,花生仁 100 克。

【制　作】　章鱼洗净,切片。猪蹄切成 6～8 块,与章鱼片、大枣、花生仁一起放入锅中,加水淹没;用大火炖至熟烂后调味即可。

【用　法】　肉汤同吃,连服数日。

【营养功效】　补血活血,健腰脚,添精髓,通乳汁。适用于产后体虚、缺乳的产妇。

花生鸡爪汤

【原　料】　鸡爪 400 克,花生仁 100 克,姜片少量。

【制　作】　鸡爪剪去爪尖,洗净下锅,加入花生仁、水、姜片,煮沸后转小火熬 2 小时后,调味即可。

【用　法】　吃鸡爪、花生仁,喝汤。

【营养功效】　养血,润肤,通乳。

黄酒炖鲫鱼

【原　料】　活鲫鱼 1 条(约 500 克),黄酒适量。

【制　作】　将鲫鱼去鳞及内脏洗净,加水适量,煮至半熟,加黄酒清炖 1 小时,调味即可。

【用　法】　吃鱼喝汤。

【营养功效】　理气下乳。治产后气血不足、乳汁不下。

黄花菜瘦肉粥

【原　料】　黄花菜 50 克,瘦肉、大米各 100 克,食盐、葱、姜各适量。

【制　作】　瘦肉切片待用。黄花菜洗净,与大米同煮成粥,粥成后加瘦肉、葱、姜煮熟,食盐调味即可。

【用　法】　吃肉喝粥。

【营养功效】　生津止渴,利尿通乳。适用于产后乳汁不足症。

木瓜鲜鱼汤

【原　料】　半熟木瓜 1 个(约 500 克),鲜鱼 500 克(鲫鱼、生鲩鱼或鲩鱼尾均可),姜片少量。

【制　作】　木瓜削皮,切块。将鲜鱼洗净后入油锅稍煎,加入木瓜及生姜片,放适量水,先以大火煮开,再转小火炖约 1 小时,调味即可。

【用　法】　吃木瓜、鱼肉,喝汤。

【营养功效】　此汤含丰富的维生素 A 和维生素 C、蛋白质和无机盐,可补体虚,通乳汁。

九、孕期日常保健

167. 缓解早孕反应的方法

准妈妈往往在得知自己"有喜"的幸福感还没来得及细细品味时，种种早孕反应，如恶心、呕吐、食欲减退、倦怠、头晕等就已经开始出现了。

"害喜"医学上称妊娠反应，是妊娠正常的生理现象，一般在妊娠4周左右出现，多在12周前后会自行缓解消失。早孕反应虽说不是病，但也很难受。而且，此时正值胚胎发育的黄金时期，无法以一般内科疗法给予药物治疗这种种不适。所以，我们只能用其他的办法缓解这些不适。以下几点建议与方法可供准妈妈们参考。

(1)心理战胜：心情要保持轻松愉快，避免紧张、激动、焦虑、忧愁等不良心理状态，这样可以减轻妊娠呕吐的程度。准妈妈应学习一些保健知识，充分认识早孕反应，解除心理负担。越是害怕呕吐，症状会越发明显，多进行适当的文体活动，阅读书报，夫妻愉快交谈，尽可能增加欢乐气氛，转移和分散集中在呕吐上的注意力。丈夫的体贴，亲属、医务人员的关心能解除孕妇的思想顾虑，增强孕妇战胜妊娠反应的信心；另外，舒适、宽松的环境，可使症状减轻。

(2)调整饮食：注意食物的形、色、味。多变换食物的大小，使其引起食欲。要选择容易消化和吸收的食物，这有利于防止呕吐。在能吃的时候，尽可能吃想吃的东西。多喝水，多吃些富含纤维素和B族维生素的食物可以防止便秘，以免便秘后加重早孕反应的症状。改善就餐环境可以转换情绪,激起孕妇的食欲。吃饭后半小时尽量避免平卧,以免胃酸反流造成恶心感。

①少吃多餐。为减少呕吐反应,三餐切勿多食,以免引起胃部不适或恶心呕吐;加餐,即准备少量、多品种的食品,如苏打饼干、咸味面包、口味清淡的点心、奶制品、瓜子等,感觉胃部不适时,立即吃下可缓解。

②注意调味,促进食欲。孕妇可随意选用山楂、糖葫芦、酸梅、杏、柑橘、咸菜、牛肉干、陈皮梅、冰淇淋、冰棍、酸奶、凉拌粉皮、凉拌番茄、黄瓜等,以增进食欲。多吃蔬菜等还有通便作用。

③不要因吐废食。不要怕引起早孕反应而拒食,即便是吐了,仍要再吃,只要有一部分食物留在胃里,就可供消化、吸收。

④增加体液,以免脱水。频繁呕吐者应选择稀粥、藕粉、酸梅汤、西瓜汁、酸枣汁、椰子汁及多汁的水果,这样既增加水分、营养,又调剂了口味。

⑤避免不良刺激。如炒菜味及其他油腻刺激。

(3)适量活动:不能因为恶心呕吐就整日卧床,否则只能加重早孕反应,如果活动太少,恶心、食欲不佳、倦怠等症状则更为严重,易形成恶性循环。适当参加一些轻缓的活动,如室外散步、做孕妇保健操等,都可改善心情,强健身体,减轻早孕反应。

(4)穴位按摩:这是一种简便的疗法。孕妇每天呕吐剧烈时,自己用手指交替按摩左右两侧的内关穴(在两前臂内侧,距腕三横指的正中线上)和足三里穴(在膝关节髌骨下四横指,于胫骨前缘旁开一横指处)。方法是用食指的掌面在穴位上稍用力地按压与揉动20～30次,可助止吐。

168. 孕妇春季的保养

春天是万物生长的季节,在这个季节,年轻的准妈妈们除了进行按时、规范的产前检查外还应该注意哪些问题呢?

(1)春季注意保持良好的心理状态:胎儿生长所处的内分泌环境与母体的精神状态密切相连,孕妇保持心情舒畅,乐观豁达,情绪稳定,有利于胎儿生长及中枢神经系统的发育。春季气候多变,容易干扰人体固有的生理功能。如自身适应能力差,可出现机体内外失衡,导致心理混乱的状况。因此春季调节情志很重要。

(2)提倡户外运动:冬季日照短,紫外线不足,户外运动少,容易造成维生素 D 缺乏,为了积极预防佝偻病,春季来临之际提倡孕妇走出家门,多晒太阳,呼吸新鲜空气,适当的日光浴有利于钙的吸收及胎儿骨骼的生长,并可以防止孕期缺钙引起的小腿抽筋现象。另外,提醒敏感体质的孕妇,春季空气中花粉含量增高,户外运动应避免去人多拥挤之地,如出现过敏反应需及时就医。

(3)春季警惕病毒感染:风疹病毒是一种致畸病毒,主要经呼吸道传播,可以引起先天性心脏病、白内障、耳聋等先天畸形。早孕妇女不能接种风疹疫苗,疫苗中的病毒同样会毒害胎儿,孕妇应避免接触风疹患者,如有接触史,应尽快到医院检查血 IgG 抗体以早期诊断。春季是肝炎的好发季节,其中戊肝以孕妇及中老年多发,主要经消化道传播。预防戊肝需要做好个人卫生,饭前便后洗手,避免不洁饮食,消灭传播媒介灭蝇灭蟑等。

(4)科学膳食并补充叶酸:研究表明,叶酸有助于胎儿中枢神经系统的发育,我国每年约有 10 万名无脑儿出生,其发病率春季孕妇高于其他季节孕妇,叶酸的缺乏是重要原因之一,因此孕期补充叶酸非常必要,在水果、蔬菜、蛋黄及科学配方的孕妇奶粉中,叶酸含量较高,孕妇还可以口服叶酸片 0.4 毫克,每日 1 次。

169. 孕妇安度三伏天的注意事项

(1)衣着凉爽宽大:孕妇最好选择真丝或棉织的衣料做贴身的衬衣和内裤,轻软舒适,容易透湿吸汗,散发体温。衣着宜宽松,胸罩和腰带不宜束缚过紧,以免影响乳房增大和胎儿的发育。

(2)饮食新鲜多样:为了保证母体和胎儿的营养,孕妇在夏天要注意保持食欲。孕妇宜多吃新鲜蔬菜,如黄瓜、番茄、扁豆、冬瓜等,多吃新鲜豆制品,多吃西瓜,常吃鸡肉丝、猪肉丝、蛋花、紫菜、香菇等做成的汤,同时经常变换菜肴花样,既能增进食欲,又能满足孕妇需要的营养。

(3)温水擦洗淋浴:孕妇皮肤的汗腺分泌增多,毛孔扩张,出汗较多,应该经常用温水擦洗或淋浴,以保持皮肤清洁,预防痱子或皮肤疖子。用冷水洗浴,皮肤污垢不易消除,且孕妇受凉容易感冒;用热水泡浴,高温会伤害胎儿正在发育的中枢神经系统,造成胎儿畸形,故用温水洗浴为佳。洗澡时要特别注意乳房及外阴的卫生,不要坐盆浴,以免污水流入阴道引起感染。

(4)不要过于贪凉:孕妇从高温中进入冷气较大的房间,不宜待得过久,防止腹部受凉。乘凉时最好不要坐于风口,睡觉不能露天,躺卧也不能睡在水泥地铺的草席上。使用风扇时,不要直吹,风速宜缓或将电扇摇头。此外,孕妇不宜冷饮,以免寒伤肠胃,影响胎儿。

(5)保证睡眠休息:天热体力消耗较大,晚间又常因蚊子叮咬等因素睡眠不宁,孕妇就更易感到疲劳,所以要有一定时间的午睡,并注意工间休息。夏季,孕妇过度劳累容易中暑晕厥、胎动不安或流产、早产。

（6）心情愉快舒畅：俗话说"心静自然凉"。天热心情烦躁焦虑，会更觉热不可耐，这种情绪也会干扰子宫内胎儿生长的环境。相反，孕妇在炎热的季节中注意情绪的安静愉快，则心胸宽畅，能缓和酷热的不良刺激，有利于胎儿生长环境的安定平稳，也有利于胎儿神经的正常发育。

170. 孕妇安全过冬的注意事项

（1）注意衣着和起居：冬季气温很低，且温度变化较大，呼吸道的抵抗力降低时，极易患风疹、流感、水痘、流行性腮腺炎等病毒性感染，这些疾病对胎儿危害极大。因此孕妇应采取积极的态度，做好保健工作，防患于未然。主要做法是注意衣着暖和，外出时更要防止着凉受寒。同时，室内温度要尽可能保持稳定，以免温度变化太大，使身体抵抗力下降。冬季最好不要到剧院、商店等人多的公共场所去，以防止感染。当家中或单位中有人患病毒性疾病时，孕妇应注意避免与患者接触。

（2）注意晒太阳：要经常开窗通风，以保持室内空气新鲜，但应避免大风吹。孕妇还应经常晒太阳，以便身体对钙、磷等重要元素进行更好地吸收和利用。天气好时，可到室外去走走，接触阳光；天气不好时，也可在室内有阳光的地方接受日光照射。冬季每天至少应晒太阳半小时以上。

（3）注意避免摔伤：我国北方冬季气温很低，地上常常结冰，孕妇身体笨重，行动不便，极易摔跤或扭伤。因此，结冰季节孕妇尽量不要外出，外出时应特别小心谨慎，避开结冰地滑，以防发生意外。

171. 孕妇不宜做的工作

（1）从事化工生产的女工，由于要经常接触某些化学毒物，而这些化学毒物包括铅、镉、甲基汞、二硫化碳、二甲苯、汽油等，对母婴健康均可造成严重危害，并且极易造成婴儿先天畸形。所以，妇女怀孕应暂时调离工作岗位。

（2）孕妇接触电离辐射可以造成孩子小头畸形、先天愚型，甚至出现无脑儿的悲剧。接触电离辐射的工作有医疗或工业生产放射室、电离辐射研究及电视机生产等。

（3）医务人员在传染病流行期间，容易因密切接触患者而被感染，从而可能导致畸形。所以，医务人员在妊娠3个月以内，如正值疾病流行，即使不能暂停工作，也要格外加强预防保健。

（4）农村妇女怀孕以后同样要注意在生产劳动中加强自我保护，怀孕期间绝对不可接触农药。大多数农药可以引起孕妇流产、早产及胎儿先天性畸形。还要注意不要从事搬、拉、推、抬等重体力劳动。在乡镇企业工作的妊娠妇女要避免接触有毒物质。

（5）高温作业、震动作业、在噪声环境中工作、长期站立工作等，均可对母婴健康造成损害，影响优生优育。

孕妇还要注意避免以下工作：频繁上下楼梯的工作；震动或冲击能波及腹部的工作；不能得到适当休息的流水作业；长时间的站立；工作环境温度过低；高度紧张的工作；单独一人，没人协助的工作；在没有通风设备的机房中长时间工作。

以上所列情况均对孕妇的身体不利，必须暂时避开。所以，孕妇在孕期为了保证母婴的健康，应调换其他能够胜任而无害的工作。

172. 孕妇应保持良好的情绪

我们知道,胎儿确确实实能感受到母亲的一举一动、一言一行。从母亲输送给胎儿血液中的物质变化可以看出,也可以从孕妇从事重体力劳动引起胎动异常的感觉中体会到。所以,要重视妇女心理活动,首重修养。一教授在对大量的孕妇进行指导时认为,智力活跃、身心健康的婴儿,一般不会脱胎于酗酒、嗜烟、爱吵嘴、没修养的妇女。为了让自己的宝宝出生后身体健康、智力良好、性格温和,成为一个德、智、体、美全面发展的好孩子,孕妇应保持心情开朗、精神愉快,追求高尚的精神生活,如下棋、弹琴、书法、绘画、读书等,使自己产生良好的心理状态,避免处于焦急、忧虑、愤怒的精神状态。

173. 妊娠期间过性生活的要求

一般来说,妇女在妊娠的前 3 个月里要避免性生活,因为强烈的性冲动可引起子宫急剧收缩,导致流产。妊娠中期胎儿一般比较稳定,流产机会较少。但到妊娠的最后 1 个月要严禁性生活,以免引起羊膜早破、早产或感染羊膜,造成产褥热。妊娠中期的性生活虽不属绝对禁止之列,也要有所节制。过去有流产和早产史的孕妇,要遵照医生的嘱咐,在整个妊娠期间实行分床。

174. 妊娠期间做家务应注意的事项

孕妇在妊娠期进行一些家务劳动要以不感觉疲劳为宜,特别是在妊娠中晚期,身体行动不很方便,若自己很想干却又干不成,心情就易受影响,情绪多很烦躁。因此,孕妇应注意这些方面的情况。

(1)不要登高去打扫卫生,不要在扫除时搬动沉重的东西,因这些动作既危险又压迫肚子。弯腰用抹布去擦东西的活也要少干或不干,在妊娠后期最好是不干。冬天在寒冷的地方打扫卫生时,不能和冷水长时间打交道,因身体着凉会导致流产。同时,也别在庭院除草,因长时间蹲着,骨盆充血也易流产。

(2)做饭时为避免脚部疲劳、水肿,能坐在椅子上操作的就坐着做。妊娠晚期注意不要让锅台压迫已经突出的大肚子。有早孕反应时,烹调的味道会引起过敏,因此要想办法做那种不用加热就可以吃的饭菜,如有时利用冷冻食品和罐头等。

(3)每天出去买东西要选择人不太多的时候,把它当作是散步。因为在人群中,有时肚子会被别人的胳膊肘撞击而发生不测;当发生流行性感冒时,也易被传染上。去大商店尽量不要爬楼梯,要乘电梯。一次也不要买太多的东西,抱着很沉的东西不好走路,必要时可分几次去买,若想一次买很多容易保存的食物,要等丈夫一块儿去买才行。不要骑自行车出去买东西,特别是在妊娠早期,因骑自行车时腿部用力的动作太大,易引起流产。在妊娠期,动作的敏捷性降低,反应也比平时迟钝,所以应该时时处处地多加小心。

(4)熨衣服要在高矮适中的台子上进行,并且是坐在椅子上或站着干合适。抱被子和晾被子之类的事应由丈夫去做,因为孕妇做这些家务会压迫肚子,影响胎儿发育。

175. 孕妇的居室要求

孕妇在居住方面应注意以下几个方面。

(1)房间要清洁通风:一般房间没必要追求漂亮豪华,但要求有较好的通风。室内要整齐清洁,舒适恬静。

(2)温度要适宜:温度最好控制在 20℃～22℃,超过 25℃以上会让人感到精神不振、头昏脑涨、全身不适;温度太低,会影响人的正常工作和生活。调节温度有以下的方法:夏天室温高,可开窗通风,亦可使用电风扇,但别贪凉或对着风扇直吹,这样才不至于患感冒或生病。冬天,暖气取暖可调节室温,若以煤炉取暖,需防止一氧化碳中毒。因一氧化碳中毒而造成的缺氧对母婴都有害,所以即使在冬天,也要记住定时开窗使空气流通。

(3)湿度也要适宜:室内的空气湿度最好为50%。若相对湿度太低,会使人觉得口干舌燥、喉痛、流鼻血等。调节的方法是在火炉上放水壶、暖气上放水槽、室内放水盆或地上喷洒水等。如果湿度太高了,则室内潮湿,被褥潮湿,可引起消化功能失调,食欲降低,肢体关节酸痛、水肿等。调节的办法是:移走室内潮湿的东西及沸腾的开水,或打开门窗通风换气,以散发潮湿的气体直到适宜。

(4)不要放松柏类植物:在居室内放上几盆花,确实让人赏心悦目,有益身体健康。但孕妇所住的房间不要放松柏类植物。如果房间过小,气温高,较浓的松香味会影响孕妇的食欲,并会感到恶心、厌腻。洋绣球、五彩梅等植物会使人产生过敏反应,孕妇室内也不要养。

176. 孕早期避免长途旅行

孕早期特别需要静养,这一时期很容易疲劳,而且大多数孕妇有孕吐反应,长途旅行不论是坐飞机还是乘火车都会十分不舒服,并且对于异地的情况又不是十分熟悉,所以建议孕妇尽量避免孕早期长途出行,可将旅行计划推迟到孕中期。

177. 孕妇应常洗头洗澡

　　孕妇在怀孕期间由于汗腺和皮脂腺分泌旺盛,头部的油性分泌物增多,阴道的分泌物也增多,因此在孕期中应经常洗头洗澡,勤洗外阴,勤换内衣,以保持体表的清洁,促进周身血液循环和皮肤排泄作用。头部的油性物经清洗之后能保持头发清洁、光亮、柔软,全身清洁可促进血液循环,会阴部要坚持每天清洗,才可避免发生感染。

　　洗澡方式最好不用盆浴,而采用淋浴。淋浴可防止盆浴时传染病的细菌带入阴道,产后才不易引起产褥感染及多种传染病。在淋浴中要注意别弯腰,尤其是妊娠晚期更应注意;要扶着墙边站稳,不要滑倒;最好是请别人擦澡;洗澡水应保持在 34℃～35℃;洗澡时间不宜过长,空气混浊、温度高,特别是冬天有些人可能会生火取暖,这些都会降低空气中的氧气含量,再加上热水的刺激,使孕妇体内的血管扩张,这样血液流入躯干、四肢较多,进入大脑和胎盘的血液相对暂时减少,氧气的含量也会减少,而脑细胞对缺氧的耐受力很低,有不少孕妇就因此而发生昏倒。若孕妇洗澡时间过长还会造成胎儿缺氧,胎儿脑缺氧时间如果过长则会影响神经系统的生长发育。因此,孕妇洗澡时间不要超过 15 分钟,或以孕妇不出现头昏、胸闷为度。

178. 驾驶汽车会发生流产的原因

　　驾驶汽车会发生流产、早产的原因有以下三点。

　　首先是受到驾驶时姿势的影响。如果驾驶时身体过于向前倾,就会使子宫受到压迫。怀孕初期,子宫仍然很小,且由于它是在骨盆内,所以不会直接受到压迫。怀孕初期是最容易流产的一段时期,即使对子宫并没有什么直接的压迫,但是仍然会受到因为驾驶而产生的腹部压力的影响。所以,最好还是避免长时间驾驶为佳。怀孕 7 个月以后,采取前倾驾驶姿势就会直接压迫子宫而发生早产的情形。怀孕末期,子宫为了分娩做准备,宫口会稍微地张开一些。如果驾驶姿势过分向前倾,而使腹部压力不断地增加,便有早期破水征兆。此外,长时间屈伸工作或是拿过重的物品,也都是要避免的。

其次是由车身震动引起的不良影响。在崎岖的道路上驾驶而全身震动,不但会直接影响到妊娠子宫,同时也会刺激自主神经,使血压升高,心脏跳动增加,氧气消耗量增加。哺乳动物如果在怀孕期受到震动,母体的新陈代谢会受到阻碍而影响到胎儿,使胎儿流产或是婴儿期的死亡率增加。

第三个原因是驾驶汽车会令人精神紧张。妊娠期神经作用比平常要敏锐得多,因此很容易疲倦、心情不稳,且容易入睡。驾驶汽车如果精神过分地专注,上述这些情形就会加强,而且会令人觉得疲倦不堪、食欲缺乏。

基于以上几项理由,妊娠中若是短距离驾驶时,请不要采取前倾的姿势驾驶。如果路况不好,放弃长距离的驾驶比较安全。孕妇最好不要驾车。其他的交通工具如摩托车等,在怀孕期间是绝对不能乘坐的。

179. 在高层住宅的孕妇应注意的事项

在高层住宅这样的居住环境之下,流产、早产率比较高。这是因为越高层楼的人越需要走较多的路程,这并不是建议凡是怀孕的妇女就要变更住所,而是提醒注意下列几点:

(1)尽可能减少每天上、下楼梯的次数。买菜尽量每周采买 1

次。日常生活有计划,就可以省去许多出门走楼梯的次数。

(2)上、下楼梯不要着急,也不要提很重的物品上上下下。因为增加腹部压力容易发生流产、早产,也会造成妊娠末期早产、早期破水。

(3)对住所以外的楼梯也要注意,如天桥、地下通道、百货公司等地方。上、下楼梯不要太着急,尤其是在下雨天行走天桥时,更要注意别滑倒。

没有电梯的高层住宅比起有电梯的高层住宅除了流产、早产发生率比较高之外,还有孕吐多、妊娠高血压综合征、异常分娩(分娩费时多、出血多、早期破水等)也发生的较多。

180. 孕妇尽量不用化妆品

不少妇女怀孕后,由于内分泌方面发生变化,皮肤色素增加,面部出现了蝴蝶斑,她们想借用化妆品来掩饰这些改变。但是,有些化妆品有刺激皮肤、引起过敏等不良反应,使用不当反而会弄巧成拙。因此,孕妇尽量不用化妆品,尤其在使用下述化妆品时更应慎重。

(1)染发剂:据报道,染发剂对胎儿有致畸作用,甚至有致癌作用(如皮肤癌和乳腺癌)。因此,孕期妇女不宜使用染发剂。曾有一位孕妇前一天使用了某种染发剂,第二天就感到头痛,接着整个面部全肿了起来,眼睑肿胀无法睁开,随后还发生了先兆流产。

(2)冷烫精:进入孕中期以后,孕妇的头发往往比较脆弱,并且极易脱落,如采用冷烫精来做头发,会加剧头发的脱落。此外,也有报道冷烫精会影响胎儿生长发育。

(3)口红:口红是由油脂、蜡质、颜料和香料等成分组成的,含羊毛脂较多。羊毛脂既能吸附空气中对人体有害的重金属元素,又能吸附各种致病微生物,同时还有一定渗透作用。口红常在不知不觉中被"吃"进口中,因此涂口红对孕妇和胎儿都不利。

181. 家用电器对孕妇会有影响

在进入寒冷的冬季之后,许多家中无暖气设备的孕妇,都会程度不同的使用电热毯等家用电热器取暖。那么,孕妇能不能使用这些取暖设施呢?回答是:不能!据报道有一对年轻夫妇到产科门诊咨询,他们说在婚前检查中男女双方均健康,两人的职业一个是机关干部,一个是中学教师,也无特殊病史,但却生了一个畸形女婴,生后不久就死了,这是为什么?经过认真调查研究,原来罪魁祸首竟是孕期家中使用的电热毯。大量的调查研究已经表明,电热毯产生的磁场可导致胎儿畸变,孕早期使用电热毯是形成流产和导致胎儿发生畸形的危险因素之一。

其他家用电器如微波炉的使用不当或微波炉的质量不好,孕妇经常接触微波,也可导致胎儿畸形、自发性流产、死胎等。此外,空调器、电冰箱等的噪声,对孕妇及胎儿也有不可低估的影响。轻微的触电,对一般人来说并无多大危害,但对于孕妇却非同小可。国外曾有人对 6 名妊娠 20～40 周轻微触电的孕妇做过调查,她们并未发生知觉丧失和皮肤电灼伤,但其中两例触电后胎动次数明显减少,1 周后胎动停止并产出死胎;两例在触电后显示胎儿发育迟缓,也于 12 周后发生死胎;还有 2 例发生羊水过少症。

综上所述,当孕妇享受家用电器带来的方便与快乐时,也要注意保护自己,否则会对自己和胎儿造成危害,影响到优生乃至下一代的安危。妇女怀孕后,最好不要使用电热毯(特别是前 3 个月),少接触微波炉。孕妇卧室内家电不宜过多,尤其是彩电、冰箱、微波炉等,尽量不用空调。家用电器要定期检修,严防漏电。孕妇在使用家电时要格外小心,避免触电。一旦触电,即使没有感觉或只有轻微的麻木感,也应到医院进行产前检查,并对胎儿做必要的监护,以防万一。

182. 孕妇不宜去人多嘈杂的公共场所

在人多嘈杂、热闹拥挤的公共场所,存在许多对孕妇及胎儿不利的因素。因此,孕妇应尽量减少去公共场所的机会和次数。公共场所中不利于母儿的因素有下面几类。

(1)空气混浊,氧气含量低:许多公共场所,如电影院、剧院、车站、码头的候车室等地方,人多拥挤,空气污浊,抽烟者多,烟雾缭绕,二氧化碳多而氧气少。长时间处于这种环境中,孕妇就会缺氧,导致胎儿宫内缺氧。另外,孕妇吸入的混浊空气中,烟雾中的一氧化碳及其他有害成分(如尼古丁)可造成孕妇和胎儿被动吸烟,影响胎儿正常发育。因此,尽可能地不去这类公共场所。

(2)易感染疾病:孕妇的抵抗力差,而在这类公共场所中各种致病微生物的密度远远高于其他地区,尤其在传染病流行期间,孕妇很容易染上病毒或细菌性疾病(据对公共场所空气中有害病菌的检测发现,有害病菌量是非公共场所空气中病菌量的 $10 \sim 100$ 倍)。这些病毒和细菌对于抵抗力相对较弱的孕妇,则可能发生疾病,而对处于生长发育过程中的生命力较弱的胎儿来说,可能是危险的。

(3)噪声对胎儿的不良影响:各种车辆的轰鸣声及许多公共场所的高音喇叭和人的嘈杂声产生的噪声,对胎儿都很不利。噪声会使孕妇的神经系统受到强烈的刺激,并破坏心脏及血管系统的正常功能,使人体中去甲肾上腺素的分泌增多,从而使孕妇子宫平滑肌收缩,造成胎儿血液循环受阻,胎盘供血不足,引起胎儿发育不良。同时,这也是造成流产或早产的原因之一。有人还特别指出,孕妇最好不要到飞机场去,因为飞机起飞和降落时的高噪声对胎儿有明显的损害。

(4)易造成损伤和意外:公共场所人多杂乱,秩序往往不好,容易因临时原因而发生拥挤、骚乱、冲撞等。孕妇因行动笨拙,遇到突发事件时不能及时有效地保护自己或迅速脱离现场,常常被绊倒或摔倒或被冲撞。轻则孕妇受点轻伤、精神高度紧张,影响胎儿;重则不仅孕妇本人受损害,而且胎儿可能发生流产、早产,甚至死亡。因此,有身孕的妇女切不可凑热闹往人群多处跑。为了本人和未来孩子的安全,以不去人多的公共场所为好。

183. 养胎的五种方法

(1)神养:心情愉快,性格开朗,不仅可以增进机体的免疫力,同时还能促进身体骨骼的骨髓造血功能旺盛起来,使得皮肤红润,面有光泽。

(2)睡养:保证有充足睡眠及充沛的精力和体力,并做到起居有时、娱乐有度、劳逸结合。准妈妈们要学会科学地生活,养成现代科学健康的生活方式,不熬夜,不偏食,不吃零食,戒烟限酒,不在月经期或产褥期等特殊生理阶段同房等。

(3)动养:要经常参加体育锻炼,如健美操、散步、打球、游泳、跳舞等,可增强体力和造血功能。

(4)食养:女性日常应适当多吃些富含"造血原料"的优质蛋白质,必需的微量元素铁、铜等,叶酸和维生素 B_{12} 等营养食物。例如,动物肝脏、肾脏、血、鱼、虾、蛋类、豆制品、黑木耳、黑芝麻、红枣、花生,以及新鲜的蔬菜、水果等。

(5)药养:贫血者应进补养血药膳。党参 15 克,红枣 15 枚,煎汤代茶饮;麦芽糖 60 克,红枣 20 枚,加水适量煮熟食用;何首乌 20

克,枸杞子 20 克,粳米 60 克,红枣 15 枚,红糖适量,煮成仙人粥,有补血养血的功效。

184. 孕妇应注意睡眠姿势和时间

孕妇仰卧时,增大的子宫会压迫其后面的腹主动脉,影响子宫动脉的血流,造成胎盘供血不足,直接影响胎儿的生长发育;仰卧位还会造成下肢及阴部的静脉曲张、水肿,甚至溃破出血。所以,孕妇以左侧卧为好,左侧卧位可减轻向右侧旋转的子宫对右侧输尿管的压迫,降低右侧肾盂肾炎的患病率,对孕妇及胎儿极为有利。如果孕妇较长时间地用枕头、毛毯等物垫于右侧髋部,使骨盆向左侧倾,同样会起到左侧卧位相同的效果。

正常成人一般需要 8 小时睡眠时间,孕妇因身体各方面变化,容易感到疲劳,睡眠时间应比平时多 1~2 小时,最低不能少于 8 小时;妊娠 7~8 个月后.每天中午最好保证有 1 小时的午睡时间,最多不能超过 2 小时;有工作的孕妇睡不了午觉,在晚上就更需要多一些时间睡觉,或在工作岗位上注意休息。不要为了工作就减少睡眠,这样会严重影响胎儿的生长发育。

185. 孕妇睡眠质量不好的原因及对策

充足的睡眠与均衡的营养一样,对准妈妈来说都是非常重要的。但一些准妈妈原来睡眠正常,妊娠后明明很疲倦却总是睡不好。以下针对各种不同原因所导致的睡眠质量下降提出改善睡眠的对策,供准妈妈们参考。

(1)精神放松、保证睡眠:在孕早期有恶心、呕吐等反应,以及由于准妈妈体内激素的分泌,导致情绪不安,在一定程度上影响了准妈妈的睡眠质量。建议早一点儿上床睡觉,睡前放松情绪,适当降低卧室的温度,因为激素导致孕妇体温略微增高,将室内温度降低可以使人心平气和,易于入睡。此外,让爱人轻轻地拥抱和按摩都是很好的入睡方法,肌肤的接触不仅可以使身体平静,也可以让孕妇的心情愉悦。

(2)托起增大的腹部:随着胎龄的增加,胎儿体积变大,增大的子宫对下腔静脉及腹部一些脏器造成压迫引起不适。在妊娠后期应采取左侧卧位,必要时在肚子下或两腿之间放一个软枕。

(3)睡前少喝水应对尿频:由于妊娠后准妈妈的肾脏负担增加,需要比孕前多过滤 30%～50% 的血液,所以尿液也就多了起来。另外,随着胎儿的生长,孕妇的子宫变大,对膀胱的压力也会增大。综合上述因素,小便次数增多,不可避免地会影响孕妇的睡眠。夜间尿频的准妈妈睡前少喝水或饮料,应采取侧卧位,减少子宫对膀胱的压迫。

(4)避免腿抽筋、腰背痛、胃灼痛等孕期不适:时常发生抽筋的准妈妈平时要适当补钙,如果半夜腿抽筋醒来,可用力将脚蹬住床边的墙或下床站立片刻,这样会有助于缓解抽筋。另外,白天注意不要站立太久,以免下肢过度劳累,晚上容易抽筋。除了适当地运动,还应经常把下肢垫高,缓解疲劳。大多数孕妇由于胃-食管反流而感觉胃灼热,晚上睡觉前可在床边用保温杯准备好开水,半夜胃里不舒服时随手可饮,还可以试着将上半身用枕头垫高。腰背痛是由于身体负担过重所致,采取左右交替的侧卧位,可缓解腰背部的压力,也可以请丈夫适当按摩。

(5)纠正不良睡姿:在妊娠中后期,仰卧位时巨大的子宫压迫下腔静脉,使回心血量及心排血量减少而出现低血压,孕妇会感觉头晕、心慌、恶心、憋气等不适,影响睡眠。因此,从妊娠早期开始要养成侧卧的习惯,到了妊娠中后期,腹部巨大时宜采用左侧卧位,此种卧位可改善以上不适,还可以纠正增大子宫的右旋,减轻子宫对腹主动脉和髂动脉的压迫,改善血液循环,增加对胎儿的供血量,有利于胎儿的生长发育。

(6)解除精神压力:有些准妈妈因为担心胎儿的健康、畸形,甚至性别等,过分忧虑而困扰睡眠。对于这些准妈妈来说,解开心结,调整心态至关重要,可考虑参加分娩学习班或新父母学习班,以便对妊娠有充分的了解,打消疑虑。另外,睡前在清新的空气中散步,或者听听舒缓的音乐以放松情绪,有利于安稳睡眠,入睡前应避免进行压力大或很情绪化的讨论。

除了上述原因和对策外,睡前避免饮用含咖啡因的饮料,如汽水、咖啡、茶;养成有规律的睡眠习惯;没有尿频的准妈妈还可以在睡前喝 1 杯加了蜂蜜的牛奶,也有助于轻松入睡。夜间睡眠不好的准妈妈争取在午间睡 30～60 分钟,以弥补夜间睡眠的不足。

最后,要特别提醒准妈妈的是:睡眠不好时千万不可擅自服用安眠药。当上述对策无法改善睡眠时,应在产检时向医生寻求帮助。

186. 妊娠期避免胃灼热的方法

胃灼热是妊娠期最常见的主诉之一,可很早就出现,到了后期越来越严重。通常是由于胃和十二指肠内容物反流入食管引起的。之所以妊娠期如此常见是由两个因素造成的——胃肠动力降低及由于增大的子宫凸入腹腔压迫胃部所致。

对于多数妇女,这些症状并不严重,少食多餐及避免某些体位,如屈曲位、平卧位等可改善症状。如果吃得过饱就躺下肯定会引起胃灼热。

遵医嘱或药物说明书服用抗酸药会起到缓解作用,但不要过多服用。像氢氧化铝、氢氧化镁等抗酸药疗效很好，但是如果过量服用任何一种含镁的抗酸药都会引起镁中毒。不要用碳酸氢钠，因为钠的过量摄入会引起水潴留。

尽量食用不引起胃灼热的食物，而且要适量。如果觉得巧克力酒、麦芽酒不会引起胃灼热，则可适量饮用，但千万不要每餐都喝。妊娠期喜爱某种特定的食物有利有弊。总之，多吃些对孕妇和孕育的胎儿有益的食品是很重要的。

187. 妊娠期应保持大便通畅

妊娠时排便的习惯有所改变是很常见的。多数孕妇发现便秘次数增加，还常伴有不规律的蠕动，甚至流血概率也增加。

为了避免便秘发生，孕妇可做如下努力：增加液体食物的摄入；做一些体育运动；许多医生会推荐温和的泻药。某些食品如麸皮和梅干会增加孕妇的饮食量，或许还有助于缓解便秘。

如果没有医生的允许，千万不要用泻药。如果便秘是长期存在的问题，那就应与医生商讨该如何治疗。

188. 孕期对衣着和鞋袜的选择

妊娠后随着腹部隆起，准妈妈原来的衣物不能再穿了，为适应体型的变化和出于安全考虑，准妈妈的衣着和鞋袜需要有针对性地重新选择，以下建议供准妈妈们参考。

（1）外衣的选择：理想的孕妇服装应有助于修正膨胀的外形，既要考虑美观，又不束紧身体。根据不同季节，选择不同厚薄的外衣。在质料的选择上，冬天应选择保暖性好而又不至于太厚重的质料，夏天则应选择柔软透气、吸汗性好的棉质材料。在不太寒冷的季

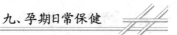

节,从肩以下宽松、无腰带的孕妇裙是最理想的。在不得不穿裤子的季节,要选择有弹性又适合腰围的裤子,注意腰带不能太紧。

(2)内衣的选择:内衣裤的选择应符合轻、薄、软、宽4个基本条件。妊娠初期,准妈妈的体形还没有明显的变化,还可穿普通的内裤。当妊娠4~7个月时,孕妇的腹部明显地隆起,这时期应穿着一些高腰而可把整个腹部包裹的孕妇内裤。到了妊娠后期,腹部严重突出并有很大的重量感,应选择一些有前腹加厚的内裤较为舒适。由于妊娠期间准妈妈内分泌的变化,皮肤会变得特别敏感,所以选择内衣、内裤的质料要以密度较高的棉质材料为佳,以防皮肤不适,还要根据不同时期乳房增大的情况配置棉质的、尺寸合适的胸罩来承托乳房,以免出现肌肉松弛及下垂的情况。

(3)鞋子的选择:妊娠时,准妈妈的身体重心向前移,需要改变身体姿势才能维持平衡,此时孕妇穿鞋要考虑安全性和舒适性。穿高跟鞋时腰和后背集中受力,有可能引起腰痛和脚跟痛,而且孕妇穿高跟鞋行走也不安全,因此不能穿高跟鞋;孕后期行动不灵便,也不宜穿容易脱落的凉鞋,以免绊倒;平底鞋比较安全,但缺乏支托作用,走路时震动会直接传到脚上,也不便于行走,同样会造成疲倦、腿痛、背痛情况。柔软而有弹性的坡跟鞋最为理想,鞋后跟的高度在2~3厘米,便于准妈妈保持身体的平衡,后跟必须宽大,能稳妥地承托身体;鞋底应是防滑设计,以确保准妈妈不易摔倒;鞋面应软而宽、鞋帮松软;面料有弹性,重量较轻;脚背能与鞋紧密贴合。随着体重增大,准妈妈的脚心势必要承受更重的压力,易形成扁平足状态,因此鞋底应与准妈妈的脚弓紧密贴合,能避免或减轻脚部疲劳、肌肉疼痛和抽筋等症状,需要时可用2~3厘米厚的棉花团垫在脚心部位作为支撑。妊娠中、后期,准妈妈弯腰系鞋带不方便,应穿便于脱的轻便鞋。此外,在孕晚期,有些准妈妈脚部出现不同程度的水肿、胀大,应选择比平时宽大1~2号的鞋子。大部分准妈妈在产后水肿消退会恢复到孕前水平,少部分人妊娠时脚会大1个码。

(4)袜子的选择:孕期提倡穿弹性好的连裤袜,避免穿环形带及口紧的长筒袜,因为它们可妨碍下肢静脉回流,加重静脉曲张,如果要穿短筒袜,应注意袜口松紧适宜,以不妨碍下肢血液回流为宜。

台湾作家廖辉瑛把孕妇形容为"挺身而出的美",合适而美观的穿着能展现出准妈妈特有的仪态美、自豪美,不但使自己的心情愉快,也有利于胎儿的健康发育。

189. 孕期对乳房的养护

随着孕周的不断增加,乳房也开始逐渐地变化。从妊娠4~5个月开始,乳房偶尔会有稀薄的液体分泌,乳晕的皮脂腺也开始分泌,为保证分娩后能正常哺乳,应该从现在起对乳房进行养护。乳房的养护主要从以下三方面着手。

(1)乳房的支托:妊娠后随着胸围的增大,应根据乳房的大小调换乳罩的大小和乳罩杯形状,并保持吊带有一定拉力,将乳房向上托起。应选用轻软、可以随意调整松紧的棉质乳罩,使乳房血液循环通畅,保证乳房发育良好。

(2)乳房的清洁:清洁乳房不仅可以保持乳腺管的通畅,还有助于增加乳头的韧性、减少哺乳期乳头皲裂等并发症的发生。在初乳出现阶段,初乳易在乳头处形成结痂,应该先以软膏加以软化,然后用温水擦拭干净。乳头应该保持清洁和干燥,但最好不要用肥皂水或酒精清洗乳头,因为这样会除去乳头周围皮脂腺分泌的保护皮肤的油脂,导致乳头过于干燥,很容易发生皲裂。准妈妈应专门准备一条干净毛巾,每天用温水清洗乳房,用毛巾摩擦乳头,有利于增强乳头的韧性,预防乳头皲裂。擦洗时注意动作不要粗暴,以免造成乳头的刺激感或酸痛。

(3)乳头的护理和矫正：正常的乳头为圆柱形，突出于乳房平面。如果乳头内陷，产后哺乳可能发生困难，甚至无法哺乳，乳汁淤积，可继发感染而发生乳腺炎。故对乳头内陷者，应于妊娠中期开始设法纠正。纠正方法是以双手大拇指置于靠近凹陷乳头的部位，用力下压乳房组织，然后逐渐向乳晕的位置向外推，每日清晨或入睡前做 4～5 次，乳头稍稍突起后，再捏住乳头颈部向外来回牵拉，使乳头凸起，每日 2～3 次，每次 10～15 分钟，一般经过 1～3 个月的矫正即可治愈。在做上述治疗时，还要注意将双手和乳房清洗干净，手法宜轻柔，以免造成乳头感染和损伤。对乳头短小者，可每日按摩乳头 2～3 次，每次 10～15 分钟，通过增加局部血液循环而促使乳头发育。按摩时一旦出现腹部明显疼痛或不适，应及时停止按摩，这种现象的发生可能与按摩刺激引发的子宫收缩有关。为防止发生早产，妊娠 36 周后应避免过度刺激乳头。通过适时矫治，大多数准妈妈都能在分娩后为宝宝进行母乳喂养。

190. 孕期的运动保健

　　运动对于任何妇女来说都很重要，人们对健康了解得越多，运动的益处也越明显。规律的运动可减少许多疾病的发生，如心血管病、骨质疏松、抑郁症、月经前期综合征及肥胖症。

　　作为孕妇，一定会关心运动是否有危险，那么妊娠时或在妊娠后是否能参加运动呢？

　　首先，孕妇的心血管功能应正常，这对于最终的分娩是很重要的。当然，运动也会有一定的风险，如母体体温升高、子宫血液循环减少、运动时腹部受伤等。

　　妊娠时适当运动是可行的，但不要让体温升得过高（超过38.9℃），而脱水更易加剧体温升高，因此在热天应避免长时间的有氧运动。在有氧运动中,血液重新分布,肌肉及皮肤中血液较多,而子宫、肝、肾器官中较少。因此,专家建议妊娠期间运动量应为妊娠前的70%~80%,保持脉搏在每分钟140次以下。

孕前参加运动,受孕后维持一定量的运动比受孕后再开始运动好得多,如果在妊娠前就参加有氧运动,那么受孕后可保持较低量的运动(如小跑、游泳、跳舞等);若出现出血或早产情况,应改选其他的运动方式。

女性在妊娠期间才开始有氧运动项目或加大运动量显然是不明智的,如果在妊娠前未曾有过规律的运动项目,那么妊娠后游泳及步行应对孕妇较为适合。

191. 孕期的运动宜忌

面对各种各样的活动,应咨询医生哪些能做。如果属于高危孕妇或曾有过多次流产史,在参加特殊活动之前,一定要向医生请教,因为现在不是训练和增加活动的时期。

(1)游泳:妊娠时,游泳对孕妇很有益处,可使身体感到舒适。水的支持和浮力可使身体得到放松。如果孕妇会游泳,应坚持在妊娠的整个过程一直游泳。如果不会游泳,在游泳池的浅池中锻炼也很惬意。

(2)骑车:现在不是学骑自行车的时候。如果孕妇会骑车并且有地方骑车,这是个非常有益的锻炼方式,但应有配偶和家人的陪同。

随着身体的变化,孕妇的平衡也在变化。这使孕妇上下自行车很困难,从自行车上摔下来会受伤并可能伤及胎儿。

静止的自行车锻炼适合于恶劣天气和后期妊娠。许多医生建议在妊娠的最后2~3个月应在静止的自行车上锻炼,以避免从自

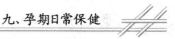

行车上摔下。

（3）散步：散步是妊娠期间的一个非常合适的锻炼。如果刚刚开始，请逐步增加散步的时间和距离，在适当的速度下走 1 000 米就足够了。散步对孕妇和她的丈夫来说是一个交流的好时机，即使天气不好，林荫道也可供散步，从而得到较好的锻炼。随着妊娠的发展，孕妇需要降低速度和减少路程。

（4）慢跑：许多孕妇在妊娠期间继续慢跑，这是允许的。但首先要得到医生确认，如果是高危妊娠就不宜慢跑。妊娠期间不是增加散步距离和为比赛而训练的时候，孕妇应穿着舒适的衣服和合适的鞋子，让自己有充足的时间放松下来。妊娠期间，孕妇需要减少跑的距离，甚至改跑步为行走。如果在慢跑后发现有疼痛、痉挛、流血或其他的症状，应立即去看医生。

（5）其他的体育活动：网球和高尔夫球是安全的，但锻炼的机会很少。妊娠期间骑马是不可取的。要避免滑冰。保龄球很合适，尽管锻炼运动量大小不一。妊娠后期应小心，如果出现背部紧张，身体的平衡发生了变化，这时保龄球就不适合了。

192. 孕妇补钙要适当

钙是人体内必不可少的一种元素。钙是人体骨骼、牙齿的重要组成成分，钙参与神经、骨骼、肌肉代谢，并维持正常神经肌肉的兴奋性。妊娠的妇女除需满足自身需要的钙外，还要供应胎儿所需，故需要增加钙的摄入。如果妊娠后钙摄入不足，将影响胎儿乳牙、恒牙的钙化和骨骼的发育，也会导致孕妇出现小腿抽筋、倦怠，产后出现骨软化和牙齿疏松或牙齿脱落等现象。

（1）钙需要量：中国营养学会推荐，妊娠前 3 个月，每日钙的需要量为 800 毫克。随着胎儿的发育，钙量在妊娠中期（4～6 个月）

为1000毫克,妊娠后期(7～9个月)为1500毫克,乳母期为1500毫克。孕妇补钙应以食物为基础,尽量从膳食中获取钙,多选择富含钙的食物,如奶和奶制品、豆类、豆制品、绿色蔬菜、各种瓜子、虾皮、海带、紫菜、芝麻酱等。当食物中的钙补充不够时,缺钙的孕妇可在医生指导下服用一定剂量的钙制剂。

(2)科学补钙:目前市场上的补钙制剂有200多种,而且还有新的品种不断出现。但其中所含的成分主要还是碳酸钙、乳酸钙、枸橼酸钙和葡萄糖酸钙等几种。不同的是,有些钙剂以动物新鲜的骨骼或珍珠粉、贝壳等为原料,有些则是化学合成的。补钙制剂中钙元素的含量差异很大,少则每片含25毫克,多则含500～600毫克。孕妇补钙还可以结合自己的工作、生活环境等情况选择一些含有其他营养素的补钙制剂,如缺少室外活动的孕妇可选择含有维生素D的钙制剂等。

有的准妈妈在妊娠中期出现小腿抽筋而大量服用钙片。其实服用钙片过多,不仅容易造成胎儿颅缝过早闭合导致难产,甚至会使胎盘过早老化引起胎儿发育不良;庞大的子宫压迫盆腔血管和输尿管,如果再加上高钙尿,则增加了形成尿路结石的危险性。另外,钙摄入量过高不利于其他微量元素,如铁、锌、镁、磷的吸收利用,尤其是缺铁容易引起贫血;高血钙还可能降低锌的生物利用率,当每日钙摄入量接近2000毫克时,锌的吸收率则由24％降至2％;当血中钙与镁之比大于5时,就会出现镁缺乏症,同样影响胎儿的发育。因此,孕妇补钙要适当,尤其要注意微量元素之间的平衡,否则容易顾此失彼。

各种营养素在体内都有其独特的重要作用,并非只有钙最重要。在孕期满足人体对各种营养素的需要,才是母婴两代人健康的基本保证。

193. 孕妇应注意补铁

饮食补铁或通过产前维生素及含铁药物补铁,对妊娠期的孕妇来说是最重要的一种补充途径。

如果是服药补铁,每日为 60 毫克,这也就是相当于产前维生素中铁的含量,而贫血的孕妇需要 2 倍或更多的铁剂。铁可能不好吸收,还会引起胃部不适或便秘。但如果准妈妈贫血需要补铁,那就让医生帮助解决这些问题。

194. 正确饮用液体的方法

妊娠期内补充液体是非常重要的,当有充足的液体供应时会感到很舒服。许多患有头痛或其他疾病的孕妇发现摄入大量的液体可以减轻她们的病情。最好不要饮用含大量热能的液体,饮用白开水或掺入少量果汁就可以,会觉得它非常可口与清爽。正如前面所说的那样,妊娠期身体发生最大的变化是血管系统的变化,孕妇的血容量将增加 50% 或者更多,为了适应这样的变化,就必须摄入更多的液体。但是,晚上临睡前尽量少喝水,以免多次起夜。有时即使减少了饮水量,仍然会觉得似乎总有尿意,这只不过是正常生理现象,对此无须担心。

195. 妊娠期注意阴道液体的流出

随着妊娠时间的不断推进,子宫变得越来越大,越来越重。由于子宫位于膀胱后,随着子宫的不断增大,膀胱会受到越来越大的压力,会经常发现内裤潮湿,这到底是尿液还是羊水漏出。当羊水破裂后,孕妇会感到一股液体不断地从阴道内流出,一旦发现这种情况应立即报告医生。羊水流失或羊膜破裂是妊娠中出现的非常严重的问题。

196. 孕期警惕摔跤损伤

孕期不慎滑倒经常发生,幸运的是这不会对母亲和胎儿造成太大的损害。这是由于子宫位于骨盆内,骨盆起到了很好的保护作用,这一点在妊娠早期尤为明显,另外由于羊水的缓冲作用使胎儿不会受到外力的严重冲击,同时子宫壁和腹壁也起到了保护作用。

(1)摔跤后应注意的问题:摔跤后有一些症状应引起准妈妈的重视,它们可能引起严重的后果,如①出血。②阴道内流出液体可能预示破膜。③严重的腹痛。④胎盘破裂。是摔跤和受伤后发生的最严重的情况,容易导致流产。⑤摔伤后造成骨折。

摔跤后仍能感受胎动,这表示胎儿还是正常的。

(2)检测胎心:如果摔了跤,立即与医生联系做详细的体检,并对胎儿进行监测,听到胎心音后可以使孕妇松一口气。

(3)处理:腹部轻微的损伤可按一般原则处理,尽量避免X射线拍照。超声检查是必要的,这项检查通常根据个人情况来判断,可以观察是否有严重的并发症或受伤的程度。

由于妊娠导致平衡机制的某些变化,此期的孕妇可能会感到头晕,因此笨重的身体保持平衡是必要的,应注意避免摔跤,以免伤及自身和胎儿。许多孕妇曾经从楼梯上摔倒过,尤其是在冬天湿滑结冰的路面上,或某些光滑的地面也易使人滑倒,在这些地方一定要特别注意。

当腹部越来越大时,孕妇应该尽量缓慢活动,记住,再也不能像以往那样跳跃和飞速地转弯了。

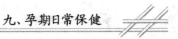

197. 孕期的口腔卫生保健

在日常保健中,孕期口腔卫生很重要。怀孕后,由于内分泌的作用往往使口腔中的唾液变为酸性,加之早孕时偏好酸性食物,胃部常泛酸水至口腔中,这会引起并加重龋齿;口腔细菌分泌的毒素作用可引起牙龈炎,有时还形成触之易出血的硬肿块。因此,准妈妈要比以往更注重口腔卫生,不能刷牙时可选用漱口水替代。如果有必须拔掉的牙齿,宜在妊娠3~7个月之间进行,避免引发流产和早产。

198. 孕期尽量远离电脑和手机

电脑视屏的电离辐射对胎儿发育是否有影响呢?从事电脑操作岗位工作的准妈妈是否需要调离工作岗位?这是近年来备受人们关注的话题。从目前的研究资料来看,孕期电脑操作是否增加自然流产及出生缺陷的危险性尚未能最后确定,但也不能完全排除,这有待做进一步研究。值得注意的是,电脑操作对妊娠的影响可能与工作时间的长短有关。我国目前还没有关于这方面的任何规定。

日本在《VDT作业劳动规则指标》中规定:"在异常妊娠的原因是否可由于VDT(视频)作业的影响这一问题未得到证明以前,孕产妇不得参加VDT作业。"

对从事电脑操作的准妈妈给予建议如下:

(1)有条件时,可以在微机的荧光屏上附加一个安全防护网或防护屏,以进一步吸收可能泄漏的X射线。据介绍,这样可以增加画面的清晰度,保持眼睛的舒适度,并且能消除100%的静电和绝大部分的辐射。

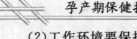

（2）工作环境要保持良好的通风,以保证空气的新鲜,这一点对于与复印机共用的机房更为重要,因为在这种工作条件下会产生一些臭氧等有害气体和粉尘,操作人员长年累月在此环境中工作,也可能会影响健康。

（3）尽量缩短每天电脑操作的时间,减少受到的电离辐射量。对于长时间坐姿工作的准妈妈,应每隔一段时间（40分钟左右）起来活动一下,以利于血液循环。

（4）科研人士进行的一项测试显示,手机在接通时产生的辐射比通话时产生的辐射高 20 倍,因此当手机在接通阶段,使用者应避免将其贴近耳朵,这样能减少 80％～90％ 的辐射量。怀孕初期的妇女还是尽量不使用手机为好,更不应将手机挂在胸前,以减低辐射对体内胎儿的影响。

199. 孕期应做好母乳喂养准备

如果下决心要用自己的乳汁喂养宝宝,那么从怀孕开始时就应该为将来的母乳喂养做好各方面的准备。

（1）注意孕期营养:在整个孕期和哺乳期都需要足够的营养,多吃富含蛋白质、维生素和无机盐类的食物,为产后泌乳做准备。

（2）孕妇应注意乳头、乳房的护理:乳房、乳头的正常与否会直接影响产后哺乳。在孕晚期要做好乳头的准备,如清洁乳房后用羊脂油按摩乳头,增加乳头柔韧性;由外向内轻轻按摩乳房,以便疏通乳腺管;使用宽带、棉质乳罩支撑乳房,可防止乳房下垂。扁平乳头、凹陷乳头的孕妇,应在医生指导下使用乳头纠正工具进行矫治。

（3）定期进行产前检查:发现问题及时纠正,保证妊娠期身体健康及顺利分娩,是妈妈产后能够有充足乳汁的重要前提。

（4）其他:了解有关母乳喂养的知识,取得家人,特别是丈夫的共识和支持,树立信心,下定决心,这样母乳喂养才容易成功。

200. 妊娠期情绪的放松练习指导

如果妊娠期间情绪紧张、焦虑,肌肉就会变得僵硬、紧绷,这会使孕妇不舒服并影响胎儿。有研究指出:婴儿出生后若表现出紧张和焦虑的情绪,往往是由于他们的母亲在妊娠期间常处于紧张的状态。学会放松自己是为分娩做好准备,分娩时孕妇的肌肉会因子宫收缩而自行绷紧,放松有助于应对分娩时的疼痛,并使情绪稳定,还有助于保持精力,不至于很快就疲倦。产前训练班一般都有放松和呼吸练习课程。

(1)放松练习要领:穿上宽松的衣服,以轻松的姿势躺在床上、地板上或沙发上,用枕头或靠垫将身体靠好。由下往上开始做放松练习:先收紧脚掌上的肌肉几秒钟然后放松;接着逐一收紧、放松小腿、大腿、臀部、腹部、手掌、手臂的肌肉。最后是脸部,紧闭双目皱起眉头,再睁开双眼舒展眉头;尽力张开下巴然后放松。再做1次同样的练习,只是这一次是从脸部开始向下做,完成这套练习后,身体会感到十分沉重无力。这套练习每天至少要做1次。让丈夫按摩妻子疼痛的脚或其他难以触及的部位以帮助其放松。

(2)呼吸练习:安静的时刻,一人独处,读书或听听音乐有利于孕妇舒展心胸,放松紧张的情绪。妊娠期间学一点儿呼吸技巧,控制好呼吸有助于分娩时放松紧张的情绪,免于恐慌。练习用鼻子深吸气,然后慢慢从口中呼出,呼气时尽量放松肌肉,不能憋气,否则会紧张。

201. 为分娩做准备

随着妊娠的进程,孕妇最好为分娩做些准备。从 30 周开始抽出时间来做运动,这有利于孕妇掌握分娩时采取适当的姿势,并使孕妇懂得如何放松。

(1)分娩的姿势

①下蹲式。下蹲式是最好的分娩方式,因为这种姿势利用了重力的牵拉作用,使胎儿顺产道而下。下蹲运动会使骨盆开至最宽,有助于会阴部(肛门和阴道之间的区域)伸展,防止在分娩过程中撕裂会阴。令人遗憾的是,大多数妇女在日常活动中很少下蹲,因此最初练习下蹲较为困难。孕妇可以先坐在矮凳子上来练习下蹲动作,把双脚的间距放宽,身体前倾,背部挺直,用力将膝关节和肘关节一起向外展开。一旦骨盆联合处变得柔软有弹性,孕妇也适应了这种姿势,便可以不借助矮凳子用自己的双腿下蹲,以承受自身的体重。也可以利用椅子下蹲,用它来帮助平衡,如果脚后跟不能落地,用卷起的毯子或毛巾垫在脚后跟下。

②盘膝坐式。这个姿势能加强大腿的韧性,也有益于保持下蹲姿势持久,还能改善骨盆的柔韧性。如果一开始采用这种姿势有困难,可以用一个垫子支撑在大腿下面,或将身体靠墙挺直。当孕妇处于这一姿势时,请把注意力集中在呼吸和放松技巧上。背挺直坐着,双脚脚底靠在一起,把脚跟朝会阴方向牵拉,并用双臂将大腿往下压。

(2)增加顺产的方法:常言道,谋事在人,成事在天。顺产与否虽然不能百分之百的人为控制,但准妈妈要有足够的防范意识,还是有一些方法也可以帮助增加顺产的可能性。

①选择合适的受孕时机。包括妊娠的年龄和准父母的健康状

况等。23～30 岁为最佳生育年龄,超过 35 岁属于高龄初产妇,妊娠与分娩的危险系数随着年龄的增长而升高。另外,夫妻双方做一次健康检查,排除不利于生育的因素,做好身体和心理两方面的准备再妊娠。

②孕期合理营养,控制体重。一方面,如果准妈妈患有与营养、体重有关的妊娠并发症,如重度贫血、妊娠高血压、妊娠糖尿病等,都有可能增加难产的机会;另一方面,胎儿的体重超过 4 千克(医学上称为巨大儿),分娩时不容易通过产道,难产率会大大增加,而不得不做剖宫产。为了控制新生儿的体重,在妊娠期间,孕妇应适当增加运动量,多吃新鲜蔬菜和含蛋白质丰富的食物,少吃含糖类、脂肪量很高的食物。最理想的妊娠体重在孕早期 3 个月以内增加 2 千克,中期妊娠 3～6 个月或末期妊娠 7～9 个月各增加 5 千克,前后共 12 千克左右为宜。如果整个孕期增加 20 千克以上,就有可能使宝宝长得过大。

③孕期体操。孕期体操不但有利于控制孕期体重,还可以增加腹肌、腰背肌和骨盆底肌肉的张力和弹性,使关节、韧带松弛柔软,有助于分娩时肌肉放松,减少了产道的阻力,使胎儿能较快地通过产道。当然,妊娠毕竟是个特殊的生理过程,准妈妈在练体操时要注意运动时间、运动量、热身准备,防止过度疲劳和避免宫缩。另外,有习惯性流产史、早产史,此次妊娠合并前置胎盘或严重内科并发症者,不宜做孕期体操。

④定时做产前检查。定期检查能连续观察各个阶段胎儿发育和孕妇身体变化的情况,如胎儿在子宫内生长发育是否正常,孕妇营养是否良好等;也可及时发现孕妇常见的并发症,如妊娠高血压、糖尿病、贫血等疾病,以便及时得到治疗,防止疾病向严重阶段发展而影响胎儿经产道分娩。

⑤矫正胎位。在妊娠期间,胎位也可发生变化,如果及时发现

就能适时纠正。胎位不正是难产的主要原因之一，因此在妊娠后期，通过膝胸卧位或外转胎位术等方法进行纠正非常重要，如纠正无效，则有可能需要施行剖宫产分娩。

⑥做好分娩前的准备。准妈妈应通过孕妇课程、科普读物或咨询产科医生了解有关分娩的知识，消除对分娩的恐惧，掌握分娩时的一些技巧，建立顺产的信心。妊娠末期尤应放松心情，注意休息，避免劳累和独自外出，并及早准备好入院分娩的物品，以免临产时延误了到医院的时间，增加难产的可能。

⑦陪伴分娩。如果分娩时有一个妇产科的专业人员，一对一地全程陪伴产妇，随时观察产妇的情况，在分娩的每个步骤指导产妇如何配合，同时对产妇进行精神安抚和心理疏导的话，对产妇缩短产程，顺利分娩无疑是大有帮助的，这就是新兴的分娩方式——导乐分娩。当然，到目前为止"导乐分娩"还未广泛普及，只有某些大城市的部分医院开设了。即使没有条件进行"导乐分娩"，丈夫和家人如果能够一直在产妇身边，给产妇照顾和鼓励，也是很重要的。

202. 分娩技巧的练习

(1)各产程中呼吸技巧的运用

①第一产程早期。宫缩很轻微，产妇可以在整个宫缩期间做深的均匀呼吸。对宫缩不要紧张，而应对每次宫缩都要做均匀而缓慢的呼气。

②第一产程后期。开始呼气，然后在宫缩中进行轻轻地短促呼吸。当宫缩过后深吸一口气松弛一下，以对自己及周围的人给出宫缩已过去的信号。

③过渡阶段。试采用最浅表的呼吸——仅用口呼吸，不要换气过度，以免身体缺乏二氧化碳。如果觉得头晕眼花，接生助手会在

产妇呼吸时用手做杯状蒙着孕妇的口、鼻部。

④第二产程。做深吸气并忍住,让气往下压,使得骨盆底往外膨出,使推力(产力)长而平稳。如宫缩仍强烈,再重复1次,宫缩过后要慢慢且轻轻地躺下。

(2)减缓疼痛的秘诀:当宫缩开始时,可做腹式深呼吸或腹部按摩。感到腰部胀痛时,做腰部按摩和用力深呼吸也能减轻疼痛。

①腹式深呼吸的运用。腹式深呼吸具有稳定情绪的效果(镇静效果),反复地做,可减弱因子宫收缩而引起的强烈刺激。此外,腹式深呼吸还可防止胎儿氧气补给功能的低落,借此项运动可松弛产道周围肌肉,促进子宫口的扩张。一般而言,在分娩的第一期,产妇容易焦躁不安,为了稳定情绪,可做腹式深呼吸,便能轻松、快速地度过第一期。

②仰卧腹式深呼吸的方法。两腿轻松地张开,膝盖稍微弯曲。两手的拇指张开,其余手指并拢,轻放在下腹部围成三角形。两手的拇指约位于肚脐的正下方。深吸气时,使下腹部膨胀般地鼓起。呼气时,使下腹部凹陷般地恢复原状。

③侧腹式深呼吸的方法。两膝轻松的弯曲,身体下方的手肘也弯曲,手掌放在脸旁。身体上方的手,像是要抱住腹部似的向下腹部斜滑抚摸。深呼吸的方法、练习的秘诀等,与仰卧的情形相同。

④练习的秘诀。腹式深呼吸是最重要的基本动作,要反复练习,直到能持续30分钟左右也不疲倦为止。由于刚开始容易感到疲倦,所以逐渐延长练习时间即可。做腹式深呼吸时,胎动较为活跃,但不必担心。最初即使用力也无妨,只要尽量使腹部膨胀即可。当腹部膨胀至最大极限时,再慢慢地呼气,也就是反复"膨胀""呼气",多练习几次就能做得很好。反复练到习惯时,只要一吸气,腹部就会自然鼓起。尚未习惯时,可能会做出肩膀用力、腹部稍稍鼓起、只有上腹部鼓起或胸部鼓起后腹部才鼓起等笨拙、不灵活的动

作,但只要多练习几次,动作就会正确。

⑤腹式深呼吸时辅助动作的运用

●腹部按摩。宫收缩增强时,也就是第一期过半之后,可并用此法以缓和收缩的感觉。腹式深呼吸的同时,可以一面用双手在下腹部做回转运动,一面轻轻地按摩,也可采用直线运动的按摩方式。侧卧时,则以单手做同样的回转或直线按摩。无论是仰卧或侧卧,都不可用力按摩耻骨正上方,如果过分刺激这个部位,可能会阻碍子宫口的扩张。另外,还有按摩腰部的方法,但自己无法做,必须借助他人。

●压迫法。这是在第一期过半之后,当子宫收缩逐渐增强,无法充分做腹式深呼吸的吸气及呼气时所采用的一种辅助动作。做腹式深呼吸的呼气时,以拇指或其余手指压迫腰内侧。此外,还可将拳头放在后腰,以缓和腰部的沉重感,但时间不可太长。

(3)分娩时巧用力:当子宫口全开后,子宫收缩会使胎儿逐渐下降到骨盆的出口。此时如果加上用力的动作,可促进分娩,并缓和子宫收缩引起的强烈刺激,使产妇轻松地度过这段时期。

所谓的"用力",与单纯的"使劲""用劲"不同。用力形成的腹压若不能顺着产道的方向,就毫无意义。简单地说,就是必须和排便时的用力方法相同。或许有人会认为"那太容易了",但分娩时是躺着而非蹲着的,所以用力并不简单,而且容易使人焦躁不安。

①仰卧时用力的方法。两脚充分张开,膝盖弯曲,后脚跟尽量靠近臀部。两手抓住床头的栏杆或两侧的把手。先充分吸气,从鼻子呼气的同时停止呼吸,几秒钟后再慢慢像是要排便或撑开肛门似的逐渐用力。此时要紧闭嘴唇,直到最后都不要让空气漏出来。从吸气、用力到呼气完毕,大约需要 25 秒钟。

要确定用力的方法是否正确时,只要将手掌放在肛门附近,便可得知。方法正确时,手掌会被推向前;错误时,手掌几乎毫无感觉。此外,正确的用力力量十分平均,如果只感觉手掌的前半部或后半部受推挤时,就表示方法错误。练习中如发现有以下情况时,请加以改正:

●只有腹部鼓起。问题在于吸满气后,在呼气之前没有暂时停止呼吸就突然开始用力,或是把停止的气送进腹部,因此造成这种情形。

●只有面颊鼓起。这也是停止呼吸的方法错误所造成的。与前项的情况相同,因吸气、呼气间没有暂时停止呼吸,使气没有留在胸部,而跑到口中去了。

●身体向上滑。用力时,双手用力过度就会造成这种情形。有这种倾向时,只要双手稍微向下移,减弱手腕的力量,即可改正此项缺点。

●身体向下滑。与上面的情形相反,当双手用力往后推或手握的地方太低时,就容易发生这种情况。总之,手握的地方太高就往下移,握的地方太低就往上移,如此反复调整,就能找到适当的位置。

●背脊挺起。下腹部用力过度,或吸气时想吸足气所造成的。

●臀部抬起。背脊、臀部、双脚应处在同一平面上。如果重心过分放在双脚,就会使臀部抬起。

●用力无法持久。吸足气后没有暂时停止就马上用力,用力自然无法持久。

用力的秘诀是,吸足气暂停几秒再开始用力。

②侧卧时用力的方法。侧卧时,身体下方的手肘稍微弯曲,手掌放在脸旁。双脚并拢,膝盖尽量弯曲,手抱住身体上方的大腿靠近臀部的地方。用双手抱也可,只是侧卧时,在身体下方的手容易疲劳。头部不可弯得太低,背脊拱起至眼睛看得到肚脐的程度。胸部先充分吸气,然后与仰卧的情形相同,暂停数秒后再用力。此时,背脊要挺直,不可拱起,臀部向后突出般地出力。头部弯得太低或

不抱住臀部而抱住膝盖,都是错误的用力法。

这种用力地姿势就好像排便时的姿势一样,任何人都能轻易做到。因此,当产妇采用仰卧的姿势无法有效的用力时,不妨先以侧卧的姿势做,等感觉较顺时,再换回仰卧的姿势做。

③仰卧时抱住双腿的用力法。举起双脚,双手从外侧抱住膝盖的内侧,双腿尽量靠近下腹部的两侧,并充分地张开。此时,大腿如果充分张开,与其说是双手抱住双腿,不如说是用双手将双腿抱起来。双手不可握在一起,而要各自握拳,双腿才能充分张开。用力地同时,使下颏贴近胸口,双腿尽量张开。

如果双腿没有充分张开,反而并拢在一起,或是吸足气后马上用力,只有腹部鼓起时用力效果自然不佳。原本应贴近胸口的下颌向上突出,或用力时支撑腿部的力量比抱住腿部的力量强,使得臀部下滑,如此都无法达到良好的效果。

真正需要用力地分娩第二期,初产需 2~4 小时,经产约需 1 小时。这段时期,每 2~3 分钟宫缩 1 次,1 次收缩约持续 1 分钟。

为了轻松地度过这段收缩期,使胎儿早点生出来,在持续 1 分钟的收缩时间内,必须至少用力 3 次。这是由于 1 次的用力,如前所述,从吸气开始之后,有 15~20 秒钟的有效时间。以 1 分钟收缩用力 3 次来计算,1 小时要用力 45~60 次,2 小时 90~120 次,4 小时 180~240 次。因此,为了避免消耗体力,必须尽量达到用力的效果,方法正确时,可使 4 小时的分娩缩短成 2 小时。方法错误时,即使经过 4 小时,分娩也可能只进行到 2 小时的程度。

分娩时,产道并非已完全扩张等待胎儿的通过,而是要靠母亲正确的用力方法使胎儿以前进 2 步、后退 1 步的形式,逐渐向前进。如果用力的方法错误,无法产生前进 2 步的力量,而且又在此松一口气,变成进 1 步、退 1 步时,胎儿就会滞留原地不进不退了。

因此,在耗时的第二期,最好成"侧卧式"为主要的用力法,并可

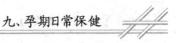

以采取左右交替的姿势来做。

当分娩进行顺利，开始消毒外阴部时，为了保护会阴，助产士会要求产妇改以仰卧式的用力法。如果以这种姿势无法有效用力时，可以先采取仰卧抱起双腿用力，没问题后，再放下双腿用力。

(4)短促呼吸的运用：胎儿的头部露出外阴后不久，头部最宽的部分就会通过外阴，再靠子宫收缩的力量就已足够，不需再用力。产妇一旦用力或发出声音，就会使胎儿头部受压迫，而使伸展变薄的会阴部(肛门与阴道之间)裂开。为了防止这种情形，并方便助产士工作，可利用短促呼吸取代用力。

短促呼吸是在分娩第二期的最后阶段所做的动作，且只做 1 次(1 次 1 分钟，有时必须反复做几次)，由于时间短促无法修正，所以决不可轻视它的重要性。正确的方法如下：

①仰卧，膝盖弯曲、双腿充分张开，双手交叉握在胸前。

②按平常的方式吸足气后，立刻快速地呼气，再反射性地吸气、呼气，反复做短促急速的呼吸，如同长跑后自然而然的急促呼吸。

做的时候要能听得到"哈！哈！"急促的呼吸声。如果中途感觉呼吸困难，则是将"呼气—吸气"的顺序搞错了，而变成"吸气—呼气"所造成的。呼气量与吸气量必须相等，否则会感觉呼吸困难，此时要立刻中断。短促呼吸时，呼气量多半多于吸气量，所以吸气时要大口大口地吸。进入呼吸运动前的吸气，如果吸入的量比平常多，或以全身做运动时，下半身容易摇晃，造成助产士工作上的不便。

分娩前只要记住秘诀，就能快速学会短促呼吸的方法。最主要的是，记住它的呼吸量与平时相同，只是速度较快而已。如果还不会的话，请捏住鼻子、张开嘴巴，暂停呼吸数秒后再吸气，然后以这种状态呼吸，再稍微加快速度即可。

从妊娠第十个月开始，最好每晚练习 1 次，等熟练之后再配合用力一起做，试着练习在用力的途中突然转成短促呼吸，直到配合

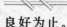

良好为止。

（5）各辅助动作的运用

第一期：以腹式深呼吸为主，必要时再加上按摩、压迫等法。从第一期结束开始，为缓和收缩刺激，可并用侧卧的方式轻轻用力。

第二期：前半段以侧卧式用力法为主，至临产状态看得见胎儿的头部时，则以仰卧式或仰卧抱起双腿的用力法为主。胎儿的头部出来后，再依助产士的提示，改做短促呼吸。

第三期：胎盘娩出时，要遵照助产士的提示，轻轻地用力。

一定要坚持练习，在分娩时会受益匪浅，否则当躺在床上时后悔就来不及了。请相信，此秘诀一定会使孕妇顺利、轻松地度过各产程中的最痛苦时期。

203. 多胞胎的特殊性及分娩方式

多胞胎妊娠很可能会出现自发流产。有时候可发生个别胎儿死亡，其余胎儿依旧存活的情况，这时候就不容易看出来是否多胞胎妊娠，这主要取决于这一情况是什么时候发生的。即使这样妊娠仍可继续，只是在分娩后，在胎盘表面常可以看到一个淡淡的影子，称之为纸状胎。与单胎相比，多胞胎可导致胎儿病死率上升。一些医院报道，多胞胎的胎儿病死率可高达10%或更多。

多胞胎引起的主要问题是造成早产。因胎儿数增加，妊娠期短，胎儿出生体重就会下降。双胞胎平均妊娠时间是37周，三胞胎则为35周左右。多胞胎妊娠会导致胎儿畸形率增加，约是单胎的2倍。畸形在同卵双生儿中比异卵双生儿更为常见。怀有多胞胎的孕妇必须意识到多胞胎的妊娠会导致胎儿出生体重下降和早产的发生。为了减少胎儿的损伤和死亡，请按医嘱做，医生会为孕妇和胎儿的健康考虑。

对多胞胎妊娠采取措施的主要目的是尽可能延长妊娠时间,避免早产。最好的办法是卧床休息。在妊娠的全过程不能像过去那样活动,否则会对胎儿不利,增加早产的可能。

多胞胎妊娠时,孕妇对热能、蛋白质、无机盐、维生素,以及必需脂肪酸的需求也随之增加。怀有多胞胎后,孕妇每天的能量消耗要比正常孕妇多 1 250 焦左右。多胞胎妊娠体重增长有重要意义,孕妇的体重会比正常情况增多 10～15 千克,这取决于多胞胎的数目。铁的补充是必需的,单胎妊娠时血中的铁就会下降,而多胞胎时铁下降得更多,更需要补铁。

对多胞胎的分娩方式目前还有争议,分娩方式主要取决于胎儿在子宫内的姿势。除导致早产外,分娩时可能还会出现:①胎位不正。②脐带脱垂。③胎盘剥离。④脐带结等原因引发的胎儿窒息。⑤产后大出血。多胞胎妊娠常会发生此类问题,因此在分娩过程中有更大的风险,在产前和分娩过程中就应采取预防措施。在医生和麻醉师在场的情况下,可以静脉给药,如果有儿科医生和其他医护人员照顾婴儿会更好。

双胞胎有可能出现各种胎位,既有可能是头先露,也有可能是臀先露,也可能是斜位。斜位,就是说有一个角度,既不是头先露,也不是臀先露。如果双胞胎都是头先露,最好试着经阴道分娩。也有可能一个胎儿正常娩出,而另一个胎儿由于脐带等原因或在第一个胎儿娩出时受到伤害,这时则需要剖宫产。

双胞胎或多胞胎分娩后,由于子宫形状变化较大,必须严防产后大出血。多胞胎妊娠子宫过度扩张,产后出血可静脉注入缩宫素,使子宫收缩,中止失血,防止孕妇失血太多。大量失血会导致贫血,需要输血或长期补铁。

双胞胎或多胞胎妊娠时,需要经常去看医生,还需要为分娩及照看婴儿仔细做好安排。

十、孕期检查

204. 孕早期检查的重要性

妊娠早期检查,一般在停经 40 天后进行第一次检查。通过检查可以明确:

(1)妊娠后对母体有无危险,能否继续妊娠。

(2)胎儿有无先天畸形,是否需要终止妊娠。

(3)孕妇生殖器官是否正常,对今后分娩有无影响。

(4)胎儿发育情况是否良好,是否需要采取措施。

(5)孕妇有无妇科疾病,以便及时治疗,避免给胎儿带来危害。

(6)化验血液、尿液,看有无贫血和其他问题。

(7)肝功能检查,如有肝炎应终止妊娠。

孕早期检查是孕妇产前检查的一部分,从确诊妊娠起,孕妇应每月到医院做一次定期检查,以便医生随时掌握情况,及时地对孕妇进行必要的卫生指导,使孕妇顺利度过妊娠和分娩期。

孕妇在接受产前检查的同时,医院围生保健部门还会定期对孕妇进行产前宣传教育。其内容包括:计划生育、优生优育、卫生保健常识、孕产期知识等。家属和孕妇一起接受产前宣传教育,能更多学到孕期保健常识,特别是母乳喂养知识对于孕妇在产后树立母乳喂养的信心很有必要。近年来,母乳喂养的意义及其对母婴健康的影响得到了广大产妇及其家属的共识。经济、实惠、安全、方便是母乳喂养的几大优点,如果放弃母乳喂养,将使婴儿处于易患感染性

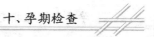

疾病和营养不良的危险之中。母子平安、健康,对家庭幸福很重要,同时对提高我们国家的人口素质也很有意义。

205. 建立围生期保健手册

围生期保健手册在确诊早孕时开始建立,用来记录产前检查、住院分娩经过、出院后产褥期访视等一系列情况。通过记录孕妇以往健康状况、患病经过、婚姻家庭情况、有无遗传病史、既往妊娠分娩史,以及一般体检和产科检查,包括化验血、尿、肝功能,测量骨盆、血压、宫高、腹围、胎心等情况,筛查出高危妊娠并及时治疗。

围生期保健手册是孕期全过程的档案,到医院分娩时应交给医务人员,以便了解孕期情况,针对异常妊娠做相应的处理,保证母婴安全。出院时医生会将住院分娩经过及产后母婴情况填写完整,再转交给有关保健部门,以利于访视产妇恢复及新生儿生长情况,指导母乳喂养,保证母婴健康。

如孕期居住地不定,也应按照既定的检查方案到当地医院进行产前检查,并保管好每次检查时使用的病历及各种检查结果报告单,以便在住院分娩时让医生了解孕期情况。

总之,建立围生期保健手册是确保围生期孕产妇安全,降低孕产妇病死率及围生儿病死率的重要手段和措施,孕妇应积极配合。

206. 常规产前检查的目的

妊娠是自然的生理现象,但妊娠毕竟也是个特殊的阶段,有部分孕妇在妊娠、分娩的过程中可能出现各种不同于平常的情况。为了保证孕妇及胎儿的健康,做到预防为主,及时发现异常,及早纠正和治疗,减少孕妇及胎儿、新生儿的危险和死亡,使孕妇和胎儿能顺

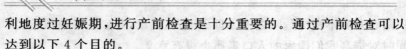

利地度过妊娠期,进行产前检查是十分重要的。通过产前检查可以达到以下 4 个目的。

(1)全面了解孕妇的健康状况和家族病史,从而分析判断有无引起胎儿先天性遗传病和胎儿缺陷的可能,及时采取对策。

(2)检查孕妇有无心、肝、肾、肺等重要脏器疾病,有无阴道出血、水肿、高血压等妊娠并发症,并给予相应的治疗措施。如果孕妇不宜继续妊娠,可及早做人工流产。

(3)通过检查了解骨盆、产道、胎位是否正常,胎儿发育是否良好,如有异常,应尽早予以矫正,如果无法矫正,可以早日制订分娩计划,保证母婴安全。

(4)对孕妇进行营养、卫生等方面的科学指导。

孕妇产前检查的时间和内容安排,是根据妊娠过程中胎儿发育和母体生理变化特点而制定的。整个妊娠的产前检查一般需要 13 次或更多。如有异常情况,必须按照医师约定复诊的日期去检查。

207. 孕期产前检查

首次产前检查通常在妊娠第 12 周左右进行。从那时起,每个月做 1 次产前检查,直到大约妊娠第 28 周。之后检查为每月 2 次,直到妊娠第 36 周,然后改为每周 1 次直至分娩。根据准妈妈以往的病史,有的可能需要多做几次产前检查。

妊娠是一个漫长而复杂的生理过程。由于胎儿的生长发育,孕妇身体会出现一系列相应的变化。这些变化一旦超越生理范畴或孕妇患病不能适应妊娠的变化,则孕妇和胎儿均可能出现病理情况。

有些孕妇不重视产前孕期检查,认为自己没有异常感觉,也没有发现异常情况,定期到医院检查是多余的。但很多异常情况单凭

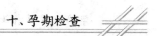

主观感觉是发现不了的,如胎位不正、骨盆狭窄等。通过对孕妇及胎儿的孕期监护和保健,能够及早发现并治疗妊娠并发症(如妊娠高血压综合征、妊娠心脏病等),及时纠正异常胎位和发现胎儿发育异常等,并可结合孕妇及胎儿的具体情况,确定分娩方式,确保胎儿及母体的安全。

以下是产前检查的内容。

(1)询问病史:首次产前检查时,医生会详细询问准妈妈的姓名、年龄、职业、孕产次数、末次月经时间、过去及此次妊娠的经过,以及孕妇的患病史或手术史、家庭成员的疾病史、有无遗传病史、有无多胎分娩史、生殖器官异常等;孕妇妊娠早期有无病毒感染史、用药史、放射线接触史等情况。

(2)量身高、骨盆大小:身高和骨盆大小只在首次产检时测量。骨盆大小决定孕妇是否具备自然分娩的基本条件。

(3)测体重:通过体重可以间接地监测胎儿的发育情况。

(4)量血压:准妈妈的血压会随孕期出现生理性的变化,定期测量血压有利于及早发现"妊高征"。

(5)听胎心音:如果使用"多普勒",大约在 12 周能听到胎心音,如果使用一般的听诊器要到 17～18 周才能听到。胎心音是活胎最直接的证明。正常的胎心音为每分钟 120～160 次。

(6)测量宫高、腹围:估算胎儿的发育情况,判断是否发育迟缓或巨大儿。

(7)B 超:正常妊娠,整个孕期一般做 2 次 B 超检查,第一次检查在妊娠 18～20 周,重点在于排除畸形;第二次 B 超检查在妊娠后期,以了解胎位、胎儿生长发育情况、羊水状况及胎盘有无异常等。如果妊娠期有异常情况或可疑异常的情况发生,就需要根据病情决定 B 超检查的次数。

(8)心电图:因为妊娠势必会加重孕妇的心脏负荷,因此有必要

235

了解孕妇心脏的情况。

（9）胸透：排除或发现结核病等肺部疾病，一般在妊娠中后期进行。

（10）血常规、血型检查：及早发现贫血等血液系统疾病，如果母亲贫血，不仅会出现产后出血、产褥感染等并发症，还会殃及胎宝宝，给胎宝宝带来一系列影响，如易感染、抵抗力下降、生长发育落后等。

（11）尿常规检查：有助于肾脏疾病的早期诊断。

（12）肝功能检查：检查准妈妈是否感染了肝炎病毒，肝脏功能能否适应妊娠后增加的负担。如果是乙肝患者或病毒携带者，则在整个孕期、分娩，以及新生儿接种等方面都必须采取相应的措施。

（13）梅毒检测：梅毒是仅次于艾滋病对人体伤害最大的性病，它可以造成流产、早产、死胎、新生儿先天性梅毒等。

（14）地中海贫血检测：地中海贫血是由亲代传给子代的一种对健康危害颇大的遗传病，通过筛查可发现亲代对该基因的携带情况，并采取相应的防治措施。

208. 特殊产前检查

除了常规的产检外，当医生怀疑准妈妈有某些导致胎儿发生先天性或遗传性疾病的潜在危险时，还会建议准妈妈做一些特殊的检查。

（1）羊膜腔穿刺：羊膜腔穿刺是用于确诊胎儿是否有染色体异常、神经管缺陷，以及某些能在羊水中反映出来的遗传性代谢疾病。

（2）绒毛膜细胞检查：绒毛膜细胞检查是近些年发展起来的一项新的产前诊断技术。主要用于了解胎儿的性别和染色体有无异常，其准确性很高。

（3）胎儿内镜检查：可以直接观察胎儿的外形、性别，判断有无畸形，进行皮肤活检或从胎盘表面的静脉抽取胎儿血标本。能对胎儿的某些遗传性代谢疾病、血液病进行产前诊断。

（4）X射线检查：X射线对胎儿有一定的损伤，已很少用于产前诊断了。

209. 产前诊断与产前检查的区别

产前检查与产前诊断是完全不一样的两个概念。产前检查是指对妊娠妇女做定期的常规健康检查，以了解母亲和胎儿的一般情况，便于及时发现问题并给予纠正，是一种保健措施。产前诊断也叫出生前诊断或宫内诊断，是预测胎儿在出生前是否患有某些遗传疾病或先天畸形的方法，医院多采用超声波检查、妊娠早期绒毛膜活检、羊膜腔穿刺抽羊水检查、胎儿镜直接窥视等以明确诊断。产前诊断是优生的一种积极措施，对保障家庭幸福、提高民族素质、促进民族繁荣都有重大意义。开展产前诊断就是将遗传病和先天畸形的检测提早到胎儿出生以前，若发现胎儿患遗传病或畸形，则应尽早终止妊娠。

（1）初诊的内容

①问诊。以问诊资料为基础，医生再进行更深入的了解。过去是否曾流产或进行人工中止妊娠，或许不需详填此项内容，但为了能继续正常妊娠及顺利分娩，最好能告知医生详情。通常医生会保守秘密，所以不必顾虑。

②内诊。问诊之后即为内诊。此时的内诊台为特殊的检查台，需将双腿张开。或许第一次有些不安，但放松腹部与腿部的力量较易进行内诊检查，也可尽早结束。

内诊时，医生会将手指插入阴道，另一手置于腹部上方，以检查子宫位置或大小、形状、软硬度等,判断妊娠周数是否与子宫大小相符。此外,还可检查阴道、卵巢、输卵管等是否正常。

③尿液检查。如果妊娠,绒毛膜组织中就会分泌绒毛膜促性腺激素,且会从尿液中排出,依此可检查出是否妊娠。但这种检查无法得知异常妊娠或绒毛膜组织的疾病。因此,想了解是否为正常妊娠时,必须再进行其他检查。

(2)接受检查的时间:若感觉有妊娠现象时,必须尽早到妇产科进行确认。最好是月经过期2周左右前往检查。

(3)必须定期检查:在初诊确定妊娠后,即会被告知"下次于某周后来检查"。此后,必须定期往返医院,进行母体与胎儿的检查。即使无任何异常情形,也必须依正常次数定期检查。定期检查可了解母亲和胎儿的健康状况。此外,最好能固定医院、日期及医生进行检查。若不得已必须转院时,应携带健康手册及检查报告,并向接诊医生仔细说明之前的经过。

(4)产前诊断的对象:①夫妇为近亲婚配,三代内有血缘关系的。②孕妇年龄在35岁以上,配偶年龄在55岁以上者。③过去曾生过先天愚型儿(唐氏综合征)、无脑儿、脊柱裂或苯丙酮尿症患儿的孕妇。④孕妇为性连锁隐性遗传病(如血友病、进行性肌营养不良症)的基因携带者。⑤曾有多次不明原因的流产、死胎、死产史的孕妇。⑥羊水增长速度快或羊水较少者。⑦孕早期曾感染风疹、流感病毒,或接触过放射线、有害化学物质或服用过已知致畸的药物者。⑧夫妇一方有染色体异常或遗传性代谢缺陷病。

210. 孕妇接受检查的准备

(1)穿着宽松的衣物:初诊必定会进行内诊,请穿着宽松易脱的衣物,这样进行内诊时较方便。

（2）仔细填写问诊资料：在医生诊查前，大多数的医院都会要求填写一份问诊资料。内容上各家医院大同小异，如最后一次月经的开始日、平常的月经周期、过去的妊娠或分娩经验、有无流产或人工终止妊娠史、结婚年龄等必填的项目。因为这些都是医生问诊的基本资料，非常重要，请务必仔细填写。

211. 孕妇做妇科检查的必要性

妇科检查可以帮助早期妊娠的诊断，还可以了解产道、子宫、附件有无异常。对于骨盆外测量有狭窄者，必须经阴道测知骨盆大小，一般在妊娠 24～36 周进行检查。此时因妊娠后体内激素的影响，阴道变得松弛，过早测量常因阴道较紧影响操作。但在妊娠最后 1 个月内及临产后，则应避免不必要的阴道检查，以免增加感染机会，如果确实需要做阴道检查，则应在外阴消毒情况下进行。

212. 孕妇不可做影像学检查

孕期如接受 X 射线、CT、磁共振检查时，都会受到不同程度的放射线辐射。辐射对胚胎的致畸作用非常明显，胎儿细胞对 X 射线非常敏感。由于 X 射线的"电离作用"和"生物效应"可以引起胎儿一系列的反应，导致细胞染色体畸形、细胞损伤、胚胎发育障碍，严重时可致胎儿死亡。越是妊娠早期，这种危害越严重，妊娠 16 周以前应避免接触放射线。CT、磁共振是利用电子计算机技术和横断层投照方法，可将 X 射线穿透人体的每个轴层组织，有很高的密度分辨力，近年来在临床上应用越来越普遍。但做一次 CT、磁共振检查受到的 X 射线照射量，要比普通 X 射线透视、照片的射线量大得多。因此，孕期做 CT、磁共振检查也有可能产生不良后果。如果孕妇因病情必须做 X 射线、CT、磁共振检查时,应主动提示医生自己是孕妇,以便在腹部放置防射线装置,防止胎儿直接受到辐射,避免和减少胎儿畸形的发生。

总之,妇女在孕期一般不宜做 X 射线、CT、磁共振检查。

213. 妊娠早期要化验血型

人们常说的血型是 ABO 血型系统和 Rh 血型系统,最常见的是 ABO 血型系统,即将人的血型分为 A 型、B 型、AB 型、O 型 4 种。ABO 血型是按两个原则进行遗传的:①ABO 血型是由 2 个遗传基因结合而成。②遗传时这 2 个遗传基因必然分离。

血型相同的人遗传型不一定相同。由于母子血型不合,可使母亲体内产生抗体,而致胎儿及新生儿发生溶血,因而出现黄疸,严重的使胎儿水肿,甚至胎死宫内。有的则于出生后发生溶血性黄疸,即新生儿溶血症。妊娠早期化验血型,就是要做到早期发现、早期预防,保证孕期及产后母子的平安。

O 型血孕妇应注意:临床上 99% ABO 血型不合发生在孕妇为 O 型血者。孕妇血型为 O 型,丈夫为 A 型、B 型或 AB 型,则有可能发生 ABO 血型不合,导致新生儿溶血。可以对孕妇进行血清抗体的检查,第一次检查在妊娠 16 周,第二次在妊娠 28～30 周,以后每隔 2～4 周查 1 次。半数以上的孕妇在妊娠 28 周后产生抗体。当抗体效价在 1∶128 以上,胎(婴)儿可能发生溶血病。ABO 血型不合抗体效价在 1∶512 以上时,提示病情严重,应做羊水检查或结合过去的分娩史应考虑到医院终止妊娠。

对于 ABO 血型不合抗体效价较高的孕妇,应采取各种预防措施。一般在妊娠期应按医嘱口服中药治疗;妊娠越近足月,抗体产生越多,对胎儿的威胁就越大。因此,在妊娠 36 周左右就可酌情引产。

214. 40 岁初次怀孕须做的检查

研究显示,女人即使年纪稍长,即 35 岁或以上,只要妊娠初期身体健康,仍可能生下健康的婴儿。

高龄孕妇面临的主要危险是胎儿患有唐氏综合征(即先天愚型)的可能性较大,这是一种胎儿染色体异常引起的智力迟钝症。妇女 35 岁时怀孕,胎儿患唐氏综合征的概率是 1/365;到了 40 岁才怀孕,这概率就增加到 1/109。

年纪较大的孕妇可以做羊膜穿刺检查,以确定胎儿是否患有唐氏综合征或有某些遗传缺陷。这项可靠的检查通常在妊娠第 16 周到第 20 周之间进行。若采用更新的绒毛膜取样检查,可更早地检查出胎儿是否有某些遗传缺陷。

215. 确定孕妇和胎儿健康要做的检查

怀孕过程对孕妇的身体有多种要求,为确保一切正常,医生将嘱咐孕妇做一些常规检查。妊娠期首次看医生时,将会做巴氏涂片的检查,发现异常应及时处理,妊娠期巴氏涂片异常的处理应因人而异,当异常细胞不太严重时(癌前病变不很严重)可在妊娠期间通过阴道镜或巴氏涂片检查来观察。妊娠过程中反复进行的常规检查有血压测量、全血计数、血型分类、血糖或尿糖测量和各种尿液试验。如果孕妇有某些病可能影响胎儿的正常发育,医生便要安排一些特殊的检查,如检查有没有梅毒、淋病和活跃的疱疹病毒。孕妇对风疹是否有免疫力也应该确定,最好在妊娠头 3 个月甚至妊娠前检查。如果这些检验中的任何一项结果异常,医生可能建议改变饮

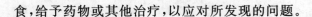

食,给予药物或其他治疗,以应对所发现的问题。

216. 妊娠期测定甲胎蛋白量的临床意义

　　甲种胎儿球蛋白血液检查,是一种既安全又花费不大的普检办法,用以确定胎儿有无神经管缺陷(脑或脊髓的缺陷)或某些别的新生儿缺陷(主要是消化系统的缺陷,如先天性消化道闭锁)。方法是抽取母体的血液标本,测定其中甲胎蛋白的含量。

　　甲胎蛋白含量过高,胎儿大概有某种先天缺陷。如果检查结果是阳性的,医生可安排孕妇做羊膜穿刺检查,抽取羊水来测定其中的甲胎蛋白含量。

　　随着胎儿的生长,这种蛋白可在不断增加的羊水中发现。部分甲胎蛋白可通过胎膜进入孕妇的血液循环系统,孕妇血液中的甲胎蛋白量比胎儿体内或羊水中的量少得多,但随着妊娠的继续,它的确在增加。现在可通过羊膜穿刺探明羊水中的甲胎蛋白量,通过抽取外周血测定孕妇血中的甲胎蛋白量。妊娠期甲胎蛋白的水平有很大的临床意义,通常在妊娠的 16～18 周检查。检查的时机很重要,并与孕妇的年龄和体重有关。

　　甲胎蛋白水平增高提示胎儿可能有严重的问题,如脊柱裂或无脑儿(严重的中枢神经系统缺陷),有些研究者甚至发现低水平的甲胎蛋白与唐氏综合征有关。过去,有关唐氏综合征的检查只能通过羊膜穿刺。现在,通过抽血就可在妊娠的早期发现。

　　如果血甲胎蛋白的水平异常,可以通过其他的甲胎蛋白检查方法或羊膜穿刺来证实。仔细的超声检查也可发现脊柱裂或无脑儿(又叫神经管缺陷),并可确定在妊娠中的发生时期,这一检查并不是每个妇女都得做,如果孕妇没有做过这种检查,可咨询医生。这

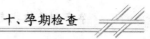

一检查对孕妇来说风险和损伤相对很小，并且可提示胎儿的生长和发育情况。

217. 孕期接种与免疫指导

疫苗是一种保护孕妇免受感染的物质，可以注射也可以口服。疫苗有 4 种类型：类毒素、死疫苗、活疫苗和免疫球蛋白。妊娠期能接种的免疫疫苗只有破伤风和白喉。如果孕妇想获得对破伤风和白喉的免疫力，必须接受至少 3 次类毒素的注射，而且最后一次接种应在上一次接种后 1 年进行。此后要每 10 年加强 1 次，其他疫苗只在特殊环境下才向孕妇推荐。

孕妇千万不能用活麻疹疫苗。如果接触麻疹后的几天内给孕妇用多种免疫球蛋白就能起到一定的保护和预防作用。麻疹、风疹、流行性腮腺炎的疫苗应当在妊娠以前或产后注射，孕妇只有在接触了脊髓灰质炎病毒危险性极高的情况下才可接受初次免疫，而且只能使用灭活的脊髓灰质炎病毒疫苗。防止感染风疹是很重要的，因为这种感染会给胎儿造成毁灭性影响，麻疹会增加流产率和早产。破伤风能在宫腔内传染给胎儿，导致新生儿破伤风。

218. B 超检查在产科的作用

B 超作为产科十分常用而又重要的检查手段，它对胎儿是否存在不良影响，这是准妈妈们所关心的问题。超声检查是利用雷达技术与声学原理相结合，应用于临床医学的一种辅助诊断方法。超声检查的方法有多种，目前产科临床应用最多的是 B 型成像法，通过观察图形做出诊断，就是人们常说的"B 超"。B 超在产科中主要有以下作用。

(1)早孕诊断并测定胎儿的孕周:对月经周期不规律或者忘记了末次月经时间的准妈妈来说,可以根据 B 超所显示的胎囊的大小、胎儿的坐高、胎头的双顶径等算出正确胎龄及预产期。

(2)监测胎儿生长发育:测定胎头的双顶径、头围、腹围及胎儿股骨的长度,了解胎位及胎儿在宫内的活动状况。例如,通过 B 超我们可以看到胎儿在宫内的呼吸,即膈肌及腹腔内容物的上下运动,也可以看到胎儿肋骨的起伏运动。看到胎儿有良好的呼吸运动,表明胎儿在宫内是良好的;通过 B 超我们也可看到胎儿的运动,包括胎儿的整个身体运动、四肢的运动及胎儿的吞咽动作等。胎儿若有大的胎动时,常常表明胎儿是处于健康的状况;B 超还可以看到胎儿的张力是否良好,如果胎儿有肢体伸直及屈曲,或手握紧及张开的运动,也说明胎儿是很好的。当胎儿在宫内缺氧受到损害时,胎儿的这些活动就会明显地减少或消失,尤其是有胎儿的张力已经消失的情况,表明胎儿的状况已很危急。目前,这些胎儿生理活动的观察已广泛地用于临床,以预报胎儿的安危。若是双胞胎,B 超显像屏上可清楚见到两个胎头及胎体,并可见两个胎心在跳动。

(3)测量羊水量及了解胎盘:B 超可以较准确地测量羊水量,产检的 B 超报告单中,医生都会记录羊水量的数值,正常范围 2~8 厘米;B 超可以清楚地了解胎盘的位置、结构是否正常,有无血管瘤的存在,胎盘是否成熟与孕龄是否一致,胎盘与宫壁之间有无出血的存在等情况;还可以明确地诊断出前置胎盘、胎盘早期剥离等危险情况的存在。B 超所显示的情况对于临床医生做出正确的诊断是十分重要的。

(4)及早发现胎儿畸形:B 超检查是发现胎儿畸形的一个重要手段,每一位准妈妈在孕 18~20 周期间都应该做一次 B 超检查,以筛查胎儿有无畸形。

目前,产科临床应用最多的是 B 型成像法,那么 B 超检查对宝

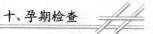

宝来说是不是安全的呢？B超应用于临床已有 40 多年,其检查的安全性已得到肯定,直至目前也从未有过 B 超检查引起胎儿畸形的报道。但这并不意味妊娠期可以随意地做,做多少次也没关系。从检查的必要性及经济的观点来说,正常妊娠检查不超过 2 次为宜,第一次检查在妊娠 18～20 周,重点在于除外畸形;如无特殊情况,第二次 B 超检查在妊娠后期,以了解胎位、胎儿生长发育情况、羊水状况及胎盘有无异常等。如果妊娠中有异常情况或可疑异常的情况发生,就需要根据病情决定 B 超检查的次数了。例如,妊娠早期有阴道出血时一定要做 B 超检查,以判断是否为正常的宫内妊娠;至妊娠后期,怀疑有胎儿生长异常时(胎儿过小或过大)或怀疑羊水过多过少时,需要通过 B 超检查。又如,妊娠超过 40 周未分娩,需重复 B 超检查,了解羊水量及胎儿活动情况,从而决定何时终止妊娠。在孕早期,如无特殊需要一般不做 B 超检查。

219. 孕期的胎镜检查

胎镜检查主要用于观察子宫内的胎儿和胎盘。通过胎镜可以看得清清楚楚,有什么问题或异常自然就发现了。

胎镜的使用与腹腔镜、关节镜差不多,经腹部刺入,操作程序与羊膜腔穿刺相似,只是胎镜稍大。

如果医生建议做胎镜,要询问可能的危险及其优、缺点。一定让有经验的医生来做,本操作导致流产的危险性为 3%～4%,而且不是所有的医院都能做这种检查。

220. 产前筛查与产前诊断

生一个健康的宝宝是每对准父母的心愿。可是,先天性缺陷婴儿的出生却如晴天霹雳,把一些准父母的美好愿望击得粉碎。据有关统计,我国每年出生的先天残疾儿童总数高达 80 万～120 万,占每年出生人口总数的 4％～6％。先天性残疾儿童的一生是不幸的,这种不幸对家庭、社会同样是个沉重的负担。为了最大限度地避免和减少这种不幸,产前筛查和产前诊断是两道重要的防线。

(1)产前筛查:是指用比较经济、简便、无创伤的检测方法,在广大孕妇人群中筛查出怀有某种先天缺陷胎儿的高危个体。目前主要针对发病率比较高的先天愚型、神经管畸形、18-三体综合征等疾病进行筛查、诊断。

①先天愚型。又称 21-三体综合征或唐氏综合征,是一种常见的染色体异常疾病。先天愚型的主要临床症状是特殊面容、智力低下、体格发育迟缓并伴有其他畸形,如先天性心脏病等。此外,病人患急性白血病的危险性大于一般人群 10～20 倍。患者终生不能生活自理,给家庭和社会带来沉重的精神负担和经济负担。由于本病患儿出生后无有效的治疗方法,因此早期诊断、早期干预,预防患儿出生是防治本病的重要手段。

②神经管畸形。是一种多基因遗传疾病,同时受遗传因素和环境因素影响,多散发。常见的神经管畸形包括无脑儿、脊柱裂、脊髓膨出等。神经管畸形是引起智力低下的主要原因之一。

③18-三体综合征。畸形主要包括中胚层及其衍化物的异常(如骨骼、泌尿生殖系统,心脏最明显)。是仅次于先天愚型的第二种常见染色体三体征。通过产前筛查,可以查出可能怀有患先天愚型、神经管畸形、18-三体综合征胎儿的高危人群,再经进一步检查确诊,然后采取相应的措施,避免患有这类缺陷的孩子出生。目前,产前筛查可检出 80％的先天愚型患儿和 90％以上的神经管畸形。孕妇在孕 1～18 周内可进行产前筛查(最佳时间是妊娠15～20 周)。

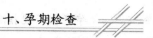

(2)产前诊断：又称"出生前诊断"或"宫内诊断"。是指妊娠期间，在遗传咨询的基础上，根据孕妇的具体情况对胎儿进行特殊检查，明确诊断出胎儿是否患有某种遗传病或先天畸形，为确定继续或终止妊娠提供依据，是预防有严重遗传性疾病或先天性缺陷胎儿出生的一项有效且可靠的措施。它与产前检查不同，产前检查是指对所有妊娠妇女做定期的常规健康检查，以了解母亲与胎儿的一般产科情况，以便及时发现问题给予纠正。而产前诊断是有针对性地对可疑孕妇所做的特殊检查(参见产前诊断与产前检查的区别)。

产前诊断的方法有多种多样。例如，抽取孕妇的静脉血做筛查；通过绒毛膜活检、羊膜腔穿刺及脐静脉穿刺等方法，取样后对宫内胎儿进行细胞遗传学、分子遗传学、生化遗传学水平的诊断；借助B超检查，可以发现胎儿某些器官的畸形。将有遗传病或先天畸形的胎儿筛查出来，进行宫内治疗或选择性流产，控制多种遗传病的垂直遗传，达到生育健康后代的目的。

实际上，很多出生缺陷都是可以避免的，准妈妈们对产前检查和产前筛查中发现的问题，应认真对待，做进一步检查，如经产前诊断发现胎儿存在缺陷的，可以进行宫内的及时治疗，无法治疗的，应遵从医生的意见理性地终止妊娠。

十一、孕期疾病防治

221. 孕早期对先天性畸形的预防

孕早期是指怀孕 12 周以内这段时期,是受精卵胚胎层分化发育形成各器官的重要阶段,对来自各方面的影响特别敏感,如不注意保健,可致流产或新生儿畸形。

经统计,先天性畸形的 25％ 是由于遗传因素引起,如近亲结婚、家族中遗传病等都可能使小儿畸形;2％～3％ 由孕期服药引起的;6％ 由于环境因素引起,如病毒感染(如风疹病毒、流感病毒)、酗酒、X 线照射、工业废气、废渣,以及农作物中的农药等;65％～70％ 原因不明。

对孕妇生过先天性畸形儿,家族有遗传性疾病史,35 岁以上的高龄初产妇,有过死胎,多次流产等,孕早期患过病毒感染,用过化疗治疗,接受过放射线等,需要在产前遗传咨询门诊做进一步检查。

222. 怀孕早期对便秘的防治

便秘是孕期很常见的症状。孕期本身激素分泌会使胃肠蠕动减慢,到了中晚期会影响血液循环,所以便秘是孕期很常见的。一般认为 48 小时以上没有大便,才认为是便秘。

防治便秘应采用的办法是:从饮食上多吃含膳食纤维的食物,如粗粮、韭菜、芹菜、油菜。如果血糖正常,吃香蕉、蜂蜜都可以;血糖不正常,就不可以吃香蕉和蜂蜜。有偏方说:黑芝麻和糯米炒熟了碾成粉末加上蜂蜜饮用,或橄榄油一天喝3次。如果实在没有办法,一般建议在医生和护士的指导下采用开塞露或灌肠,这种方法最好不要自己用。

223. 孕早期对感冒的防治

怀孕期间特别是在怀孕早期,由于孕妇抵抗力较低,很容易患感冒。

孕妇患感冒后可导致两方面的影响。一是病毒的直接影响,病毒通过胎盘进入胎儿体内,可能引起先天性畸形,如先天性心脏病、唇裂、脑积水、无脑儿等;二是病毒的毒素及孕妇患病发热可能会诱发流产。一般来说,普通感冒不会造成以上影响,而病毒感染如风疹病毒、巨细胞病毒、疱疹病毒等则会对胎儿造成危害,治疗上应在医生指导下用药,到孕中期应做产前诊断,以便及早发现胎儿可能出现的异常。

孕妇患感冒时千万不要大意,更不要随意服药治疗,而要及时去医院诊治。感冒早期,孕妇可多喝开水,注意休息、保暖,口服感冒清热冲剂或板蓝根冲剂等。感冒较重并伴有高热者,除一般处理外,应尽快地采取措施去热降温。比较安全的方法是采用物理降温法,如在额、颈部放置冰块等;亦可选择使用药物降温。在选用解热镇痛药时,要避免采用对孕妇和胎儿有明显不良影响的药物,如阿司匹林之类的药物。可在医生指导下使用诸如对乙酰氨基酚等解热镇痛药。中医中药能有效地控制感冒病毒,不良反应又比较少,所以孕妇感冒最好选用中医处方。

224. 引起流产的原因

　　引起孕妇流产的原因很多。从孕妇方面来说,生殖器官疾病如子宫畸形、发育不良、子宫肌瘤或内分泌失调等,都可以影响胚胎在子宫内的正常发育,从而引起早期流产。子宫颈口松弛或重度裂伤,可引起胎膜早破,而发生晚期流产。孕妇因营养不足或有疾病,也可使细菌或病毒通过胎盘进入胎儿血液,使胎儿在子宫内死亡,造成流产。值得注意的是,有些孕妇在怀孕早期患感冒没有及时治疗,病毒可以从母体经胎盘侵入胎儿,促使子宫收缩而发生流产。

　　此外,孕妇精神受到严重刺激、情绪悲观、腹部受撞击、化学物质的慢性中毒、孕期房事不节、母子血型不合、胚胎不健康等,都会引起流产。

　　目前,医学界对于早期流产倾向于顺其自然。因为医生们对自然流产胚胎做过检查发现,早期流产中 30%～60% 存在先天性缺陷或遗传病,这种胚胎绝大多数都在妊娠中期死亡,然后排出母体,仅少数可发育成畸形儿。

225. 先兆性流产的防治

　　(1)首先要解除不必要的顾虑和紧张情绪,可做必要的检查,因为检查本身对胎儿无害。

　　(2)注意休息,但不必绝对卧床。有出血时应卧床休息。

　　(3)减少刺激,禁止性交,避免不必要的妇科检查。

　　(4)注意阴道出血量和性质,随时观察排出液中是否有组织物。必要时保留会阴垫供医生观察。根据出血量及腹痛情况可随时了解先兆流产的发展情况。

(5)如有组织物排出或出血量增加,应将排出的组织物送医院检查。

(6)如下腹阵痛加剧而出血量不多,应检查是否有其他并发症,并及时报告医生。

(7)遇有阵发性下腹剧痛伴出血增多,应立即去医院就诊。

(8)先兆流产的处理原则是以安胎为主,如果胚胎正常,就可使用保胎药治疗,继续妊娠。常用的药物有:黄体酮,每次 20 毫克,每日 1～2 次深层肌内注射,用到出血停止后 1 周左右再停药;维生素 E,每次 10～20 毫克,每日 3 次,口服。

如果流产的原因是由于受精卵异常所致,勉强安胎往往只会留住畸胎儿或缺陷儿。从优生角度出发,如确诊是胎儿不健全所致,应建议终止妊娠。

226. 职业女性易流产的原因及预防

一般来说,孕妇上班比起当家庭主妇,其异常率高出很多。据调查,妊娠中有流产、早产征兆的人,家庭主妇占 19.4％,上班妇女占 29.4％。若家庭主妇的流产率是 7％,上班妇女就占 19％。

为什么上班的妇女流产、早产会比较多呢?原因不仅是工作的影响,同时也是因为上班过于疲劳的缘故。工作时必须站立或需要起来行走的孕妇,流产的征兆要比完全坐着的孕妇显著得多。另外,从上班的时间来看,上班、下班在路途中长达 1 小时以上的孕妇比 1 小时以内的孕妇出现流产、早产的症候明显。并且,同样的上、下班时间,在车内站着的要比坐着的流产、早产率高得多。

预防流产和早产有下述几种方法:

(1)将流产、早产机会大的工作换成较轻松的工作。

(2)避免在都市内交通很拥挤时上班。看看是不是能早一点儿上班、早一点儿下班或是晚一点儿上班、晚一点儿下班。当然,这要看工作场所的规定而采取不同的措施。

(3)在流产、早产最多的妊娠初期,也就是说有孕吐情形发生的初期,为了避免流产而采取"孕吐休假"的制度。

(4)如果有出血或腹痛等流产、早产的症候时,一定要停止工作,安静地休息,同时接受妇产科医生的诊断,及早采取适当的措施,便可以预防流产、早产。此外,母体所表现的症候因妊娠月数而不同,异常的发生率也不同。

227. 容易怀上畸形儿的原因

一般来说,造成胎儿畸形的原因主要有两种,一种是遗传基因缺陷导致胎儿畸形,近亲婚配或有家族遗传性疾病者婚配最易发生此类问题。另一种是非遗传性基因缺陷导致胎儿畸形,往往是由于孕妇在怀孕期间对致畸因素忽视所致;这一类型的孕妇主要有以下7种。

(1)妊娠早期感染病毒的孕妇。

(2)接触了有毒物或受到过辐射的孕妇。

(3)应用过不良药物的孕妇。毫不夸张地说,任何药物都有不良反应,因此孕妇应该恪守这样一个原则:尽量少用药,最好不用药,任何用药都要在医生的指导下进行。

(4)饲养家猫的孕妇。猫是弓形虫病的中间宿主。孕妇感染弓形虫病生下的婴儿可能患有先天性失明、脑积水等。

(5)经常化浓妆的孕妇。化妆品中含有铅、汞等有毒物质,这些物质被孕妇的皮肤吸收后,可透过血胎屏障进入血液循环,进而影响胎儿发育。

(6)经常情绪不好的孕妇。人的情绪变化与肾上腺皮质激素的多少有关。当孕妇出现忧虑、焦急、暴躁、恐惧等不良情绪时,肾上腺皮质激素可能阻碍胚胎某些组织的融汇作用,造成胎儿唇裂或腭裂等。

(7)妊娠早期有过热浴史的孕妇。有些孕妇在怀孕初期常进行热水浴或蒸气浴,过高的温度与闷热的浴室空气容易影响胎儿大脑和脊髓的发育。

凡属于以上类型的孕妇有必要做产前诊断,如发现胎儿畸形或有遗传病,则应及早施行选择性流产。

228. 孕期发生急性胰腺炎的处理

妊娠期间,孕妇的胆管系统会发生一系列变化,如胆固醇分泌增多,血中孕激素水平提高,导致胆管松弛和胆囊排空减缓;妊娠中后期,增大的子宫容易压迫胆管系统,引起胆汁排泄不通畅,从而形成胆结石。如果原先已有结石,便会使症状加重,引起胆管病变,上抬的子宫也可以压迫胰腺,引起胰管内压增高,一旦结石引起胰液排出不畅,就很可能导致胰腺炎的发生。

此外,孕妇在妊娠期间都很注意增加营养,但如果饮食不当,脂肪等摄入过多再加上生理的因素,怀孕后血浆三酰甘油一般可升高30%左右,且在怀孕后期达到高峰,严重者血浆呈乳糜状。事实证明,妊娠高脂血症也可诱发胰腺炎。

孕妇在妊娠期间,特别是妊娠4个月后,进食较多肉类、高脂肪的汤类、油炸食品后,如果出现持续性上腹痛,伴有恶心、呕吐,发热,心跳加快,呼吸困难时,应及时就诊,以免发生胰腺炎而错过治疗时机。轻型胰腺炎只要及时救治,预后一般较为良好。

如果发展为重症胰腺炎,胰腺会发生出血坏死,腹腔有大量血性渗出,急性渗出物和毒素可刺激子宫,引起持续性宫缩,最终导致子宫胎盘血循环障碍,使胎儿缺氧而死亡。毒素也可直接通过胎盘导致胎儿死亡。因此,一旦诊断为重症胰腺炎,而且病情危急时,医生将会终止妊娠。

229. 妊娠期鼻炎的治疗

有些平素身体健康的女士怀孕后就会出现鼻涕增多,鼻孔堵塞的现象,严重者常用口呼吸,以致口干舌燥,影响睡眠。一旦分娩,病去体愈。这种鼻炎医学上叫妊娠期鼻炎。

对于妊娠期鼻炎目前尚无有效的预防性措施,但可对症处理。针对鼻塞、流涕症状,可用 1% 麻黄素液滴鼻,不过不能长期使用,以免失效,此药还能引起药物性鼻炎。若有脓性鼻涕可使用抗生素,不过最好不要长期使用链霉素、庆大霉素和卡那霉素等对胎儿听力有损害的抗生素。经上述处理仍无效者,在清除鼻腔分泌物后,可用鼻腔喷雾剂以减轻局部充血、水肿程度。

230. 孕中期用药的注意事项

在怀孕初期,用药对胎儿造成伤害的概率比较大,在怀孕中期用药的安全性虽然有所提高,但还是要谨慎,为确保怀孕期间用药的安全,医生在为孕妇选择用药时应把握以下原则。

(1)充分了解所用药品的危害性并权衡利弊,只有药物对母亲的益处多于对胎儿的危险时才考虑在孕期用药。

(2)孕期药物代谢比非孕期明显减慢,在应用时应考虑其在人体的代谢情况对胎儿会造成什么影响,在确保无危险时才可用。

(3)具有细胞毒性的药物,如抗肿瘤药均有致畸作用,不可用于孕期妇女或未采取有效避孕措施的育龄妇女。

（4）某些药物可能引起胎儿发育迟缓等不良反应，如已烯雌酚可致女婴阴道癌，所以不宜使用。

（5）某些中药如麝香、斑蝥、水蛭、巴豆等也可致畸，引起流产或死胎，应尽量避免使用。

231. 解除疼痛的松弛体操

怀孕中期会被一些不舒服的症状所困扰着，有时身体会不灵活，导致心理上焦虑不安，这样不只是孕妇本身不舒服，肚子里的胎儿也不好过。在身体状况还不错的日子里请不要忘记做以下体操。

（1）消除脚的水肿：平躺在地板上，两脚并拢高举平放在床上，双手放在身体两侧，伸直，脚板伸直再放松，这样反复练习就可以消除脚的水肿。

（2）消除肩膀、脖子的酸痛：抓住椅背或桌边，双脚打开与肩齐，收下巴，慢慢蹲下去到背伸直为止，肩膀痛得很厉害时，这个运动非常有效。

（3）预防脚抽筋：抓住椅背或桌边，把脚后跟伸直。另外，踏竹板运动也有预防脚抽筋的效果，最好每天做。

232. 孕中期疱疹性皮炎的防治

一般在妊娠四五个月时，有些孕妇可发生以水疱为主的疱疹性皮炎，这种皮肤病也可发生在妊娠早期或晚期，个别妇女也会在分娩后发病。一般认为，这是由于妊娠期产生了过多的黄体酮或其他原因使皮肤过敏而引起的疾病，分娩后往往能自行消退。

此病易发于手、脚、胳膊、脐周、腹部、头及脸部等处。发疹前有发热、畏寒、奇痒，以后会出现皮疹，表现为红斑水疱，呈环状排列，以后水疱融合成大疱,疱破后形成痂皮,痂皮脱落后留下色素沉着。一般间隔数周发作 1 次,之后渐渐缓解。每次发作引起剧烈瘙痒,可出现高热等症状。

该疱疹性皮炎往往在分娩数日内即可减轻症状,多数人在分娩后 3 个月可消退,也有个别的会推迟到 7 个月。分娩后第一次来月经时常有轻微发作,每次经期发作可持续两年之久。

孕妇如患疱疹性皮炎应注意多加强营养,摄入含钙及维生素C、维生素 B₆ 丰富的食物,并可用药物治疗。采用炉甘石洗剂、土霉素锌氧油或甲紫锌氧油,可局部止痒和预防感染。

233. 孕期阴道炎的防治

(1)滴虫性阴道炎:防治孕期滴虫性阴道炎应注意以下几点。①尽量不要使用公共浴池、浴盆、游泳池、坐便器及衣物等,减少间接传染。②如果丈夫也感染滴虫,应尽早彻底治愈。③每晚睡前清洗外阴后,可用甲硝唑阴道栓剂,置入阴道内,10 日为 1 个疗程。④治疗期间应防止重复感染,内裤和洗涤用的毛巾等物应煮沸消毒5~10 分钟,并在阳光下暴晒,以消灭病原菌。在妊娠早期,孕妇不宜口服驱虫药,以免导致胎儿畸形。

(2)真菌性阴道炎:孕妇在孕期尿糖含量增高,如果合并糖尿病尿糖会更高。尿糖的增高会使真菌迅速繁殖,所以孕妇很容易患真菌性阴道炎。

孕妇罹患真菌性阴道炎往往有外阴和阴道瘙痒、灼痛,排尿时疼痛加重等症状,并伴有尿急、尿频,性交时也会感到疼痛或不舒服。真菌性阴道炎的其他症状还有白带增多、黏稠,呈白色豆渣样或凝乳样,有时稀薄,含有白色片状物;阴道黏膜上有一层白膜覆盖,擦拭后可见阴道黏膜红肿或有出血点。如果进行涂片检查和培养可发现真菌。

治疗孕期真菌性阴道炎,首先要彻底治疗身体其他部位的真菌感染,注意个人卫生,防止真菌感染传入阴道。应选择合适的药物,最好采用制霉菌素栓剂和霜剂进行局部治疗,因为口服氟康唑和酮康唑有使胎儿畸形的危险。

(3)外阴湿疹:外阴湿疹属于过敏性皮炎,过敏源来自外界或机体内部,如化学药物,蛋、牛奶、鱼、虾等异性蛋白,以及肠寄生虫,体内病灶,消化道功能失调等。过敏体质的人在精神紧张、过度疲劳等情况下,其皮肤对各种刺激越发敏感,易诱发湿疹。

阴部湿疹患者均有剧烈痒感、局部灼热、阴部弥漫性潮红,无明确界限,并可发展为丘疹状、水疱,甚至糜烂有渗出液。皮肤因搔抓致破损或感染,日久皮肤粗糙肥厚,有鳞屑。患者亦可因阴道炎症分泌物增多而有排尿痛和性交痛。

治疗阴部湿疹首先应查明病因,常见的真菌性阴道炎或滴虫性阴道炎根据白带的性状及显微镜检查较易做出诊断,应局部用药,尤其在妊娠前 5 个月不宜全身用药,因为长期大量口服甲硝唑(灭滴灵)可造成胎儿畸形。

如果因过敏性炎症所致外阴湿疹,则病因较为复杂,需做变态反应确定过敏源。此类病人通常是过敏体质,除避免接触过敏原外,也不宜过度疲劳和紧张。因此,孕期阴部湿疹患者应保持精神愉快,注意劳逸结合和生活规律。

234. 缓解坐骨神经痛的措施

大多数孕妇在妊娠晚期会出现坐骨神经痛,主要感觉为腰腿痛。这是由于增大的子宫压迫腰骶神经,从而引起神经周围组织充血、水肿;关节韧带松弛,增大的子宫向前突出,为了保持身体平衡则身体后仰,腰椎前凸,所以造成下肢和腰部疼痛。随着子宫的增大,症状会逐渐加重。不过不必担心,一般症状在产后即可缓解,症状不严重者不需要特殊处理。

症状严重者可采取以下措施适当缓解疼痛:

(1)当疼痛发生时,可用热毛巾、纱布和热水袋进行局部热敷。

(2)每天用温水泡脚。

(3)坐着时将椅子调到舒服的高度,并在腰部、背部或颈后放置舒服的靠垫。

(4)注意不要久坐或久站,工作约1小时就要休息一会儿,起来走动走动或活动活动四肢。

(5)采用较为舒服的睡眠姿势,可将枕头垫在两腿间或肚子下面。

(6)搬挪物品时,最好采用下蹲的姿势,不要弯腰。

(7)症状轻微者可以做按摩操。

235. 孕期膀胱炎的防治

由于女性尿道短,尿道口与肛门靠近,易受粪便污染,加上妊娠后孕妇内分泌发生改变及增大子宫的压迫,尿液引流不畅,膀胱易发生细菌感染。起初表现症状轻微,仅有膀胱刺激症状,如尿频、尿急、尿痛,此时如经治疗,病情会很快痊愈。如果治疗不及时,细菌会经膀胱上行到达肾盂,引起肾盂肾炎。

此时孕妇会突然有寒战、高热、腰痛、膀胱刺激症状加重等状况,有时因高热还可造成抽风。细菌毒素还可通过胎盘进入胎体,引发流产、早产,甚至胎儿死亡。病情迁延越久,症状越剧烈,流产、早产及胎儿死亡率会越高。

孕妇出现膀胱炎症状后应及早就医和治疗,以免发展成肾盂肾炎。

预防膀胱炎应注意保持外阴部清洁。每日用清水清洗外阴部,减少性生活刺激,因性生活可使尿道口受摩擦,细菌易侵入而发生上行性感染。最好的方法是,性生活后立即坐起排空小便,并用清水冲洗外阴部。

236. 孕期预防肾结石的措施

孕妇在妊娠期内分泌会发生很大的变化,代谢加快,致使肾盂、输尿管的正常排尿功能发生变化,主要是收缩蠕动作用减退,随即发生一定程度的扩张,使尿流变缓、瘀滞,这样很容易诱发肾结石。此外,增大的子宫压迫输尿管,使输尿管发生一定程度的扩张和积水,也容易诱发结石。妊娠期肾结石以右侧为多,这与右肾位置稍低等原因有关。可采取以下三个措施预防妊娠期肾结石的发生:

(1)每天要多活动,做体操,多散步,这样可以促进肾盂和输尿管的蠕动,防止子宫长时间压迫输尿管。

(2)每天要多喝水,尤其是在晚上应注意多喝水。喝水有助于排尿,因为夜间输尿管的蠕动本来就会减慢,再加上尿液分泌少,尿液中的结晶物质就很容易沉淀形成结石。

(3)少进食容易诱发肾结石的食物,如菠菜、豆类、白薯等。

如果孕妇在妊娠期发生了肾结石,应尽量采取非手术方式治疗。如没有多次发作,可以等到分娩后再进行治疗。此外,由于增大的子宫压迫身体器官及生理上的变化,孕妇往往会感到坐骨神经痛和小腿抽筋的症状,也容易患上膀胱炎和肾结石等疾病,应多加关注。

237. 妊娠高血压综合征的防治

　　怀孕后期,有许多孕妇为妊娠高血压综合征所困扰,即高血压、蛋白尿、水肿等症状,通常产后就会很快消失。

　　一般常会觉得头晕目眩,晚上也睡不着,听力似乎也减退了,还有头痛、恶心等症状,如果再任其发展,可能就会有生命的危险。高血压综合征开始的症状是脸上、手脚都有水肿现象。严重的时候扩大到全身,并排出多量的蛋白尿,目眩、头痛、胃痛接踵而来,并且很想吐。如果上述这些症状继续加重,很快地就会抽搐而导致昏迷,口吐白沫、全身僵硬,也可能因此昏睡不醒而死去。

　　初次怀孕和高龄产妇比较容易罹患妊娠高血压综合征。因为现在有先进的检查仪器和设备,若有妊娠高血压综合征,也可早期发现,早期治疗,所以因妊娠高血压综合征而死亡的比率很低。

　　(1)一旦发现孕妇水肿,要立即减少食盐量,并到医院检查血压和尿蛋白。另外,如果孕妇体重在一周内增加了500～600克,应引起注意。

　　(2)孕妇得了妊娠高血压综合征,应卧床休息,并在医生指导下内服镇静药、利尿药、降血压药或者中药。

　　(3)为了预防妊娠高血压综合征,孕妇要坚持定期称体重、量血压、验小便。对双胎、羊水过多、贫血、高血压的孕妇要加强产前检查,以便早发现、早治疗。

　　(4)孕妇平时应多食蛋白质,多食副食,控制主食,多喝水,避免摄入过量的动物性脂肪和强烈刺激的辛辣调味品。

238. 减轻疲倦的六种方法

　　妊娠使孕妇的身体承受着额外的负担,让孕妇变得特别容易疲倦,大白天就想睡觉,夜晚也要比平常睡得更长些,并时常感到头晕乏力,这种疲倦感在孕晚期尤为明显。专家的建议是,想睡就睡,不要做太多事,尽可能多休息、早睡觉。以下6种减轻疲倦、恢复精力的方法不妨一试。

　　(1)想象:想象自己喜欢去的地方,如公园、海边、小溪、高山、一望无际的草原等。把思绪集中在美好的景色上,可以使人精神饱满、心旷神怡。

　　(2)聊天:聊天是一种排解烦恼,交流体会的好方法。聊天不仅可以释放和减轻心中的种种忧虑,而且可获得最新信息。聊天是一种有益心理健康的好方法。同时,在轻松愉快的聊天中也许孕妇就忘却了身体的不适。

　　(3)按摩:闭目先养神片刻,然后用手指尖按摩前额、双侧太阳穴及后脖颈,每处16次,可健脑养颜。

　　(4)胎教音乐:经常听一些优美抒情的音乐或胎教磁带,可调节情绪。

　　(5)发展兴趣:动手制作一些小玩具或学习插花艺术,以自寻乐趣。还可以为即将出生的宝宝做一些小衣物。

　　(6)散步:去清静、安全、鸟语花香的公园或其他场所散步。

239. 孕期对失眠的处理

　　很多孕妇总抱怨在怀孕后期晚上会睡不着。这是因为越接近产期,心里很不安,加上身体不能自由地行动,自己也不知如何处理而越发着急所引起的。

身体感觉舒服一点儿的时候不妨出去散散步,试着调节一下情绪,这样在晚上可使自己比较容易入睡。也可以在睡觉前洗洗澡,或喝一点儿果汁饮料等。如果晚上实在睡不着,白天感到疲倦的时候也可以睡个觉补充晚上的睡眠不足,以维持充足的体力。

240. 孕期对血压下降的处理

有些孕妇如果仰着睡会有呼吸困难、脸色发青、出冷汗等现象,这是由于被增大的子宫压迫大动脉所引起的暂时性低血压。出现这种现象时,应该马上起来做一些和缓的运动使血压恢复正常。

另外,孕妇在这段时间也常感到头晕。大多是在忽然间站起来,长时间的站立或进入温差太大的房屋时,引起的头晕;还有在空腹时也常常发生。这种症状也有可能会引起下腹部、两脚充血和脑供血不足。因此,必须避免激烈的运动,而且在饮食方面也要注意,最好采取少量多餐的方式。

241. 孕期避免接触传染病

孕妇接触各种疾病后会受到严重损害,必须认真对待。尽量减少接触疾病的机会,不要进入流行病发生的地区,包括黄热病流行区。当然,如果在妊娠前进行过免疫接种则可以去。也要避免和已有上述疾病的人接触(通常是儿童)。

但是,不与任何疾病接触也是不可能的,有时流感就无法避免。一旦医生认为孕妇已经受到影响,就要权衡一下得病的危险与免疫可能引起的危害。如果风险增加,那就要免疫接种,还要根据妊娠期的复杂状况评估疫苗的效果。人们对疫苗会给胎儿造成的危害知之甚少,一般来说疫苗是安全的,没有事实证明疫苗会危害胎儿或增加流产率。

242. 孕期静脉曲张的原因及防治

(1)静脉曲张的原因:下肢静脉曲张是妊娠期比较常见的并发症,主要表现为下肢表浅静脉扩张和迂曲,在脚部浮现蚯蚓般的脚筋或如蜘蛛网般的紫红色细丝状血管。偶然在会阴部也可见静脉曲张,而肛门痔疮是另一种形态的静脉曲张。造成妊娠期静脉曲张的原因有以下3个方面。

①妊娠后体内激素水平改变。增加的黄体素造成血管壁扩张,再加上妊娠时全身血流量会增加,使得原本闭合的静脉瓣膜开放,造成静脉血液的逆流。

②增大的子宫压迫血管。子宫随孕期的增加而变大,压迫骨盆腔静脉和下腔静脉,使得下肢血液回流受阻,造成静脉压升高,曲张的静脉也会越来越明显。

③家族遗传或体重过重。有家族遗传倾向,血管先天静脉瓣膜薄弱而闭锁不全,或是孕期体重增加过量,都是静脉曲张的高危人群。

下肢静脉曲张最早可出现在妊娠3~4个月时,但大多数在妊娠后期发病。患者一般无自觉症状,部分患者出现小腿酸胀乏力,长时间站立会出现足部水肿,下肢的轻微损伤会导致难治的慢性溃疡,少数孕妇会出现下肢血栓性静脉炎。

一般来说,孕期发生静脉曲张并不会造成孕妇及胎儿全身循环系统的障碍。在非常罕见的情况下,如果有下肢静脉压痛、发热、红肿等情况发生,或同时合并有心跳加快、呼吸困难等情形,有可能是下肢静脉的血栓流至肺部,造成肺部静脉栓塞,这种情况需要迅速

就医。

（2）静脉曲张的预防：在多数情况下，医生会建议孕妇穿长筒袜，很多类型的长筒袜都是可以穿的，只要是穿着时在膝盖和腹股沟处不限制血液循环的都会有帮助。缩短站立时间，侧卧时间延长或抬高下肢很有益处，这有助于静脉回流。

普通的静脉曲张在分娩后多数会缓解，一般不需要特别治疗，平时的保健、穿着医疗弹性袜等有助于预防和减轻下肢静脉曲张的症状，具体预防办法如下：

①适度的运动，如每天进行 2 次 30 分钟左右的散步，可以帮助血液循环。

②保持适当的体重，避免体重增加过多。体重越重对静脉曲张越不利，超重的准妈妈要控制饮食。

③避免提过重的物品，以减少腹压上升。

④尽量避免长期坐姿、站姿或双腿交叉压迫。长时间坐着或站立，会造成血液淤积在小腿，对已脆弱的静脉壁更增压力。经常把腿抬高，以疏通淤积的血液；坐着的时候，如果可能则把脚抬高到心脏水平；躺下时，在脚下放置一个枕头，将腿垫高，或采取侧卧姿势。长途旅行时，不管是乘坐飞机、火车或汽车，要经常做伸展运动。

⑤预防便秘，保持排便通畅。

⑥穿上弹性裤袜和宽松的衣服。弹性裤袜可压迫静脉壁，迫使血液从表面的曲张静脉回到较底层的静脉。早上下床前便穿上，一直到夜晚就寝前脱掉。要穿着宽松的衣服，不要使用紧束的皮带、腰带及紧贴的鞋子，否则有碍血液循环。

⑦摄取足量的维生素 C。维生素 C 可以保持静脉的健康与弹性。

⑧如果下肢和外阴有静脉曲张，尽可能以不站立为好，无论何时都要穿平底鞋，坐下时不要跷二郎腿，否则会减少循环血量，使病

情加重。

采取上述措施会有助于控制静脉的扩张。分娩后,曲张的静脉会回缩,但不会消失。去除这些曲张静脉的外科方法称为静脉剥脱术。妊娠期通常不用这一方法,妊娠后可以考虑应用。

243. 妊娠期乳房肿块的检查和治疗

妊娠期间因自身的变化会延误发现乳房肿块的时间,更难摸到肿块。因为妊娠和哺乳使乳房增大,不能轻易感觉出肿块的存在。

(1)乳房肿块的检查

①妊娠期间,医生会在第一次产前检查时进行乳房检查,如果孕妇的乳房有触痛,检查将会推迟。

②乳房肿块的常规检查通过自己和医生进行,其他检查包括 X 射线检查(乳房 X 射线照片)及超声检查。如果发现了肿物,进行超声检查很有必要,或是进行乳房 X 射线照片检查,由于后者要使用 X 射线可能伤及胎儿,所以在接受检查时要用一块铅板护住孕妇的腹部。

③还没有证据显示妊娠能加速乳腺癌的生长,但由于孕期乳房的变化,发现肿块比较困难。

(2)孕期乳房肿物的治疗:通常乳房内的肿物是可以被抽吸出来的,用一根管子抽吸肿块或囊肿,囊肿的液体要进行实验室检查分析,这样可以确保囊肿内是否存在有异常细胞。如果液体是清亮的,这是一个好的信号,血性分泌物应引起重视,必须在镜下仔细检查。如果通过针管不能吸出肿块或囊肿,有必要对其进行活检。

对孕妇进行乳腺癌治疗与对未孕女性进行治疗没有明显差别。某些乳房恶性肿瘤需要进行放疗和化疗,这些治疗在孕期禁用,因为这会给孕妇和胎儿带来不良影响。

244. 孕期不可随便服用自购药物

在妊娠期间随便服用药物可能不安全，应谨慎。譬如，使用镇痛药（阿司匹林、咖啡因及非那西汀）时应小心；止咳糖浆和安眠药含有 25％的酒精，服用这些药物与在妊娠期间喝白酒或啤酒没什么两样。

孕期禁止使用阿司匹林，因其能加剧出血，如果在孕期有过出血或出血倾向，这将是非常有害的。其他药物如异丁苯乙醋酸，孕期也应限制使用，因其对妊娠的影响尚不清楚。

有些自购药物可在孕期安全地使用。但在没有医生指导的情况下，使用这些药物不要超过 48 小时。如果症状和不舒适感加剧，应马上去看医生，并应遵循医生的建议。

245. 妊娠期过敏性疾病的预防

如果孕妇患有过敏性疾病，在妊娠期间病情加重了，可能会出现呼吸困难的情况。此时要大量喝水，尤其天气炎热时，不要随便服用药物，应请教医生。服用某些治疗过敏的药物可能会损害胎儿，有很多这类药物含有阿司匹林，包括鼻腔喷雾药。

如果知道某一些食物有致敏性则不要食用，其他的致敏因素也一样，要远离可致敏的动物或烟雾。当然，还有些孕妇会发现在妊娠期间过敏症状改善了，有些在妊娠前很麻烦的过敏现象变得无足轻重了。

246. 孕期腿抽筋的原因及防治

小腿抽筋在孕妇中是比较常见的。据统计,大约1/3的孕妇曾经有抽筋的现象,多在妊娠中期和后期发生。抽筋大部分发生在小腿,有时在睡梦中,有时则在运动时,突然小腿一阵儿剧烈的抽搐和疼痛,甚至会持续好几分钟。

(1)造成抽筋的可能原因

①电解质不平衡。目前,对抽筋的确切原因并不完全了解。传统的观点以为抽筋是钙质缺乏所造成的,但也有人指出,其实并不完全是因为缺钙,钾离子(K)、钠离子(Na)和镁离子(Mg)与肌肉的收缩有关,缺乏这些离子也会导致抽筋。另外,太多的磷酸盐(如一些加工的肉类、点心、碳酸饮料等)会降低血液中钙的浓度,也会导致抽筋。

②血液循环差。孕妇随着子宫逐渐变大后,会压迫骨盆腔血管,使得下肢血液循环受影响,造成水肿。而下肢的压力增加和水肿都会压迫神经,引起肌肉不正常的收缩,即抽筋。

③肌肉疲乏。进行剧烈运动时容易抽筋,如50%的马拉松选手都曾经发生抽筋。妊娠时,体重逐渐增加,下肢负荷也逐渐增加,如果过度疲劳,也容易发生抽筋。

④姿势不良。睡梦中发生的抽筋,通常是在辗转反侧时不当地拉扯肌肉和韧带,刺激了韧带的神经,而导致肌肉不正常的收缩。

⑤其他原因。包括一些代谢性疾病及神经系统疾病。

(2)孕期抽筋的防治

①补钙。预防抽筋先从补钙做起。美国每日膳食中营养素供给量(RDA)建议,妊娠妇女每日应摄取1 200毫克的钙质。牛奶是高钙食品,1杯240毫升的牛奶中钙质含量约300毫克。因此,每天

如果能够喝 2 杯牛奶，就能维持足够的钙质。如果喝不到 2 杯，最好再额外补充钙片。

②适度运动。可以帮助松弛肌肉和促进下肢血液循环，如散步或是小腿伸展的运动；还要注意不要穿太紧的裤子；避免跷脚，坐着时脚多做活动，或是坐 1～2 个小时后就起来走一走；坐着时可以把脚抬高，或是睡觉时在脚下垫个枕头，都可以减少水肿及对神经的压迫。

③多喝水。水分不够会影响电解质的平衡。许多孕妇担心水肿而不敢喝水，其实水肿是因为子宫压迫血管导致下肢血液循环不好，与喝水没有直接关系。

④其他。准妈妈如果半夜腿抽筋醒来，可用力将脚蹬到床边的墙上或下床站立片刻，或是轻轻按摩、揉捏抽筋的部位，有助于缓解抽筋。如果抽筋太久造成局部肌肉的酸痛，可以选择热敷或是泡热水。如果抽筋经常发作，应求助于医生进行治疗。

247. 孕期血栓的治疗

妊娠期一个严重的并发症是臀部和腹股沟的血栓形成，这一症状的表现是腿部相应区域发胀，伴随疼痛、发红、发热。该病不限于发生在妊娠期，只是妊娠期容易发生，是由于子宫的压迫而使血流减慢所致。如果孕妇的腿部或身体的其他部位曾有过血栓，在妊娠开始时就要将这一情况告诉医生，这是个很重要的信息。

下肢浅静脉血栓和深静脉血栓有明显的不同。如果血块位于下肢的浅表部，问题不是很严重，只出现浅表皮肤表面的改变，这种类型的血栓不需要住院治疗，可服用温和的镇痛药，如对乙酰氨基酚，并抬高下肢，用最好的绷带和支持性的袜子固定，偶尔热敷。如果经此处理，病情无明显好转，这时应考虑深静脉血栓的可能性。

若有深静脉血栓形成,腿部会出现苍白、发凉、触痛、发热和肿胀。血栓相应处的皮肤经常发红,甚至可能在血栓发生处的相应皮肤表面上有红色的条纹。挤压腓肠肌或腿部会引起剧烈的疼痛,走路时也可出现此症状。如果躺下,向膝盖方向屈曲脚趾,腿后侧会出现触痛,这种现象医学上称为霍曼斯征阳性(此种类型的疼痛也可发生在肌肉紧张和水肿时),若不确定可去医院做检查。

深静脉血栓通常须住院并应用肝素(血液抗凝药)进行治疗。肝素是一种必须静脉使用的药物,不能口服,它可降低血液的黏稠度,并使血凝块溶解。在使用肝素的同时,孕妇应卧床休息,并抬高下肢,局部热敷,使用温和的镇痛药。

248. 孕期贫血的防治

孕妇贫血与妊娠期孕妇病死率增加有关,如果贫血的孕妇分娩时又大量失血那就很严重了。准妈妈贫血也会殃及胎儿,会增加早产、产前死亡和胎儿发育迟缓的概率。分娩时平均失血量为450毫升,行剖宫产术则出血量加倍。如果孕妇不贫血对分娩就很有利,但孕妇分娩时正处于严重贫血状态中,那她的情况就很危急了,可能需要输血。

(1)妊娠期贫血:妊娠期出现贫血十分常见,及时治疗对孕妇及宝宝都是极其重要的。如果孕妇患有贫血,在妊娠期会时常感到身体不适,并且总是觉得疲惫和劳累,甚至有可能出现眩晕。在人体内,血细胞的主要功能是携带并运输氧气,红细胞的产生和破坏是保持一定平衡的,贫血实质上就是红细胞的数目减少,即血细胞比积低于35;血红蛋白低于12克。

妊娠期间,血管里的红细胞数目通常会增加,血浆(血液里的液体成分)也会增加,但比前者增多。血细胞比积是红细胞占血液体积的百分数,血细胞比积通常在第一次产前检查时测定,整个妊娠期检查1~2次,如果患有贫血,此项检查则要多次进行。与血液中的细胞成分相比,血浆增长的幅度较大,因此,妊娠期血细胞比积通常都要下降,这称为妊娠期生理性贫血。一般在妊娠中期(妊娠第20~22周)血细胞比积下降到最低点,正常妊娠期末,血红蛋白一般出现少量增加。

妊娠使孕妇的血管系统发生了许多改变,分娩是一个失血的过程,它会导致孕妇的血容量下降,如果临近分娩时仍有严重的贫血,在孩子出生后孕妇就必须接受输血。

患有贫血的孕妇,请向医生咨询关于饮食和治疗的问题。

(2)缺铁性贫血:妊娠期贫血最常见的类型是缺铁性贫血,在妊娠期,腹内的胎儿要大量消耗母体内贮存的铁。对于缺铁性贫血,尽管机体仍然可以产生红细胞,但却不能提高血细胞比积和血红蛋白的量。复合维生素中含有铁,并可作为补铁药来补充,如果不能服用维生素,可以考虑使用补铁药补铁。

铁是最重要的微量元素,整个妊娠期间都需要它。即使补充了铁,有些孕妇仍然可能出现缺铁性贫血。其原因包括:补铁或服用含铁维生素无效;妊娠期出血;多胞胎会导致孕妇和胎儿对铁的需要量增加;曾有过胃肠手术史,导致铁吸收不良;使用抗酸药会导致铁吸收不良,大量铁从肠道丢失;不良的饮食习惯导致缺铁性贫血。

治疗缺铁性贫血的目的在于增加机体对铁的摄入,由于肠道吸收铁的量比较少,所以必须每天都补铁。补铁也可以采取肌内注射的方式,但此途径较痛苦,还可能对皮肤造成损伤。补铁的不良反应有恶心、呕吐和胃部不适,还可能出现便秘,如果出现以上现象,必须适当减少剂量。如果不能直接口服补铁药,就必须从饮食中增加铁的含量,多吃些动物的肝脏及菠菜等富含铁的食物,这样就可以补充孕妇的需铁量。

（3）镰形细胞性贫血：对于某些皮肤较黑的孕妇来说，镰形细胞性贫血十分常见，这主要是由于骨髓功能低下造成的，而骨髓是体内产生红细胞的主要器官，当红细胞衰老和死亡后，机体依靠它来补充新生的红细胞。镰形细胞性贫血是由于人体产生的红细胞形态改变而发生的，在妊娠期可引起贫血症状或多种疼痛。具有镰形细胞性贫血性状的孕妇虽然没有患病，但却携带着此病的隐性基因，而且有可能会把此病传给宝宝。

镰形细胞性贫血性状通过验血很容易检查出来，通过羊膜穿刺术或绒毛膜穿刺取样也同样可以诊断胎儿是否患有此病。具有镰形细胞性贫血的孕妇可能出现反复疼痛发作的现象，称为"镰形细胞性危机"。主要表现是腹痛和（或）肢体疼痛、感染，甚至出现阻塞性心脏疾病，胎儿则容易出现流产和死产，发生率高达 50%。这主要由于异常红细胞阻塞血管所致，疼痛发作有时很剧烈，甚至需要住院治疗。

249. 孕期鼻出血的治疗

鼻出血，中医称之为鼻衄，是由于鼻腔内的毛细血管破裂引起的一种常见病。轻者涕中带血，重者可引起休克，反复出血则可导致贫血。出血可发生于鼻腔任何部位，但大多数发生于鼻中隔前下方的易出血区，此区血管丰富、表浅，当气候干燥或局部受损时，很容易发生出血。

（1）症状：有些准妈妈妊娠前没有流过鼻血，妊娠后某天却突然流起鼻血来了。这是因为妊娠后在大量雌激素的作用影响下，鼻黏膜肿胀，局部血管充血，易于破损的缘故，不必惊慌。准妈妈流鼻血常是鼻子的一侧出血，出血量一般不多，或者仅仅鼻涕中夹杂血丝。如果准妈妈发生了鼻出血不要太紧张，因为精神紧张会使血压增高而加剧出血。很多人习惯把头仰起,误以为血不外流就是不出血,还有的甚至认为血是宝贵的,应当咽下去再吸收,其实这是不正确的做法。

(2)处理:流鼻血时,正确的做法是坐下来保持镇定,全身放松,把出血的部位鼻翼向中隔紧压,或塞入一小团干净的棉花或软纸团,然后用手指压着流鼻血的鼻子中部5～10分钟,利用鼻翼压迫易出血区。患者头部保持直立位,低头可引起头部充血,头仰起来又会使血液流到咽部。流入口中的血液应尽量吐出,以免咽下刺激胃部引起呕吐。指压期间用冷水袋(或湿毛巾)敷前额及后颈,可促使血管收缩,减少出血。如果经以上处理仍不能止血,应及时到医院诊治。孕妇反复多次发生鼻出血,应到医院做详细检查,排除局部及全身疾病,以便针对病因治疗。

250. 孕期防止痔疮加重的方法

痔疮是妊娠期间经常出现的问题,是肛门周围或肛门内血管曲张引起的,主要是由于妊娠后子宫和骨盆部位的血流增加导致的。通常痔疮随妊娠期而严重,也可能随再一次妊娠而加重。

对痔疮的治疗主要是防止便秘,应该多吃含纤维素多的食物或饮用大量的水。防止便秘也可以使用粪便软化剂,进行坐浴或使用栓剂(在药房可以买到)。尽管妊娠期并不常采用,但外科切除手术也不失为一种方法。

妊娠期过后,痔疮会逐渐好转,但不可能完全消失,以上方法仍可使用。如果妊娠期间深受痔疮折磨之苦,应请医生选择或制定一个最佳治疗方案。

251. 慎防孕期尿路感染

妊娠期间,心血管系统、消化系统和泌尿系统都会出现一些为适应这个特殊阶段而发生的变化,泌尿系统的某些变化致使女性在妊娠期容易造成尿路感染。其症状主要包括尿频、尿痛和尿急,严重的甚至有血尿。尿路感染多指肾盂肾炎、膀胱炎和尿道炎。

(1)引起妊娠期尿路感染的原因

①妊娠后准妈妈的肾脏体积增大,肾脏对葡萄糖、氨基酸及水溶性维生素等营养物质滤过增多,当肾小管对原尿中葡萄糖的再吸收不能相应增加时,即可出现糖尿,约有15%的孕妇有糖尿。而尿中葡萄糖为细菌生长提供了有利条件,故孕妇容易发生泌尿系感染。

②妊娠中期肾盏、肾盂扩张,输尿管增粗、变长并屈曲,蠕动减少,可使两侧肾盂和输尿管中的尿潴留,使细菌有繁殖的条件,这是孕妇易患急性肾盂肾炎或慢性肾盂肾炎复发的原因。

③排尿时由于膀胱收缩,使膀胱内压增大,致使部分尿液逆流而进入输尿管中,导致上行性感染。

④妊娠后阴道分泌物增多,孕妇性生活不卫生,不注意清洗大、小阴唇及阴道前庭部,极易污染尿道口造成感染。

⑤临产时,由于胎头挤压,使膀胱底部充血、水肿,极易导致局部损伤和感染。

(2)预防:了解了妊娠期尿路感染的成因后,可以在日常生活中有针对性地注意个人卫生和保健,减少泌尿系感染的机会。准妈妈要勤换内裤,阴道分泌物较多时用中性皂液清洗外阴,保持外阴部清洁、干爽;内裤选用柔软透气的天然材料,如棉、丝织物;白天注意多饮水、多排尿,尽量不憋尿,减少膀胱压力;睡眠和休息应取左侧卧位,减少增大的子宫对输尿管的压迫。

妊娠期间增加营养是必要的,但很多孕妇常有"上火"现象,这可能与雌激素水平有关,这也是尿路感染的重要诱因。因此,这部分孕妇的饮食宜清淡,可吃些冬瓜、西瓜、青菜等清热利湿之品;也可用莲子肉、赤小豆、绿豆煮汤喝。这不但有利于减少尿路感染的发生,而且也有利于保胎、安胎。

252. 孕期甲状腺疾病的防治

妊娠期间甲状腺出现问题影响较大。甲状腺位于颈部气管前方,释放甲状腺激素。甲状腺激素对全身都有影响,它不但影响代谢,而且对是否受孕也十分重要。通常不育的妇女都要检查甲状腺激素,看其是否处于正常水平。甲状腺激素水平过高称之为甲状腺功能亢进,水平偏低则称之为甲状腺功能低下。有过流产或早产病史的妇女通常甲状腺激素水平是异常的。妊娠可能掩盖甲状腺疾病的症状,如果出现甲状腺增大、脉搏改变、手掌变红、发热、出汗等,应如实向医生陈述。一般主要通过查血了解甲状腺功能。这些检查是检测甲状腺所产生的激素水平,也可以检测由脑垂体产生的甲状腺激素刺激素(TSH)以明确诊断。

如果甲状腺激素水平很低,必须服用甲状腺激素替代物,即甲状腺素片。在妊娠期服用它是安全的,但必须经常查血以保证摄入了足够的甲状腺激素。如果孕妇患了甲状腺功能亢进(甲亢),治疗药物主要是丙硫氧嘧啶。此种药物可以穿透胎盘进入胎儿体内,用最小的剂量可以减少其对胎儿的影响。

用于治疗甲亢的另一种药是碘,妊娠期禁用。因为它对发育中的胎儿有损害作用。分娩后,检查胎儿非常重要,应观察胎儿是否有甲状腺疾病及服药后出现的并发症症状。

253. 孕后期心悸气喘的预防

到了妊娠后期,孕妇常会出现心悸及气喘的现象。这是因为体内的血液循环量增加,心脏负荷加重,子宫增大,横膈上抬,使得呼吸急促而不顺畅。如果睡觉时习惯平卧的姿势则更感气促不适,因为平卧时会将子宫及胎儿更推向上,抵住横膈。因此,孕妇在妊娠末期宜采用侧卧的睡姿,以减轻心脏、横膈的压力及气喘的情况。平日少活动多休息,不要讲话太多,以免气促加重。

孕妇心悸、气喘的现象是常见的,但是若再加上胸痛或有贫血的症状,应就医诊治。

254. 孕期抑郁症的防治

对于大多数女性来说,妊娠是件充满喜悦的事情,孕育生命的美妙感和自豪感,以及妊娠时得到丈夫和家人的分外呵护,让准妈妈觉得这是生命里一段难忘的幸福时光。然而,也有相当一部分的准妈妈(大约占孕妇的 10%)在孕期会感觉到程度不同的抑郁。这种抑郁因为找不到特别的诱因,常为医生和家人所忽视。

准妈妈的抑郁其实是"事出有因"的。妊娠期间体内激素水平的显著变化,可以影响大脑中调节情绪的神经递质的变化。在妊娠 6~10 周时,这些变化会首次出现,到了妊娠后期身体开始为分娩做准备时会再次体验到这些变化。激素的变化将使准妈妈更容易感觉焦虑,情绪波动很大,一点儿小事就耿耿于怀,这些都是妊娠期间的正常反应,准妈妈应该认识到这一点,自觉地调整心态,放松心情,以免陷入痛苦和失望的情绪中不能自拔。

对于一些家族或本人有抑郁史的准妈妈来说,妊娠后患上抑郁症的机会就更大了。工作压力大、与配偶关系紧张等都是促发抑郁症的因素。对于那些妊娠中出现异常情况、有过流产经历或者曾遭受过精神创伤的准妈妈患上妊娠抑郁症的比一般人多一些。

一方面，长时间的抑郁不利于母婴的健康；另一方面，抑郁症如果没有得到充分重视且不断加重，将影响孕妇照料自己和胎儿的能力，还有一定的潜在危险性。因此，必须及早发现妊娠抑郁症并给予重视。在一段时间（持续 2 周）内准妈妈有以下症状并超过 4 种，则可能已患有孕期抑郁症；如果有其中的 1 种或 2 种情况，可能有抑郁症倾向，应及时纠正。①不能集中注意力。②焦虑。③极端易怒。④睡眠不好。⑤非常容易疲劳，或有持续的疲劳感。⑥不停地想吃东西或者毫无食欲。⑦对什么都不感兴趣，总是提不起精神。⑧持续的情绪低落，想哭。⑨情绪起伏很大，喜怒无常。

防止抑郁症的发生更多的是靠准妈妈自己调整心态。

一是要尽量使自己放松，准妈妈要明白，恶劣的心情于事无补，只会适得其反，所以要尽快通过自己或求助他人来化解不良情绪。看一些有关妊娠与分娩方面的书，消除恐惧与担忧心理，不要"捕风捉影"地怀疑自己或胎儿不正常，要相信产前检查，学会调控情绪。做好有得必有失的心理准备：这里的"失"主要表现在准妈妈开始失去一些与外界的联系，如不能和丈夫一起参加聚会，与好友的感情似乎也正在淡化，准妈妈感到孤单……但这也正是准妈妈为一个小生命所必须付出的，有付出才会有得到。及时提醒自己采取转移烦恼、宣泄忧郁、积极社交等方式，尽量多做一些感觉愉快的事情，保持一种平和恬静的心态。

二是多和丈夫交流，倾诉是释放心理压力的一个好方法。孕期中，准妈妈的注意力可能更关注胎儿的生长，而丈夫则继续一边关注事业，一边关注家庭。这个时候，妻子应该对丈夫说出对于未来的恐惧和担忧，明确地告诉他现在的感觉。准妈妈处在妊娠的非常时期,更需要爱人和朋友的精神支持,而只有当他们明了准妈妈的一切感受时,他们才能给予必要的安慰。通过沟通,丈夫可以帮助妻子解决一些她个人能力无法解决的问题。作为丈夫要充分理解妻子在这个特殊阶段的心理需要,多抽些时间陪伴妻子,同时体谅妻子妊娠的辛苦,生活上给予尽可能的照顾,让准妈妈有安全感。

三是尽量回避工作和生活中的压力,有些不必急需面对的问题不妨先放下,这时准妈妈和胎宝宝的健康才是最重要的。无法排解不良情绪时,可以尝试深呼吸,还可以考虑参加孕期瑜伽练习班,这种古老而温和的运动,可以帮助孕妇保持心神安定。

另外,充足的睡眠和营养也有利于保持好心情。

如果以上种种措施仍不能帮助准妈妈摆脱抑郁的困扰,建议寻求医生的帮助,也可以通过产科医生为准妈妈推荐一位这方面的医学专家或精神治疗专家,以免延误病情,给自己和胎儿带来不良后果。

255. 妊娠高血压综合征的预防

妊娠高血压综合征(简称妊高征)以往又称为妊娠中毒症,是由于全身小动脉痉挛,致全身各脏器功能障碍的一种妊娠期特有的症候群。

(1)临床表现:本病多发生于妊娠5个月后,临床表现主要有水肿、高血压、蛋白尿,严重者出现头晕、头痛、眼花、黄疸,甚至抽搐昏迷。其发生率为10.32%,围产儿病死率为16.6%。由于症状严重,妊高征目前仍是孕产妇死亡的重要原因。因此,妊高征的防治是极为重要的。

(2)发病原因:妊高征的发病原因在医学上至今尚未完全明确,根据流行病学调查发现,发病可能和以下几种因素有关:①精神过分紧张或受刺激致使中枢神经系统功能紊乱。②寒冷季节或气温变化过大,特别是气压高时。③年轻初孕妇或高龄初孕妇。④有慢性高血压、肾炎、糖尿病等病史的孕妇。⑤营养不良,如低蛋白血症者。⑥体形矮胖,即体重指数[体重(千克)/身高(厘米)²]＞24 者。⑦子宫张力过高,如羊水过多、双胎、糖尿病巨大儿及葡萄胎等。⑧家族中有高血压史,尤其是孕妇之母有妊高征史。

(3)体征和分类:妊高征多发生在妊娠后半期。主要体征是高血压、水肿、蛋白尿,严重的可发生搐搦、昏迷,甚至导致母亲与胎儿死亡。根据孕妇的症状严重程度,临床分为轻度妊高征、中度妊高征、重度妊高征。①轻度妊高征。主要临床表现为血压轻度升高,一般不超过 17/12 千帕(130/90 毫米汞柱),可伴轻度蛋白尿和(或)水肿。水肿多由脚踝部开始,渐延至小腿、大腿、外阴部、腹部,按之凹陷,称为凹陷性水肿。踝部及小腿有明显凹陷性水肿,经休息后不消退者,以"＋"表示;水肿延及大腿,以"＋＋"表示;"＋＋＋"指水肿延及外阴和腹部;"＋＋＋＋"指全身水肿或伴腹水者。此阶段可持续数日至数周,或逐渐发展,或迅速恶化。②中度妊高征。指血压不超过 21.3/14.6 千帕(160/110 毫米汞柱),并伴有尿蛋白、水肿,或有头痛或无自觉症状。③重度妊高征。血压可高达 21.3/14.6 千帕(160/110 毫米汞柱)或更高;尿蛋白(＋＋)或以上;可有不同程度的水肿,并伴有头痛、眼花、胸闷、恶心、上腹不适或呕吐等一系列症状。此阶段可分为先兆子痫和子痫。

(4)防治:妊高征,特别是重度妊高征往往可发生肾功能障碍、胎盘早剥、胎儿宫内发育迟缓、胎儿窘迫等母婴并发症。准妈妈一旦患了妊高征应积极治疗,防止病情发展,以保障胎儿和孕妇的健康。

做好产前检查及处理,可使妊高征引起的孕产妇病死率明显降低。为了预防和减少妊高征的发生,孕期保健非常重要。①注意保持营养均衡,饮食中保证足够的蛋白质(以豆类及鱼、牛奶、鸡蛋等脂肪少的优质蛋白质为主)、足够的热能及铁、维生素以满足胎儿各阶段生长的需要;饮食以清淡为宜,避免过咸;烹调使用植物油。可选用花生油、植物性人造黄油等植物油,不要用猪油、黄油。②保证有足够的休息和睡眠时间,保持心情愉快。③做好产前检查。妊娠早期应测血压,检查尿蛋白和体重。自妊娠4个月开始按期进行产前检查,密切注意血压、水肿及体重改变,以便早期发现妊高征并早期治疗,防止病情发展。④注意既往病史。初产妇、双胎、羊水过多、原发性高血压、慢性肾炎或糖尿病患者因容易并发妊高征,更应注意。⑤及时纠正异常情况,如发现贫血,应及时采用补铁等治疗方法;下肢出现水肿,要增加卧床休息时间;血压偏高时要按时服药。

256. 妊娠腰背痛的防治

妊娠进入中期后,骨盆中以往稳固的关节开始松弛、慢慢张开,脊柱、骨关节的韧带松弛,为分娩做准备。这时,部分准妈妈会觉得腰背疼痛,随着妊娠月份的进展,子宫不断增大,身体重心渐渐向前移,在站立或走路时,为保持重心平衡,准妈妈只能将身体后倾,这种姿势加重了腰背部韧带和脊柱的负荷,也会导致或加重腰背痛。此外,增大的子宫对腰背部神经的压迫,也是造成腰背疼痛的另一个原因。进入妊娠末期,腰背痛的现象更明显。

腰背痛不是每个准妈妈都会发生的,而且痛的程度也因人而异。一般来说,体质敏感、身材苗条、骨盆窄小的准妈妈;干体力活、需要提东西、经常弯腰的准妈妈;怀双胞胎或胎儿发育较大的准妈妈;妊娠期体重增加过多的准妈妈容易感到腰背痛。

(1)预防措施

①从孕早期开始坚持散步等运动,以加强腰背部的柔韧度。

②注意保暖,避免腰背部受凉。

③避免睡过软的床垫(棕榈床垫比较合适);穿轻便的低跟软底鞋行走,鞋跟不应超过 2.5 厘米。到了妊娠中后期可对腰背部进行按摩。

④保持一个良好的姿势。走路时应双眼平视前方,把脊柱挺直,并且把身体重心放在脚跟上,让脚跟至脚尖逐步落地;避免长时间站立;坐下时可在腰部的位置上放一个软枕,增加腰部的承托力,或将两腿提高,或将脚放在小凳上,双腿弯曲;睡觉时,若为侧卧位,需将双腿一前一后弯曲起来,若为平卧位,在躺下时可以先将双腿弯曲,支撑起骨盆,然后轻轻扭动骨盆,直到调整腰部舒适地紧贴床面为止。

⑤避免提重物,需要弯腰取物时要保持背部挺直,弯曲下肢,抓起东西然后伸直双腿站起,避免腰部弯曲用力。

⑥适当控制体重的增长,避免胎儿过大或准妈妈过于肥胖,以减少脊柱及腰脊肌的负荷。

⑦有意改善一些生活细节,有助于预防腰背痛,如使用长柄的拖把或扫帚,将办公椅的高度调整到最舒适的位置等。

(2)治疗:一旦发生腰背痛应注意休息,避免长时间地站立和步行。腰痛严重的可用腹带托起增大的子宫,减少腰肌张力。某些体操也可以缓解腰背痛,准妈妈不妨试试。值得注意的是,如果准妈妈在腰痛的同时伴有右下腹部疼痛,并且疼痛延伸到右侧大腿,同时出现尿频、尿急等症状,应及时就医;如果腰痛的同时伴有小腿抽筋,要当心是否发生了低钙血症。

257. 妊娠水肿的预防

在妊娠中晚期,有不少准妈妈都会出现不同程度的小腿水肿,用手指压之可出现局部凹陷。这种水肿一般是傍晚最明显,卧床及夜间休息后可消退,是由于妊娠后体内内分泌的改变,使水、钠潴留所致。另外,子宫增大压迫下腔静脉,使血液回流受阻,下肢静脉压升高,孕妇在久站或久坐时,水分在下肢积聚,也可出现凹陷性水肿。一般水肿发生于下肢远端,孕妇做站立的工作更为明显。单纯的下肢水肿不是病理现象不需治疗,但如果下肢水肿经过 6 小时以上休息仍不能消退,且逐渐向上发展,而且大腿以上也出现水肿,那就不正常了。如果同时合并有心脏病、肾病、肝病、高血压、营养不良等,更应引起高度重视,因为这些并发症会对孕妇及胎儿造成严重后果。

轻度的下肢水肿属于妊娠的正常现象,但由于酸胀给孕妇带来一定的痛苦,所以通过建立良好的饮食和生活习惯预防和缓解下肢水肿是必要的,主要有以下措施:

(1)调整工作和日常生活节奏,不能过于紧张和劳累。要保证充足的休息和睡眠时间。上班地点没有条件躺下休息的,可以在午饭后将腿抬高放在椅子上,采取半坐卧位。

(2)注意均衡的营养,摄取高蛋白、低糖类的饮食。体重在整个妊娠期间增重 11 千克左右比较理想。

(3)多吃清淡食物,保持低盐饮食。但不是完全禁盐,因为妊娠后期体内增加了排钠的激素。

(4)每天适当散步(最好不超过 40 分钟),不要站立太久,以免加重下肢的肿胀。同时防止情绪激动和避免较剧烈或长时间的体力劳动。

(5)出现腿部肿胀酸痛的准妈妈,晚上睡觉前可请丈夫按摩腿部以减轻酸痛的感觉。睡觉的时候,腿脚部稍微抬高一点,有利于消除肿胀。

(6)定期做产检,出现严重的肿胀现象应检查血压和尿液,如发现异常,应及时治疗。

258. 胎位不正的原因及矫正方法

(1)胎儿的胎位:胎儿在子宫内的位置称胎位。羊水中的胎儿,由于头比身体重,所以胎儿呈头臀上的姿势。正常的胎位为胎体纵轴与母体纵轴平行,胎头在骨盆入口处,并俯屈,颏部贴近胸壁,脊柱略前弯,四肢屈曲交叉于胸腹前,整个胎体呈椭圆形,称为枕前位(头位)。当胎儿横卧在宫腔,称横位;臀在下方,坐在宫腔里,叫臀位。横位和臀位都是胎位不正,即使胎头向下,但胎头由俯屈变为仰伸也是胎位不正。胎位不正中以臀位的比例最高。因为胎位不正是造成难产的主要原因之一,所以宝宝的胎位是否正常是准妈妈很关心的一件事。

(2)胎位不正的原因:胎位不正的概率约为3%。引起胎位不正的原因有子宫发育不良、子宫畸形、骨盆狭小、盆腔肿瘤、胎儿畸形、羊水过多、胎儿生长过慢、脐带太短、胎盘不正常、多胎等因素,故发现胎位不正后必须详查胎儿和准妈妈的身体状况是否正常。异常胎位在分娩时可引起难产,多需手术助产,如处理不当,则可能会危及母亲及胎儿生命。

事实上,分娩前3个月的胎儿处于浮游状态,无时无刻不在变换姿势,所以妊娠6个月之前的胎儿约有一半胎位不正,直到32周以后,胎位不正的比例就降到10%。所以,胎位不正在妊娠8个月前颇为常见,准妈妈无须担心,因为大部分宝宝在8个月之前多会自动转为枕前位。在产科的处理方面是以 9 个月 (36 周) 妊娠仍为胎位不正时,才诊断确定为胎位不正。当然,仍有极少数产妇在临盆前出现胎位改变。

(3) 胎位不正的矫正方法:一般而言,在妊娠 7 个月前胎位不正,只要加强观察便可。因为宫内羊水较多,胎儿有活动余地会自行纠正胎位。若妊娠 7 个月以后胎位仍不正,便要纠正了。下面以最常见的臀位为例介绍两种矫正方法:

①膝胸卧位纠正。准妈妈先排空膀胱,松解腰带,跪在铺着棉絮的硬板床上,双手前臂伸直,胸部尽量与床贴紧,臀部上翘,大腿与小腿成直角。每天早晚各 1 次,开始时每次 3～5 分钟,以后增至每次 10～15 分钟。胸膝卧位可使胎臀退出盆腔,增加胎头转为头位机会。

②外转胎位术。这是由医生操作为胎儿施行"转向"。如果在妊娠 32～34 周时,胎儿仍未转向,医生就要考虑为孕妇实行外转胎位术让胎儿翻转,使孕妇能顺利分娩。进行人工外转胎位时,医生通常会给予孕妇使子宫放松的药物,然后由医生在 B 超监测下行外转胎位术。值得注意的是,外转胎位术有一定的风险,操作时会导致脐带缠绕或胎盘早剥。因此,在有条件进行剖宫产的情况下,极少采用这种办法。

(4) 区分对待不同胎位:如果到了临产胎儿仍然不能转成正常的枕前位,那么是不是就一定不能自然分娩呢? 胎位不正的孕妇并非 100% 不能经阴道分娩。不同情况应区别对待,一般来说有以下几种情况出现。

①单臀位 (胎儿臀部朝下,双髋关节屈曲,双膝关节伸直) 的孕妇,如骨盆腔宽大,且胎儿体重在 3 500 克以下,仍然可以考虑经阴道分娩。必须特别注意:由于胎儿的臀部通常比头部要小,所以下降可能较快,但会因头部分娩困难,引起胎儿损伤的危险 (如颅内出

283

血、臂丛神经损伤、新生儿窒息等）。因此，医生常在胎臀自然娩出到脐部时实行臀助产术。若有任何产程延长，则必须及早剖宫分娩。

②胎儿盘膝坐、单腿或双腿直立的臀位不适宜阴道分娩，否则易导致在产程中脐带脱垂，引起胎儿缺氧，甚至导致死胎，对于这样的胎位一般采用剖宫产分娩。孕妇需要在胎儿足月前后住院待产。

③有些因胎头旋转或俯屈不良而引起的胎位异常，如持续性枕横（后）位、面先露、高直位、前不均倾位等，均在分娩中才会被发现。临床医生会根据产妇骨盆、胎位、胎儿大小等情况综合考虑继续分娩的方式，必要时需实施紧急剖宫产。

④胎儿身体其他部位先露所引起的胎位不正，如肩先露、复合先露等，常见于腹壁松弛的经产妇或骨盆狭窄者，经阴道分娩的危险性更大，甚至会引起死胎或产妇子宫破裂。对于这样的孕妇，一般用剖宫产的方式进行分娩。

总而言之，为避免分娩时因胎位不正造成的严重后果，准妈妈应做好产前检查，预先诊断出胎位不正，及时治疗，如未转为头位，则先做好分娩方式选择.提前住院待产。以现代的医疗技术，即使采用剖宫产的方式分娩也是非常安全的，准妈妈不必过于担心。

259. 警惕衣原体感染

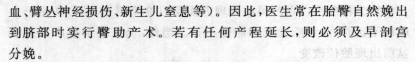

（1）衣原体的发生：目前衣原体感染已引起广泛关注。衣原体是一种常见的性传播疾病（STD）的病原，估计每年有300万～500万人遭受感染。对是否已受到衣原体感染很难判别，因为衣原体感染无任何症状。20％～40％性活动频繁的妇女会发生衣原体感染，如果不经治疗，衣原体感染会造成很严重的后果。

衣原体感染是由沙眼衣原体引起的。它可侵入到某些正常细胞内,感染通过性活动传播,包括口交。衣原体感染更容易在多个性伙伴中发生,也可在有其他性传播疾病的妇女中发生。有些医生认为,口服避孕药的妇女更易受衣原体感染。采用屏障避孕措施,如使用隔膜或避孕套,配合使用杀精子药,能够防止衣原体感染。

(2)并发症:衣原体感染所引起的盆腔炎症(PID)包括子宫、输卵管、卵巢等生殖器官的严重感染性疾病。它可能是由衣原体感染后未采取相应治疗措施而引起的,衣原体是造成盆腔炎的主要病因。如果造成持续感染或复发,生殖器官、输卵管和子宫就会受到损伤,需要进行手术修补,如果输卵管受到损害会发生异位妊娠,宫外孕的风险则会增加。

(3)新生儿的感染:妊娠期间,孕妇可在新生儿通过产道时将衣原体传染给他(她),这些新生儿中衣原体感染的概率是 20%～50%,导致新生儿眼部受到感染,不过比较容易治疗;较严重的并发症是导致肺炎,需要住院治疗。

(4)衣原体的检查及治疗:衣原体可通过培养法检查,现在采用的新检测方法要比过去使用的培养法快得多,被称为快速诊断试验,在办公室就可以操作,提供结果非常迅速。

然而,50%以上的衣原体感染者并没有任何症状,症状大多为生殖器有烧灼感或瘙痒,阴道分泌物增加,尿痛或尿急,或盆腔疼痛。男性也可表现出相应症状。

衣原体感染大多采用四环素进行治疗,而孕妇不能使用四环素,改用红霉素是比较好的替代药物。治疗后,医生还会做一下组织培养以判断感染是否已治愈。

如果准妈妈担心可能患上衣原体感染,那么就去看医生。

260. 谨防宫内感染

我们都知道,子宫是一个通过阴道与体外相通的空腔器官,妊娠后胎膜将羊水和胎儿包裹在子宫内,形成相对封闭的环境,加上子宫颈具有抗菌作用的黏液层的屏障作用,使胎儿处于双重保护之下,因此在整个正常的妊娠过程中,子宫内可保持无菌,胎儿不发生感染。但在某种情况下,有些致病菌可通过孕妇使胎儿在子宫里受到感染,我们称之为宫内感染。

(1)宫内感染的途径:一种是病原体通过血液循环,经胎盘感染胎儿,如乙肝病毒、风疹病毒、梅毒螺旋体等;另一种是母亲阴道或子宫颈病原体逆行污染羊水而感染胎儿,如巨细胞病毒、单纯疱疹病毒,以及李斯特菌、大肠埃希菌感染等。

(2)宫内感染的危害:如果感染发生在妊娠早期,可致胚胎发生多器官畸形而致流产;发生在妊娠中晚期多导致胎儿宫内发育迟缓、早产或死产。有宫内感染的胎儿出生后,先天性缺陷的情况远高于正常儿。

(3)引起宫内感染的原因:很多宫内感染通常发生在妊娠末期。一般情况下,胎儿受到胎膜、羊水等的保护,而羊水具有抗菌能力,细菌即使进入子宫腔也不能生存,从妊娠20周至足月,羊水的抗菌能力会随孕周而增强,妊娠40周以后抗菌能力就减弱了。

临产后子宫颈口扩张,羊膜囊和胎儿先露部又将扩张的子宫口盖住,这时如胎膜早破,超过24小时以后未临产或产程延长,以及产妇贫血体弱,抵抗力差,则容易引起宫内感染。亦有少数的孕妇、产妇的羊水抗菌能力较差,阴道内的致病菌可乘虚突破胎膜和羊水的防线进入子宫内,引起胎盘、羊水、胎儿在子宫内发生感染。严重的子宫脱垂也可导致宫内感染。产妇其他部位如有急性感染,细菌也可随血液循环进入子宫内导致宫内感染。

(4)感染后的症状:由于感染发生于宫腔内,早期感染时产妇可没有任何症状,随着病情的发展,孕妇会出现体温升高、白细胞增多、心率加快、子宫体有压痛。胎膜已破者,可有混浊的羊水流出,味臭。由于胎儿在混浊的羊水中生活,其身心发育受到影响,当临产羊水流出时,胎心可增快,每分钟 180 次以上。

(5)治疗措施:要根据感染的不同时期和感染状况积极采取相应的治疗措施。

①开展孕期宫内感染的筛查,对血清 IgM 检测阳性的孕妇要进行重复测定,以确定宫内感染的诊断。

②对已确诊感染的孕妇,要针对不同的致病微生物选用有效的抗生素以控制感染。

③经治疗后仍未见明显疗效者,要利用羊水胎儿细胞或绒毛组织进行宫内感染的产前诊断,以确定胎儿是否受到感染。

④经产前诊断确定胎儿已受到感染,可建议孕妇接受宫内给药治疗,或建议孕妇终止妊娠。

⑤如果孕妇愿意继续妊娠,应严密观察胎儿健康状态,如经 B 超检查发现胎儿有发育畸形,应建议孕妇终止妊娠。对未发现胎儿发育异常的孕妇,要严密观察分娩后的健康状态,对受感染的新生儿给予及时的治疗。

(6)宫内感染的预防

①准妈妈要做好孕前检查,一旦发现可能引起宫内感染的疾病,应先治愈后再妊娠。

②预防病毒性疾病,准妈妈在孕前应进行风疹疫苗、乙肝疫苗的预防接种。

③做好围产期保健,发现胎儿受病毒感染或畸形可做人工流产或终止妊娠,母亲产道存在巨细胞病毒等可考虑剖宫产。

④妊娠末期严禁性生活,注意休息、情绪和营养。当孕妇发现有阴道流水时应及时到医院检查,以便采取及时有效的防治措施。

261. 警惕无痛性阴道出血

准妈妈如果在妊娠晚期或临产时,在没有特别原因的情况下,反复出现无痛性的阴道流血,很有可能是前置胎盘所致。这是由于妊娠晚期或临产后子宫下段逐渐伸展,位于宫颈内口的胎盘不能相应的伸展,导致前置部分的胎盘附着处剥离造成出血。初次流血量通常不多,剥离处血液凝固后出血可暂时停止。随着子宫下段不断伸展,出血往往反复发生,且出血量越来越多。阴道流血发生时间的早晚、反复发生次数及出血量多少与前置胎盘类型关系密切。

(1)各种类型的前置胎盘特点:①完全性前置胎盘。往往初次出血时间早,在妊娠 28 周左右。反复出血次数频繁,量较多,有时一次大量出血就可使患者陷入休克状态。②边缘性前置胎盘。初次出血发生晚,多在妊娠 37～40 周或临产后,出血量也较少。③部分性前置胎盘。初次出血时间和出血量介于上述两者之间。由于反复多次或大量阴道流血,孕妇出现贫血,贫血程度与出血量成正比。出血严重者可发生休克,还能导致胎儿缺氧、窘迫,甚至死亡。

(2)发生前置胎盘的可能原因及预防措施

①前置胎盘的发生,可能和子宫内膜病变与损伤、胎盘面积过大、胎盘异常、受精卵着床位置不当有关,而多次生育、人工流产、引产都是引起子宫内膜炎或子宫内膜受损的原因。如果子宫内膜生长不全,当受精卵着床后,血液供给不足,为摄取足够营养,胎盘伸展到子宫下段,也会造成前置胎盘。

②如前置胎盘引起的出血少,而胎儿尚未足月,可以卧床休息,必须绝对禁止性生活;如果出血停止,可允许走动;如果出血量多不

能控制,而胎儿已大于 34 周,应终止妊娠,终止妊娠以剖宫产为首选。

③为预防前置胎盘的发生,女性应防止多产,避免多次刮宫、引产或宫内感染,减少子宫内膜损伤或子宫内膜炎。认真做好孕期检查。对妊娠期出血,无论量多少均须就医,以便及时诊断处理,减少危险性。

262. 怀孕晚期应注意的不适症状

在漫长的怀孕过程中,母亲身体正经历一场形态和功能的重大改变。有些改变会从怀孕初期持续到分娩,有些会随怀孕周数增加而变得更明显,如子宫在怀孕末期会快速长大,而造成各种压迫症状。另外,也有些症状是到后期才逐渐出现的,以下我们将怀孕末期常见的问题做一介绍。

(1)孕妇下腹不适:怀孕后期,子宫快速增大的结果,会使下腹部的肠管往上或往两侧移动;有时候肠子会被挤到肝脏附近。子宫在增大的同时,也会出现旋转。这些改变可能会对子宫旁边的圆韧带、宽韧带造成一定程度的牵扯,在两侧鼠蹊部位会有被拉扯的疼痛。

另外,骨盆腔尤其是膀胱上耻骨联合处易有压迫疼痛,这些不舒服的感觉通常是可以忍受的,不需要特别的治疗,卧床休息会让症状减轻一些。如果疼痛变得厉害,或伴随有其他怀孕的症状,如呕吐、发热等,要尽快找医师排除其他疾病的可能。

(2)仰卧性低血压及头晕:孕妇的低血压与一般姿势性低血压不同。一般人是卧床太久或突然站立时,导致暂时性大脑血流量不足引起的。然而在怀孕末期,由于子宫体积及重量都大幅增加,孕妇在平躺时易压迫下腔静脉,使静脉血液回流减少,心脏得不到足

孕产期保健指南

够的回流血液,自然心脏血液输出量也随之减少而造成血流灌注不足的问题。

通常至少10％的孕妇在怀孕末期会有较明显的不适,具体症状是在平躺时忽然会感到心悸、头晕、眼前发黑、盗汗等。治疗方式就是立刻改变姿势,减少子宫对血液回流的压迫,一般是建议左侧卧位,一方面可以增加回流到心脏的血量,另一方面也可以增加子宫及胎盘的血流量,避免胎儿受到低血压的影响。

(3)子宫收缩:大部分的孕妇在30周以前并不会感到强烈的子宫收缩痛,只会感到下腹部紧绷,摸到一个较硬的子宫而已,它收缩的压力一般很少超过20毫米汞柱。到了30周以后,子宫的活动力会逐渐增加,不仅收缩的力量增强,收缩的频率也相对增加,这时候孕妇除了有紧缩的感觉外,甚至会感到疼痛。有时甚至会有每10～20分钟的规律宫缩出现,尤其是在怀孕的最后一二周最明显,这就是一般说的假性阵痛。

假性阵痛与开始分娩时的阵痛很难区分。一般而言,假性阵痛会随着姿势改变、休息而慢慢恢复,但若是真的阵痛则会从每20分钟一次,一直增加到3分钟收缩一次,而且可能伴随见红、子宫颈扩张等变化。这时候就该找医师求救了。

(4)水肿及静脉瘤:在正常的怀孕过程中,孕妇全身的水量可以增加6 500毫升以上。其中的3 000毫升存于母亲的血液、乳房及身体组织中,加上越来越大的子宫阻碍了下肢的血液循环。这些因素都会让下肢水肿的症状随怀孕周数的增加而日趋严重,甚至有下肢静脉曲张出现。通常这种水肿在经过一个晚上的平躺休息后会有改善,但是静脉曲张则要到分娩后才会恢复。

预防方法包括:避免长期站立或是坐姿,尽量卧床休息,使用弹性袜并配合大小适中的鞋子也可以改善症状及避免脚部疼痛。值得注意的是,若水肿逐渐扩及上半身,这种情况比较异常,要小心是

290

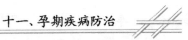

子痫的先兆。不过到了 38 周前后,约有 1/3 的正常孕妇在面部、手等部位也会出现肿胀的感觉,最好让医师做进一步的检查与判断。

(5)呼吸困难及胸闷:这个症状在怀孕的妇女是很常见的,尤其是在后 3 个月,横膈膜上下活动会受到增大的子宫影响,孕妇需增加每次呼吸的深度,才能让宝宝有充足的氧气。这种呼吸深度的增加,常会让人有喘不过气的感觉。这种挤压效应在多胞胎及羊水过多的孕妇更明显,常因为子宫过大压迫胸腔造成呼吸困难,甚至平躺时有窒息的感觉。

减少活动量,保持愉快的心情,都会让孕期症状减轻;卧床休息、左侧卧等姿势也会有帮助。若喘憋症状在平躺时比在坐姿时厉害,或是伴随有严重的水肿,应告诉医生这种现象,有时候喘憋是其他疾病的先兆。

(6)尿频及尿失禁:整个怀孕过程中有两个时期容易发生频尿的现象。首先是怀孕早期子宫开始增大时,其次是当怀孕末期胎头已经入骨盆腔时。这是因为膀胱受压迫使容量减少所造成的,同时加上骨盆腔内器官相对位置的改变,使膀胱承受的压力增加。所以,很多孕妇在怀孕时一用力就容易有尿液从尿道渗出,也就是所谓尿失禁。

这些症状大部分在产后都会恢复正常,但是要小心的是,若有泌尿道感染的话,也可能有类似症状。尤其孕妇因为膀胱壁会变得水肿,比一般人更容易受伤、感染,甚至往上造成肾脏感染,因此一旦有症状最好找医师诊断。原则上多喝水、多上厕所、不憋尿等,都是预防感染的好方法。

(7)孕后期的腰背痛:随着妊娠月份的增加,孕妇的腹部逐渐突出,身体的重心向前移。为了保持身体的平衡,在站立和行走时常采用双腿分开、上身后仰的姿势,这就使背部及腰部的肌肉常处在紧张的状态。此外,孕期脊柱、骨关节的韧带松弛,增大的子宫对腰

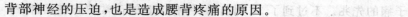

背部神经的压迫,也是造成腰背疼痛的原因。

为了预防和减轻腰背疼痛,应在孕早期就坚持做散步等适当运动,以加强腰背部的柔韧度。另外,要注意保暖,睡硬床垫,穿轻便的低跟软鞋底行走,还可对局部进行按摩。应注意避免拿重物,长时间保持某一姿势,或腰背部受凉,这些均能加重疼痛。

(8)孕后期的便秘:怀孕后半期,由于渐长的胎儿压迫孕妇的肠胃道消化道,造成肠子的蠕动减慢,加上安胎卧床休息,缺乏运动,所以更容易发生便秘。但便秘是可以预防的,具体方法有:①养成每天固定时间上厕所的习惯。②保持愉快的心情。③摄取足够的水分。④吃高纤维饮食。

(9)孕后期的腹痛:孕后期随着胎儿不断长大,准妈妈的腹部及全身负担也逐渐增加,再加之接近临产,出现腹痛的次数会比孕中期明显增多。

①生理性腹痛。随着宝宝长大,准妈妈的子宫也在逐渐增大。增大的子宫不断刺激肋骨下缘,可引起准妈妈肋骨钝痛。一般来讲,这属于生理性的,不需要特殊治疗,左侧卧位有利于疼痛缓解。

在孕后期,准妈妈夜间休息时会因假宫缩而出现下腹阵痛,通常持续仅数秒钟,间歇时间长达数小时,不伴下坠感,白天症状即可缓解。

②病理性腹痛。如胎盘早剥多发生在孕后期,准妈妈可能有妊娠高血压综合征、慢性高血压病、腹部外伤。下腹部撕裂样疼痛是典型症状,多伴有阴道流血。所以在孕后期,患有高血压的准妈妈或腹部受到外伤时,应及时到医院就诊,以防出现意外。如果准妈妈忽然感到下腹持续剧痛,有可能是早产或先兆子宫破裂,应及时到医院就诊,切不可拖延时间。

(10)孕后期的胃灼痛:孕后期,孕妇虽然摆脱了恼人的早孕反应,胃口好了,吃东西也香了。但是每餐吃完之后,总觉得胃部麻乱,有烧灼感,有时烧灼感逐渐加重而成为烧灼痛,尤其在晚上,胃灼热很难受,甚至影响睡眠。这种胃灼热通常在妊娠后期出现,分娩后消失。

孕后期胃灼热的主要原因是内分泌发生变化,胃酸反流,刺激食管下段的痛觉感受器引起灼热感。此外,妊娠时巨大的子宫、胎儿对胃有较大的压力,胃排空速度减慢,胃液在胃内滞留时间较长,也容易使胃酸反流到食管下段。

为了缓解和预防胃灼热,在日常饮食中应避免过饱,少食用高脂肪食物等,不要吃口味重或油煎的食品,这些都会加重胃的负担。临睡前喝一杯热牛奶也有很好的效果。睡觉时还可多用几个枕头。未经医生同意不要服用治疗消化不良的药物。

263. 过期妊娠的危害

妊娠期约为 280 天,如果超过预产期 2 周以上还不临产,称为过期妊娠。过期妊娠的孕妇易生过熟儿,外形似“小老人”,瘦长干瘪。其原因很多,如遗传因素、胎儿畸形、胎位异常、孕妇内分泌失调、孕期活动过少等,均可造成过期妊娠。有人认为,过期妊娠关系不大,这是很不正确的想法。妊娠期母子的联系主要靠胎盘来实现,胎儿生长发育所需要的氧气和营养是通过胎盘由母体供给胎儿的,而胎儿所排出的代谢产物又要通过胎盘带走。此外,胎盘还能抵御许多细菌、病毒的侵犯。当妊娠过期时,胎盘老化,功能逐渐减退,直接影响胎儿的营养和氧气供给,不利于胎儿的生长。长期慢性缺氧,可使胎儿生长缓慢或停顿,也可由于脑组织缺氧造成智力发育迟缓或低下,严重者可造成胎儿宫内窒息,增加胎儿和新生儿的死亡率。另外,过期妊娠往往会增加分娩时的困难,甚至出现严重的后果。所以,已确定为过期妊娠者,宜及时到医院进行处理。

264. 产后出血的原因及预防

每个产妇在产后3～7天内都会从阴道内排出一些类似于月经的血性分泌物,我们称之为血性恶露,这是正常的,不属于产后出血。医学上,产后出血是指胎儿娩出后24小时内阴道流血超过500毫升。产后出血是产妇死亡的重要原因之一,目前在我国居首位。产妇一旦发生分娩后出血十分危险,休克较重且持续时间较长者,即使获救仍有可能出现严重的后遗症。

(1)产后出血的原因

①子宫收缩无力。这是产后出血最常见的原因。在正常情况下,胎儿娩出后,由于胎盘从子宫壁上剥落引起子宫出血,这时要依靠子宫肌肉的强烈收缩,使子宫壁上的血窦因受压而关闭,并使血流逐渐缓慢而形成血栓,使出血停止。如果胎儿娩出后宫缩乏力使子宫不能正常收缩和缩复,不能有效关闭子宫壁上正在出血的血窦,将引起产后出血。产妇精神过度紧张,分娩过程过多使用镇静药、麻醉药;异常头先露或其他阻塞性难产,致使产程过长,产妇衰竭;产妇子宫肌纤维发育不良;子宫过度膨胀,如双胎、巨大胎儿、羊水过多,使子宫肌纤维过度伸展;产妇贫血、妊娠高血压综合征或妊娠合并子宫肌瘤等情况,都有可能造成子宫收缩无力。

②胎盘剥离不全。在胎儿娩出之后,如果胎盘剥离不完全,一部分与子宫壁分离,其他部分尚未剥离,或大部分排出,还有一小部分未排出而滞留在子宫腔内,都可影响子宫收缩而出血不止。有时部分胎盘和子宫壁粘连,或植入子宫壁内不能自然分离,而从其他已剥离部分出血,这种出血量往往很大。

③产道撕裂。在分娩过程中由于胎儿过大、急产或手术产使产道撕裂,也可发生大量出血。如果施行会阴切开后,不注意止血也

294

可造成出血过多。

④产妇患有全身出血倾向性疾病。如白血病、再生障碍性贫血、血小板减少性紫癜等,均可引起产后出血。重症病毒性肝炎也可引起产后出血,但不多见。

(2)产后出血的预防:准妈妈在产前做好预防工作,可以大大降低产后出血的患病率。

①做好孕前及孕期的保健工作,对有胎盘异常、贫血、妊娠高血压综合征、子宫肌瘤、巨大胎儿等情况或孕妇本身有出血倾向的,应加强产前检查监护;不宜妊娠者及时终止妊娠。有高危因素者应当提前住院待产。

②准妈妈在分娩过程中尽量保持心态平和,避免过度紧张和恐惧。

③产前掌握分娩时呼吸和用力地技巧,分娩中合理运用,避免过度疲劳。产前吃饱以保证有充足的体力分娩,分娩过程中要注意补充水分。

④分娩结束后,产妇应听从医生的安排,继续留在产房观察 2 小时,有特殊情况应及时告诉医生。

⑤早期哺乳可刺激子宫收缩,减少阴道流血量。所以,当医生把宝宝抱到产妇身边时,无论产妇的乳房是否已经开始泌乳,都应让宝宝吸吮。

265. 孕期性病的防治

在妊娠期间,性传播疾病会危害胎儿的成长,一定要小心任何一种性传播疾病的感染并要认真治疗。

(1)生殖器单纯疱疹感染:如果妊娠期发生疱疹感染,通常这不是初次感染而是再次感染。发生感染会使自然流产概率增大,但很少导致胎儿畸形。母亲发生感染可能会早产,而且产出的是低体重婴儿。我们认为,婴儿从生殖道娩出时也会被感染,因为当胎膜破裂时感染会上行蔓延到子宫。对于妊娠期发生的生殖道疱疹病毒感染尚无安全有效的治疗措施。当孕妇在妊娠后期发生活动性疱疹病毒感染时,可行剖宫产以阻止婴儿从感染的生殖道娩出。受感染的新生儿死亡率为 50%。

(2)念珠菌性阴道炎:孕妇比非孕妇更易受念珠菌感染。但感染对妊娠没有太大的不良反应,只是引起不适和焦虑。念珠菌感染在妊娠期间有时很难控制,需要反复长期的治疗(10~14 天)。涂抹一些药膏是比较安全的,孕妇的丈夫最好也要一起治疗。新生儿从念珠菌感染的生殖道娩出后,应使用制霉菌素治疗。

(3)滴虫性阴道炎:这种感染对妊娠也没太大影响,但治疗中存在药物选择问题,甲硝唑不能在妊娠头 3 个月内服用,至于妊娠后期是否可以使用也是很有争议的。

(4)尖锐湿疣:通常被称为性疣,如果孕妇的病变范围广就应选择剖宫产,否则会引起大出血。疣状皮赘在妊娠期间会增大而阻塞阴道,不利于婴儿娩出。而且婴儿娩出后会得喉乳头状瘤。

(5)淋病:妇女任何时候都可能患淋病,这种病对自身、丈夫及经生殖道娩出的婴儿都有威胁,婴儿会患淋球菌性眼病。因此,给新生儿用眼药水滴眼可防止这种情况发生。淋球菌性感染用青霉素或其他敏感药物是很容易治愈的。

(6)梅毒:检测孕妇是否有梅毒感染,对孕妇自身、孕妇的丈夫及婴儿都是极其重要的。幸运的是,这种感染很少见,而且易于治疗。如果孕妇发现妊娠期生殖道有溃疡性缺损,应该请医生检查,妊娠期的梅毒也可以用青霉素或其他安全药物进行有效治疗。

附 录

常用食物营养成分

常用食物营养成分分析（每 100 克食物所含的营养素）

食物名称	蛋白质	脂肪	糖类	热能	粗纤维	钙	磷	铁	胡萝卜素	维生素 B_1	维生素 B_2	烟酸	维生素 C
	克	克	克	千卡	克	毫克	毫克	毫克	毫克	毫克	毫克	毫克	毫克
稻米（籼）	8.3	2.5	74.2	353	0.7	14	285	—	0	0.34	0.07	2.5	0
小麦粉（精白粉）	7.2	1.3	77.8	352	0.2	20	101	2.7	0	0.06	0.07	1.1	0
小麦粉（富强粉）	9.4	1.4	75.0	350	0.4	25	162	2.6	0	0.24	0.07	2.0	0
小麦粉（标准粉）	9.9	1.8	74.6	354	0.6	38	268	4.2	0	0.46	0.06	2.5	0
玉米（黄）	8.5	4.3	72.2	362	1.3	22	210	1.6	0.1	0.34	0.1	2.3	0
芝麻	21.9	61.7	4.3	660	6.2	564	368	50.0	—	—	—	—	0
小豆（赤）	19.1	2.7	55.5	323	4.4	67	305	5.2	—	—	—	—	0
豆浆	2.4	0.7	1.0	20	微量	13	34	0.8	—	—	0.01	—	0
豆腐（北）	10.7	2.1	2.0	70	0.3	200	89	3.1	—	—	0.1	0.1	0
豆腐干	15.1	3.7	1.9	101	0.4	499	129	7.6	—	—	0.03	0.2	0

续表

食物名称	蛋白质	脂肪	糖类	热能	粗纤维	钙	磷	铁	胡萝卜素	维生素 B₁	维生素 B₂	烟酸	维生素 C
	克	克	克	千卡	克	毫克	毫克	毫克	毫克	毫克	毫克	毫克	毫克
素鸡	15.9	2.5	2.5	96	0.1	1350	173	8.3	—	0.01	0.03	0.1	0
凉粉	0.02	0.01	4.9	20	0	2	1	0.9	0	—	—	—	0
粉条	0.5	0.2	84.1	340	0	75	5	0.7	0	—	0.08	0.1	0
黄豆芽	6.9	1.0	7.3	69	1.3	77	87	3.2	0.13	—	0.13	0.7	5
绿豆芽	1.5	0.1	1.8	14	0.6	18	24	0.5	0.08	—	—	—	9
蚕豆	12.4	0.8	27.7	168	3.5	—	145	0.6	0.12	—	0.02	0.2	6
甘薯	0.9	0.2	24.0	101	0.5	77	—	—	0.04	—	0.04	0.5	—
马铃薯	2.1	0.1	25.8	113	0.5	16	51	2.2	—	—	0.04	—	—
山药	1.9	0.1	19.9	88	0.4	44	50	1.1	—	—	—	—	—
胡萝卜（红）	0.8	0.1	9.4	42	1.0	28	33	3.2	1.00	—	0.04	—	41
白萝卜	0.8	0.2	4.0	21	0.4	35	23	0.9	0.02	—	0.06	0.3	35
春笋	2.1	0.3	3.3	24	2.8	9	24	0.9	—	—	—	—	—
百合	4.0	0.1	28.7	132	1.0	9	91	0.9	—	—	—	—	—
大白菜	0.9	0.1	1.7	11	0.6	45	29	0.6	—	0.01	0.04	0.5	46
小白菜	1.2	0.2	3.6	21	0.6	115	33	2.4	1.07	—	0.09	0.5	27
雪里蕻	0.9	0.3	4.2	23	0.4	73	57	2.3	—	—	0.26	—	9.4
菠菜	2.5	0.3	5.6	35	0.9	75	19	2.5	2.92	—	0.17	0.5	20
芹菜	0.9	0.2	2.7	16	1.0	39	39	3.6	—	—	0.10	0.7	6
韭菜	2.4	0.4	3.6	28	0.9	35	16	2.0	2.35	—	0.15	0.8	26
蒜苗	1.2	0.4	6.7	35	1.0	50	38	1.5	0.47	—	0.08	0.5	28
大蒜	4.1	0.6	30.3	143	0.8	29	133	0.9	0	—	0.06	0.4	2
大葱	1.6	0.3	5.0	29	0.9	46	37	3.1	0.80	—	0.09	0.5	13

食物名称	蛋白质	脂肪	糖类	热能	粗纤维	钙	磷	铁	胡萝卜素	维生素B₁	维生素B₂	烟酸	维生素C
	克	克	克	千卡	克	毫克	毫克	毫克	毫克	毫克	毫克	毫克	毫克
洋葱	0.8	0	9.9	43	0.8	32	39	0.9	0.01	—	0.03	0.3	5
茭白	1.0	0.3	5.4	28	0.9	13	49	0.8	—	—	0.02	0.6	4
香椿	6.0	1.0	6.6	59	1.3	30	102	3.2	—	—	—	—	—
菜花	1.9	0.4	3.1	24	1.7	37	32	1.4	0.03	—	0.14	0.7	100
西葫芦	0.7	0	2.4	12	0.7	22	6	0.2	0.01	0.02	0.02	0.3	1
冬瓜	0.2	0.2	1.5	9	0.9	32	4	0.5	0	—	0.02	0.2	8
黄瓜	0.8	0.3	1.7	13	0.6	28	41	1.5	0.07	—	0.04	0.2	7
丝瓜	0.6	0.2	4.3	21	0.4	16	28	1.0	0.09	—	0.05	0.3	4
苦瓜	0.9	0.2	3.1	18	1.2	22	19	1.0	0.09	—	0.06	0.3	16
西瓜	0.4	0.4	4.7	24	0.2	8	10	0.5	0.07	—	0.03	0.1	2
香瓜	0.7	0.1	3.5	18	0.3	8	13	1.4	—	—	0.04	0.7	9
茄子	1.0	0.6	2.9	21	1.0	25	27	1.5	0.04	—	0.06	0.5	1
番茄	1.5	0.3	2.5	19	0.8	18	25	0.8	0.11	—	0.03	0.5	9
辣椒（红）	1.9	0.3	11.6	57	1.0	20	49	1.2	1.43	—	—	—	171
鲜蘑菇	2.9	0.2	2.4	23	0.6	8	66	1.3	3	0.11	0.16	3.3	4
干蘑菇	38.0	1.5	24.5	264	7.4	17.3	—	—	—	—	—	—	—
银耳	5.0	0.6	78.3	339	2.6	380	—	—	—	0.002	0.14	1.5	—
木耳	10.6	0.2	65.5	306	7.0	357	201	185.0	0.03	0.15	0.55	2.7	—
海带	8.2	0.5	54.3	255	7.0	1341	221	122.0	0.56	—	0.13		—
紫菜	14.0	1.2	49.8	266	2.0	450	7	149.0	1.30	—	3.00		微量
葡萄	0.4	0.6	8.2	40	2.6	4	7	0.8	0.04	0.05	0.01	0.2	微量
葡萄干	2.6	0.3	78.9	329	0.2	64	132	2.1	0.04	0.03	0.05	0.5	

食物名称	蛋白质	脂肪	糖类	热能	粗纤维	钙	磷	铁	胡萝卜素	维生素B₁	维生素B₂	烟酸	维生素C
	克	克	克	千卡	克	毫克	毫克	毫克	毫克	毫克	毫克	毫克	毫克
柑橘	0.9	0.1	12.8	56	0.4	56	15	0.2	0.55	0.08	0.03	0.3	34
苹果	0.4	0.5	13.0	58	1.2	11	9	0.3	0.08	0.01	0.01	0.1	微量
沙果	0.2	1.1	14.7	70	1.6	1	17	3.8	0.09	—	0.02	0.1	—
海棠	0.2	0.2	22.4	92	1.7	66	6	1.3	0.46	0.01	0.02	0.2	2
鸭梨	0.1	0.1	9.0	37	1.3	5	6	0.2	0.01	0.02	0.05	0.1	4
桃	1.7	1.1	15.8	80	1.1	13	52	3.5	0.03	—	0.05	0.2	4
杏	1.2	0	11.1	49	1.9	26	24	0.8	1.79	0.02	0.03	0.6	7
草莓	1.0	0.6	5.7	32	1.4	32	41	1.1	0.01	0.02	0.02	0.3	35
柿	0.4	0.1	15.6	65	0.5	18	40	0.3	0.65	—	0.05	0.2	49
柿饼	2.4	0.1	70.3	291	2.8	22	30	3.4	—	—	0.03		—
石榴	1.5	1.6	16.8	88	2.7	11	105	0.4	—	—	—	—	11
鲜枣	1.2	0.2	23.2	99	1.6	14	23	0.5	0.01	0.06	0.04	0.6	540
干枣	3.3	0.4	72.8	308	3.1	61	55	1.6	0.01	0.06	0.15	1.2	12
红果	0.7	0.2	22.1	93	2.0	68	20	2.1	0.82	0.02	0.05	0.4	89
鲜荔枝	0.7	0.1	15.0	64	0.2	4	32	0.7	微量	0.02	0.07	1.1	15
干荔枝	4.5	0.3	66.4	246	2.8				—	—	—	—	—
桑葚	—	—	—	—					0.01	0.03	0.06	0.9	19
香蕉	1.2	0.6	19.5	88	0.9	9	31	0.6	0.25	0.02	0.05	0.7	6
菠萝	0.6	0.2	12.2	53	0.4	17	12	0.4	0.09	0.09	0.03	0.4	7
甘蔗	0	0.3	21.3	88	0.2	18	8	0.8	—	—	0.02	0.06	1
花生（炒）	26.2	39.2	22.1	546	2.5	67	378	1.9	0.04	1.07	0.11	9.5	0

续表

食物名称	蛋白质	脂肪	糖类	热能	粗纤维	钙	磷	铁	胡萝卜素	维生素 B₁	维生素 B₂	烟酸	维生素 C
	克	克	克	千卡	克	毫克	毫克	毫克	毫克	毫克	毫克	毫克	毫克
西瓜子（盐）	32.3	39.6	19.1	562	1.8	237	751	8.3	—	—	—	—	
南瓜子（盐）	26.5	31.5	30.6	513	1.2	56	305	10.5	—	—	—	—	
葵花子（炒）	24.6	54.4	9.9	628	4.9	45	354	4.3	0.10	0.88	0.20	5.1	
核桃	15.4	63.0	10.7	671	5.8	108	329	3.2	0.17	0.32	0.11	1.0	
栗子（熟）	4.8	1.5	44.8	212	1.2	15	91	1.7	0.24	0.19	0.13	1.2	36
干莲子	16.6	2.0	61.8	332	2.2	89	285	6.4	—	—	—	—	
猪肥肉	2.2	90.8	0.9	830	0	1	26	0.4					
猪瘦肉	16.7	28.8	1.0	330	0	11	117	2.4					
猪蹄	15.8	26.3	1.7	307	0	—	—	—					
猪脑	10.2	8.9	0.8	124	0	137	315	1.6	0	0.14	0.19	2.8	1
猪心	19.1	6.3	0	133	0	—	—	—	0	0.34	0.52	5.7	1
猪肝	21.3	4.5	1.4	131	0	11	270	25.0	8700	0.40	2.11	16.2	18
猪皮	19.6	2.5	0.8	104	0	0.1	11	8	0.4	—	—	—	
猪血	18.9	0.4	0.6	82	0	—	—	—					
牛肥肉	15.1	34.5	6.4	397	0	7	124	1.0					
牛瘦肉	20.3	6.2	1.7	144	0	6	233	3.2					
羊肥肉	9.3	55.7	0.8	542	0	7	90	0.9					
羊瘦肉	17.3	13.6	0.5	194	0	15	168	3.0					
兔肉	21.2	0.4	0.2	89	0	16	175	2.0					

续表

食物名称	蛋白质	脂肪	糖类	热能	粗纤维	钙	磷	铁	胡萝卜素	维生素 B₁	维生素 B₂	烟酸	维生素 C
	克	克	克	千卡	克	毫克	毫克	毫克	毫克	毫克	毫克	毫克	毫克
人乳	1.5	3.7	6.9	67	0	34	15	0.1	250	0.01	0.04	0.1	6
牛乳	3.3	4.0	5.0	69	0	120	93	0.2	140	0.04	0.13	0.2	1
全脂牛乳粉	26.2	30.6	35.5	522	0	1030	883	0.8	1400	0.15	0.69	0.7	微量
奶油	2.9	20.0	3.5	206	0	97	77	0.1	830	0.03	0.14	0.1	微量
黄油	0.5	82.5	0	745	0	15	15	0.2	2700	0	0.01	0.1	0
鸡	21.5	2.5	0.7	111	0	11	190	1.5	—	0.03	0.09	8.0	—
鸭	16.5	7.5	0.5	136		—				0.07	0.15	4.7	
鸡蛋	14.7	11.6	1.6	170	0	55	210	2.7	1440	0.16	0.31	0.1	—
鸡蛋黄	13.6	30.0	1.3	330	0	134	532	7.0	3500	0.27	0.35	微量	0
鸭蛋	8.7	9.8	10.3	164	0	71	210	3.2	1380	0.15	0.37	0.7	—
咸鸭蛋	12.7	20.0	0.9	234	0	158	195	2.8	—	—	—	—	—
鳕鱼	16.5	0.4		70									
大黄鱼	17.6	0.8		78		33	135	1.0		0.01	0.10	2.8	
小黄鱼	16.7	3.6		99		43	127	1.2		0.01	0.14	0.7	
带鱼	18.1	7.4		139		24	160	1.1		0.01	0.09	1.9	
草鱼	26.6	8.9		187		160	312	3.7			0.06	1.8	
白鲢	17.0	6.1	0	123	0	22	86	1.5	215	0.03	0.03	1.4	
鲫鱼	—			—		116	218	1.1			0.09	1.6	
黄鳝	17.2	1.2	0.6	82	0	40	62	0.7	428	0.06	0.04	2.5	
海蜇皮	5.0	0.1	1.2	26	0	19	13	8.8	—	—	—	—	

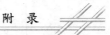

食物名称	蛋白质	脂肪	糖类	热能	粗纤维	钙	磷	铁	胡萝卜素	维生素 B₁	维生素 B₂	烟酸	维生素 C
	克	克	克	千卡	克	毫克	毫克	毫克	毫克	毫克	毫克	毫克	毫克
干海参	76.5	1.1	13.2	369	0	—	—	—	—	—	—	—	—
对虾	20.6	0.7	0.2	90	0	35	150	0.1	360	0.01	0.11	1.7	—
虾皮	24.5	2.1	6.0	141	0	1760	1000	4.0	—	—	0.20	—	—
甲鱼	17.3	4.0	0	105	0	15	94	2.5	—	0.62	0.37	3.7	—
田鸡	11.9	0.3	0.2	51	0	22	159	1.3	0	0.04	0.22	2.1	—
猪油	0	99.0	0	891	0	0	0	0	0	—	0.01	0.1	0
植物油	0	100.0	0	900	0	0	0	0	0.03	0	0.04	0	0
芝麻酱	20.0	52.9	15.0	616	6.9	870	530	58.0	0.03	0.24	0.20	6.7	0
白糖	0.6	0	88.9	358	0	9	7	1.1	—	—	—	—	—
红糖	0.4	0	93.5	376	0	90	微量	4.0	—	—	0.09	0.6	0
麦芽糖	0.2	0.2	82.0	331	0	—	—	—	0	0.10	0.17	2.1	—
蜂蜜	0.3	0	79.5	319	0	5	16	0.9	0	微量	0.04	0.2	4
牛奶巧克力	10.0	38.8	41.3	554	—	323	280	0.4	567	0.06	0.24	0.2	0

303